ISPOVESTI
MEDICINSKOG JERETIKA

Dr Robert. S. Mendelson

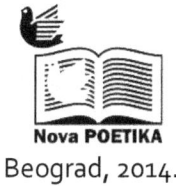

Nova POETIKA

Beograd, 2014.

McGraw-Hill

Njujork, Čikago, San Francisko, Lisabon, Madrid, London, Meksiko Siti, Milano, Nju Delhi, San Huan, Seul, Sangapur, Sidnej, Toronto, Beograd.

SADRŽAJ

PREDGOVOR

Mojoj majci, Mirjani Kodžić
Mom ocu, Petru Volku
Mojoj deci, Teodori, Mileni i Mihailu
Mom učitelju Gruyi
Novim doktorima Nove Humane Medicine

Ne znam koliko puta sam isčitala ovu knjigu koja je sada pred vama. Znam da sam verovala da sam i sama medicinski jeretik, ali čitajući i shvatajući šta je doktor Mendelson napisao pre gotovo četrdeset godina, vidim da sam toliko puta tokom svog života grešila, ne sumnjajući u ono što on zove Crkvom Moderne Medicine, uprkos njenim fatalnim greškama, kao da sam bila začarana. Svaka stranica je otvarala zapečaćene i zaboravljene fajlove mog pamćenja, vezane za katastrofalne susrete sa lekarima, njihove greške, popravljanje njihovih grešaka, a onda su se javljala i sećanja na tuđa svedočanstva, priče iz novina, brižljivo zataškane skandale, progone takozvanih nadrilekara. U svojoj živoj želji da osvesti ljude, dr Mendelson je iznašao ne samo duhovitu paralelu između crkve i moderne medicine, već je to vrlo argumentovano dokazao. Moderna medicina ne počiva na nauci niti na biologiji, već na našoj veri. Mi slepo verujemo lekarima, verujemo lekovima, bez toga bi sav njihov trud propao. Zato Mendelson to zove Crkvom Moderne Medicine, sa sveštenicima u posebnim odorama, tajnim jezikom kojim se odvajaju od laika, medaljonima poput beskorisnih stetoskopa, hramovima-klinikama, svetim pričešćem u vidu obaveznih vakcinacija, ispovešću vernika, ritualnim sakaćenjima koje zovemo operacije, oprostom od greha u vidu moćnih pilula koje sve popravljaju... Zadatak svake crkve, kaže Mendelson, je da prvo uništi sve predhodne bogove. To Crkva Moderne Medicine savršeno radi, udaljivši nas od porodice, tradicije, zdravog razuma, prirode.

Možda me je ipak najviše od svega naterala da krenem u besomučno danonoćno prevođenje ovog rukopisa, Mendelsonova konstatacija kako Crkva Moderne Medicine rastura i razara porodicu. Odvaja ženu od porodice na porođaju, odvaja umirućeg od porodice na kraju, ne dozvoljava porodici duže od dva sata dnevno da boravi pored bližnjeg, sva saznanja, savete i iskustva porodice diskredituje kao laička i babska, porodicu finansijski uništava skupim lečenjima i lekovima. Zato ću i ja, poput dr Mendelsona, usvojiti njegovu terminologiju medicinskog jeretika, i bez ikakve želje da vređam, govoriću o Crkvi i njenim fanatičnim vernicima, ne bi li se neko probudio, osvestio, počeo da razmišlja, umesto što slepo *veruje*.

U ovom trenutku, neko koga neizmerno volim je u kandžama Crkve Moderne Medicine, ubijan pred mojim očima lekovima i bolnim tretmanima, od kojih mu je samo sve gore i gore, ali uprkos tome, on slepo i dalje veruje u moć sveštenika. Upravo zbog svoje neumiruće nade u povratak njegovog razuma, u povratak njegovog zdravlja (u pitanju je izuzetno vitalan čovek, atletičar u mladosti, koji nikada nije zapalio cigaretu), zbog svoje neizmerne ljubavi prema njemu, zbog svoje dece, zbog svih vas koji i dalje verujete u lažna božanstva, ja moram da ovo iznesem u javnost. Ne mogu da posmatram skrštenih ruku kako nekoga meni bliskog, kljukaju lekovima od kojih mu propadaju drugi organi, kako mu daju druge lekove za popravku štete učinjene onim prvim lekovima, kako ga bockaju antibioticima, ne dozvoljavaju da jede živu hranu i pri tom, kada ga i dalje muče nesnosni bolovi, tapšu po ramenu, govoreći, „naučite da živite s tim, to su ipak godine", znajući o zdravlju sve ono što znam. Zato prevodim ovu knjigu. Možda će ga reči jednog vodećeg doktora, pedijatra, profesora medicinskog univerziteta, napisane kažem, pre skoro 40 godina, ubediti, kada već ja to nisam uspela. Možda će se i njemu probuditi sećanja na sve gluposti i lekarske ispade kojima je njegova porodica bila izložena svih ovih godina. Možda će čitanje ove knjige sprečiti roditelje trogodišnje devojčice koju ubijaju nepotrebnim hemioterapijama da se okrenu živoj hrani, super hrani, moćnim biljkama u prirodi, disanju i osnaživanju imuno sistema i sopstvenom osećanju i instinktu. Možda ću ovom knjigom doprineti osvešćivanju i spasavanju ljudskih života. Uostalom, ja to već uveliko činim, ali činjenica da je ova knjiga čekala 40 godina na srpskog prevodioca, mnogo govori o stanju svesti ovog naroda kada je u pitanju premoćna sveta Crkva Moderne Medicine. Jeretike obično spaljuju na lomačama. Ali, ja sam već izašla iz ove crkve i ne mogu mi ništa. Moja tužna na žalost satisfakcija je u tome, što ću ih ja, kao i vi, ako krenete putem trajnog zdravlja, sve nadživeti.

Podatak iz knjige doktora Mendelsona, u koji i dalje, niko neće da poveruje, iako je činjenično dokazan i dokumentovan bi morao da vam se ureže u pamet za sva vremena: kada god lekari širom sveta uđu u generalni štrajk, smanjuje se mortalitet tog naroda i do 40 procenata! Čim se doktori vrate na posao, ljudi krenu da umiru istim tempom kao i ranije.... Poređenja su statistički merena u SADu, Izraelu, Velikoj Britaniji, u periodu od 20 godina. I sve to, još pre 40 godina, kada epidemija kancera i kardiovaskularnih bolesti nije bila ni približno ovoliko dramatična kao danas. Kako je to moguće? Pročitajte ovu knjigu do kraja.

Moja majka je prezirala sveštenike u belim mantilima, (kao uostalom, i one u crnim). Govorila je za njih da su uz neke časne izuzetke, uglavnom slabo obrazovani skorojevići koji vole da idu na pozorišne premijere i da u životu, od bubanja nisu imali kad ni da žive, ni da čitaju nešto dublje, ne daj bože filozofski, niti da razmišljaju, a da su pri tom, ego manijaci, opijeni svojim ambicijama. Zajedno smo se smejale čuvenom hirurgu, toliko zaljubljenim u svoju čarobnu ruku koja više voli da seče nego 'leba da jede, da je postao levak i samo je desnicu koristio pri operacijama (i za tenis, naravno)! Znali smo za desetine slučajeva vrhunskih lekara specijalista, naročito hirurga, koji su se ženili medicinskim sestrama, a razvodili od supruga lekarki, samo zbog svoje neopisive sujete – osnovni kriterijum za ženidbu bilo je bezuslovno obožavanje, a ko pokazuje najveći stepen svetog klanjanja lekarima, nego njihove verne medicinske sestre?

Davno je prošlo vreme kada su naši lekari bili i pesnici i pisci i muzičari i pevali u horovima lekarskih društava. Znam jednog anesteziologa alkoholičara koji je nekad svirao saksofon i jednog patologa koji svira klavir.... njegovi pacijenti su mrtvi, pa je relaksiran. Sa jednim neurotičnim neurohirurgom sam cele noći igrala jamb, a onda je u zoru ponosno otišao da operiše. Misao o tipu ambicioznog, beskrupuloznog, nemislećeg, ograničenog, bubalačkog sveštenika lekara, do tančina razvija i objašnjava doktor Mendelson u ovoj knjizi, kao i o vrsti mladih ljudi koji se regrutuju za studente medicine.

On otkriva koliki je procenat narkomanije i samoubistava i depresije prisutan meu lekarima. Mislim da se sada prevrće u grobu, gledajući kako na televiziji u svetski popularnoj seriji Dr House, njegova Amerika daje potpuni legitimitet lekaru narkomanu, jer božanstvu je sve oprošteno i sve dopušteno. On može da bude arogantan, prezriv prema pacijentu i njegovoj porodici, može svakog od kolega da gazi, blati, da danima muči i ubija pacijenta isprobavanjem i traganjem za validnom dijagnozom, jer on, na kraju dana, biva jači od Boga, jači od Prirode. Šta bi rekao dr Mendelson gledajući seriju E.R. ili Privatnu praksu, gde se rak sada naziva terminalnom bolešću i gde je sav napor i trud lekara usmeren u to da pripremi pacijenta za izvesnu smrt, jer medicina sve uradi a dalje je samo smrt. Nigde i nikada nema pomena o drugim mogućnostima, o drugim alternativnim tretmanima, ne daj Bože o promeni ishrane! Šta bi rekao kada bi video kako se u američkim komičnim serijama ismeva prirodna ishrana živom hranom, kako se glumci mršte na tobože neukusnu i groznu prirodnu ishranu, ajurvedske lekare, kinesku drevnu medicinu, šamanske mudrosti?

Kada savetuje pacijentima da se koriste lukavstvima u komunikaciji sa opasnim lekarima, setila sam se kako je moja mama uvek davala lažne podatke doktorima, počev od svojih godina, govoreći da oni ne moraju sve da znaju, niti da se to njih tiče. I zaista, kada dođete na porođaj, zašto vas ispituju o pobačajima i abortusima? Dr Mendelson to zove obaveznom ispovešću, što je deo svake religije na planeti i deo je moći koju Crkva ima nad vernicima. Vi o njima ne znate ništa, oni o vama znaju sve.

Moja mama je bila zdrava žena koja je u svom životu bila u bolnici samo dva dana – jednom kada je mene rodila i na žalost, poslednjeg dana svog života. Vodila sam je na pregled u toj nesrećnoj poslednjoj nedelji života, ne znajući da je na nogama doživela moždani udar, a ona je panično recitovala lekarima Šekspira, ne bi li shvatili da nije u pitanju demencija, već nešto drugo. Oni su svi do jednog, samo gledali godinu rođenja u njenoj ličnoj karti. Sve su uradili i na sve posumnjali osim na tako očigledni moždani udar. Čak su joj i pluća rendgenom snimali. Vodeći neurolog, profesorka medicinskog fakulteta, čije sam ime izbrisala iz memorije da je ne bih robijala, zapečatila joj je sudbinu napisavši dijagnozu „demencija". Nije je ni pogledala. Nije naravno, znala ni ko je velika Mirjana Kodžić. Nije je gledala u pozorištu, nije pročitala ni jedan red iz maminih romana, niti je gledala filmove Živka Nikolića. Presudila je fatalnom rečju „demencija". Mojoj majci, koja je mesec dana pre toga završila pisanje svoje dvanaeste knjige. Ta reč je sprečila sve druge lekare da je pogledaju, osim jednog mladog doktora koji ju je u kućnoj poseti posmatrao i meni bojažljivo šapnuo: „Da nema ove napisane dijagnoze, ja bih rekao da je u pitanju moždani udar"... ta pomenuta profesorka medicinskog fakulteta pobegla je iz ordinacije na godišnji odmor, predhodno me poslavši na privatni skener mamine glave. Kad sam se vratila sa skenerom i računom koji ću mesecima posle mamine smrti otplaćivati, profesorke nije bilo, ni nikog drugog da pročita skener. Ali i da su ga pročitali, on ne detektuje male moždane udare. Dakle protraćeno vreme, novac i direktno ubistvo moje majke   ide na dušu sveštenice Moderne Medicine. S druge strane, to što je nisu primili u ubijajuću bolnicu, koju ja zovem mrtvačnicom, omogućilo mi je da je negujem i pazim i volim u kući i vratim joj bar u tim poslednjim satima, ono što je ona mene naučila. Bila sam mama svojoj mami. Da je ostala u bolnici, to iskustvo nikada ne bih imala.

Mama mi je ne jednom, spasla život svojim intuitivnim dijagnozama. Negovala me je kad god sam bila bolesna svojim čajevima, lekovima, kupkama, masažama, ljubavlju. Nije verovala u lekarske dijagnoze, dok ih bar trojica ne potvrde. Nikada nije pristajala da časti lekare za posao koji rade, govoreći da njima treba da bude čast što imaju priliku da leče. Odbila je da prihvati pogrešne upute koji bi bili fatalni za mene, naredila je lekarima da me operišu kada oni od straha nisu to hteli. Pri tom, njihova je greška što su, prilikom operacije slepog creva, ostavili končić u mom stomaku. Končić se okomotao oko creva, mene je samo jedne noći presekao bol, pala sam na pod i tako sačekala roditelje da se vrate sa neke premijere. Došla je jedna Hitna pomoć, sa mladom, neiskusnom lekarkom koja mi je dala injekciju protiv bolova i time onemogućila svaku kasniju pravu dijagnozu. Mama je sve vreme govorila, „Maja ima vezana creva, Pero, zovi ponovo hitnu pomoć". I drugi lekar je napravio još grđu grešku, rekavši da imam stomačni tifus i dao mi uput za Infektivnu kliniku. Da su ga poslušali, moj život bi se okončao još tada, u 11.oj godini. Mama je opet rekla, „Nije to trbušni tifus, Maja ima vezana creva, Pero, zovi trećeg lekara". Kada nisu u školskoj ambulanti dali trećeg lekara, tata je bukvalno kidnapovao moju školsku lekarku i doveo je kući. Ja sam tada već bila u pred komatoznom stanju, čak je i nepismena Romkinja koja nam je spremala kuću znala i videla više od

10

sveštenika u belim mantilima, rekavši, „Miro, zar ne vidiš da ti dete umire." Školska lekarkakoja je već bila pred penzijom, dakle, pripadala onoj iskusnoj eliti lekara koji su umeli da daju dijagnozu bez laboratorija, skenera, ultrazvuka i analiza, samo posmatranjem, pipanjem i merenjem pulsa je pobledela i rekla, „Maja ima ileus." „Šta je to?", „Vezana creva". Majčina intuicija je dakle bila jedina ispravna. Bila sam u komi kada su me doveli u Tiršovu a lekari svečano viknuli, „Majke, napolje!". Mirjana Kodžić, čiji šapat bi čuli na trećoj galeriji Narodnog pozorišta, vratila se među njih kao razjarena lavica i naredila da me operišu. Ona je znala, (a znali su i oni, zato su se uplašili) da je kod vezanih creva, rok za operaciju četrdeset osam sati od prvog bola. Ja sam stigla u Tiršovu u pedeset drugom satu. Da nije to učinila, da ih nije zastrašila svojom pretnjom da će ih pobiti, ja ne bih bila živa.

Mama se borila za mene, za tatu i za sebe, za našu malu ali kompaktnu porodicu. Kupila je medicinsku enciklopediju, sama istraživala simptome i obaveštavala se o tegobama, i konačno, bila sam svedok, kada je ležeći pod ogromnom temperaturom od 40 stepeni, skrhana virusom hongkongškog gripa, (jedini put u životu kada je bila bolesna) pristala da se pojavi pred punom salom Savremenog pozorišta (danas Beogradskog dramskog) u glavnoj ulozi Feme u Sterijinoj Pokondirenoj tikvi. Kada se glumac pojavi na sceni i padne u prvom minutu, onda se publici ne vraća novac od prodatih karata. Tako su uradili i sa nesrećnom Ejmi Vajnhaus kad su je bukvalno izgurali sirotu na scenu na njenom poslednjem beogradskom koncertu. Upravnik je insistirao da se mama pojavi na sceni, do pozorišta su je dovela ambulatna kola Hitne pomoći, i doktori su stajali u krilu pozornice, očekujući da se ona svakoga časa sruši. Mirjana Kodžić je odigrala celu ulogu, sa svim skokovima i prevrtanjima, od početka do kraja i završila je predstavu sa temperaturom od 36, 6 stepeni, potpuno zdrava. Toliko o moćima medicine i unutarnjoj isceliteljskoj snazi čoveka.

Verovatno sam od nje negde nasledila podsvesni bunt prema lekarima, potrebu da ih preispitujem i da ih ne gledam kao božanstva. Ali trebalo je izgleda da i sama padnem kao žrtva njihovog zlostavljanja da bih konačno krenula putem zdravlja. Morala sam da budem iskasapljena, da postanem invalid, da izgubim mnogo toga, da bih shvatila da se oni ne bave, niti znaju šta je to zdravlje. I što je najgore, ni ne žele to da znaju. Medicina je do nedavno zdravlje definisala sa „odsustvo bolesti i iznemoglosti". Crkva Moderne Medicine neće ni da prizna postojanje prirodnog stanja čistog zdravlja. Dr Mendelson na jednom mestu, duhovito poredi dijagnostiku sa ritualnim proročanstvima. Koliko sam se tih medicinskih proizvoljnih procena i predviđanja naslušala u životu! Kada sam dobila skoliozu, hteli su da me strpaju u gips, čime bi zaista od mene napravili doživotnog invalida, sa prognozom „da sa takvom kičmom neću moći da rađam decu." Rodila sam troje dece (za divno čudo, trudnoća je prilično popravila moju kičmu). Skoliozu sam ispravila u 53. godini, uprkos zvaničnom stavu lekara „da se kičma ne može popravljati posle pedesete godine života". Rekli su mi da ću umreti, ako ne operišem rak grla. Nisu mi rekli da ne moram da operišem ako ne želim, i da postoje drugi, manje agresivni tretmani, koji istina, ne ulaze u domen zvanične medicine, ali su isto tako, ako ne i više, delotvorni. U prvim danima posle operacije raka grla, sa puno saosećanja su pripremali moje bližnje i moju decu (s kojim pravom!) rečima „ne gajite prevelike nade....neće ona moći da se izvuče....". Dok sam ležala kao dete u Tiršovoj u šok sobi, pored mene je bilo novorođenče u kutiji od deterdženta, tada popularnog plavog Radiona, ostavljeno da umre, jer se rodilo sa slepljenim crevima. Hirurg je pedantno obavio svoj posao i obavestio roditelje da „nema šanse da dete preživi". Srećom, beba nije smeštena u inkubator (koji je tih godina, masovno oslepljivao decu)već u kutiju plavog Radiona, ostavljena da umre prirodnom smrću. I gle čuda, to dete je danas čovek, vrlo zdrav i vrlo skeptičan prema lekarima! Što se tiče inkubatora, i moj otac i moja majka i moja tetka su nedonoščad, rođena između dva svetska rata. I mama i tetka (obe dugovečne i neverovatno zdrave žene) rođene su svaka u sedmom mesecu. Njihovi roditelji bi bebu smestili u vatu, pa u dobro ušuškanu kutiju, pored kamina i angažovali bi dve dojilje. Nije tačno da prerano rođena deca ne bi preživela bez inkubatora! Izvesno je da ne bi oslepela od terapije kiseonikom, o čemu vrlo emotivno i sa gorčinom govori i doktor Mendelson.

Ja sam sve to videla svojim očima, čistim očima jedanaesto-godišnjeg deteta. Nešto pre operacije vezanih creva, mene je ujeo pas lutalica na ulici i dobila sam serum protiv besnila, ogromnu, strašnu injekciju koja se daje u stomak, i zbog koje, godinu dana, pacijent ne sme da primi nikakve druge igle u sebe. Savesni lekar to nije upisao u moju knjižicu. Posle operacije, prirodno, stavili su me na infuziju. Nadula mi se prvo jedna ruka, pa su mi probušili drugu, nadula se i druga ruka, pa su probali sa nogom. Bila sam dete, ponavljam od 11 godina i vikala sam, „Hajdete sad da probušite i drugu nogu, da vidite da li će se naduti! Zar vi nemate neke pilule da mi date?"

Krajnike su mi izvadili sa lokalnom anestezijom, kada sam imala 3 godine. Držao me je u stolici u krilu, čvrsto jedan kasapin, pokrili su mi oči gazom i gurali makaze u moj nos i moja usta. Krkljala sam i urlala od užasa, otimala se, bespomoćna, sama, okružena mesarima, krvavim instrumentima, makazama i klještima. To sam sve videla, kad su mi skinuli gazu sa oka da mogu da povratim krv. Te 1962. godine, sklopila sam ruke i govorila im „Ako znate za Boga, prestanite...!" Nisu prestali. Medicina ne priznaje drugog Boga.

Otprilike, u to isto vreme, gledala sam svoj prvi film, Godzilu, koji me je toliko istraumatizovao, da bih se svake noći u određeni sat probudila i vrišteći jurila kroz kuću. Divni pedijatri su u to vreme imali čudesnu pilulu za sve – pilulu za spavanje, za smirenje, veličanstveni relazin, koga će kasnije zameniti apaurin, pa divni bromazepan, sve do današnjih dana, jer smo mi u Evropi još uvek na prvom mestu po korišćenju opasnih pilula za smirenje. (U mojim studentskim danima, devojke i žene su sve razmenjivale pilule za kontracepciju i sredstva za smirenje. Živeli smo u raju.) Dakle, trogodišnjem detetu su prepisali pilule za spavanje „kako bi prespavala vreme košmara „. Ja sam to čula i uplašila se. Od te pilule. A mama mi takođe intuitivno, nije dala pilulu te prve noći. I ja sam sama prespavala košmar.

U razgovoru sa psihijatrom, neposredno pre ulaska u kuću Velikog brata, opasna doktorka je smatrala egoističnim i krajnje prepotentnim moje isticanje savršenog zdravlja. Upitala me čega se plašim u kući Velikog brata, odgovorila sam joj, slabog spavanja, jer je u pitanju jedna prostorija i nas 14, a ja imam lagan san. Odmah je ozareno zgrabila papir sa receptima i pitala, „želite li da vam nešto prepišem za spavanje?" Rekla sam joj da ja znam tehnike za uspavljivanje i da mi droge nisu potrebne.

Ispisane stranice doktora Mendelsona podsetile su me i kada sam sama, kao majka, privilegovano boravila kraj postelje moje dvogodišnje Teodore, ogluvele u šestom mesecu života od vakcine protiv odavno istrebljenog velikog kašlja, prilikom operacije krajnika, koja se 30 godina kasnije od mog slučaja, odvijala pod punom anestezijom. Ujutru bi uznemirene sestre, uspaničene pre prolaska Božanstava u viziti, vikale „majke, sklonite se dok ne prođe vizita! " i mi bi se, kao glupe ovce, kužni neprijatelji, sakrile u smrdljivom WCu, da slučajno ne zagadimo njihova obožavana tela. Tada je sve u meni ključalo, pa opet sam se povinovala. Čitajući ovu knjigu, danas saznajem zašto je to bilo tako.

Doktor Mendelson se zalaže za prirodni, kućni porođaj. Suze su mi tekle čitajući njegove argumente, jer sam, 40 godina kasnije, doživela da me gotovo razapnu zbog zagovaranja nenasilnog, nemedicinskog porođaja u Srbiji. A dok sam bila noseća sa trećim detetom, sve je u meni htelo da se porodim u kući, okružena mojom decom, mojim najmilijima. Tada nisam znala da postoji predivna babica Divna Miljković, niti je ona tada obavljala kućne porođaje.... dok ovo čitate, mi otvaramo prvu kuću za prirodni porođaj u Srbiji. Dobro nam došle, lepe i zdrave majke! Vi koje znate da trudnoća nije bolest i da se nasilje vrši nad decom u porodilištima, time što se ubrzava porođaj, seče prevremeno pupčana vrpca i dete ne daje na podoj u prvih 45 minuta života, koje su ključne za njegov imunitet. Dođite u kuću gde vas nevešte ruke stažista, studenata i mladih specijalizanata neće pipati po bolnim intimnim mestima, gde nećete biti zamorčići i nasilno odvojene od svoje porodice u trenutku kada vam je ljubav najpotrebnija. Ili se porodite u toplini svog doma, uz visoko kvalifikovane dule i babice, žene koje su hiljadama godina pripremane da pomognu ženi da se sama porodi.

Pitam se šta bi doktor Mendelson rekao da je danas živ i da vidi do koje razorne sile se uzdigla Crkve Moderne Medicine. Šta bi rekao za nove ubitačne zahvate kao što je gastro bajpas? Uzalud sam jednom prilikom pokušala da razgovaram sa božanstvom koje kod nas vrši ove zahvate. Nije me ni pogledao, a majka njegove uspešne pacijentkinje, koja je umrla par meseci kasnije, krišom mi je ispričala o post operativnoj sepsi, zamolivši me da to ne objavljujem. Iskreno se nadam da će do njega doći ovaj predgovor i da će me tužiti za klevetu. To bi bila prilika da dok me spaljuju na Terazijama kao jeretika, uperim prst u njega i kažem „Pokaj se!".

14

Potpuno se obistinilo ono o čemu dr Mendelson piše – da vas Crkva Moderne Medicine oslobađa lične odgovornosti za svoje zdravlje i bolesti, nudeći vam oprost od greha, snažnom porukom : „Što god vi sebi činili, mi ćemo da popravimo! Samo napred, ubijajte se od alkohola, pržene i kuvane hrane, industrijskih prerađevina, žderite slatkiše dok ne puknete, jedite zatrovano meso, ne krećite se, igrajte igrice, pušite i dolazite svi na obavezne preglede. Što više vas bolesnih, mi ćemo cvetati. Nema te stvari koju mi ne možemo, svojom čudesnom tehnikom, da popravimo." Šta bi rekao da zna kako je propisana obavezna mamografija ženama i koliko nepotrebnih vakcina primaju današnja deca! Šta bi rekao da je čuo našeg poznatog onkologa koji izjavljuje na nacionalnoj televiziji, „Raduje me što je sve više mladih žena koje dolaze na onkologiju da bi im se ustanovio rak grlića materice..." Nigde još nisam čula da neko sa malog ekrana govori „Promenite uloške! Nemojte stavljati komercijalne uloške koji se prave od naftnih derivata i kancerogeni su!" Naprotiv, sve je više reklama za ove uloške. I nasmejanih belih mantila koji ih savetuju.

Jednog drugog ginekologa koji je bio gost u emisiji „Žene" na Prvoj televiziji, pitala sam zašto se još uvek prepisuju mladim devojkama antibebi pilule, kada se već 40 godina zna da su kancerogene? Oklevao je sa odgovorom dok sam ja postavljala još jedno: „Da li je rak manje zlo od trudnoće?" Zašto medicina uopšte misli da je bilo koja trudnoća zlo?

Primetićete i možda mi zameriti što sam kao prevodilac ove knjige, sebi dala slobodu da komentarišem mnoge rečenice i pasuse doktora Mendelsona. To sam učinila delom zbog vremenske razlike između redova napisanih pre 40 godina i današnje vizure čitaoca, ali i zato što sam videla koliko njegove reči otvaraju asocijacije i sećanja. Velika margina sa strane napravljena je da biste i vi u knjigu upisivali i zapisivali sopstvene primedbe, sećanja, pitanja, dileme.

Na kraju ove šokantne knjige, doktor Mendelson pokazuje put svetlosti, put nove, humane medicine i daje model novog doktora, kome će cilj biti da jednog dana izgubi posao, jer će ljudi postati zdravi. Tada sam se setila jednog mladog, divnog lekara, koji izgleda pripada ovoj grupi novih doktora, i koji je i sam jedan od razloga zbog kojih prevodim i objavljujem ovu knjigu. Mladi specijalista u privatnoj klinici Belmedic je gledao moje unutrašnje organe na ultrazvuku i nije mogao da se suzdrži od divljenja: „Kako vam je lepa jetra! A tek bubrezi....a slezina....“ malo se trgao, shvativši šta je izgovorio, kada sam mu uz osmeh odgovorila, „Dušo, muškarci su mi mnogo toga govorili u životu, ali mi niko nije još rekao da imam lepu jetru....“ „Razumite me, u pitanju je prava unutarnja lepota, koja se danas retko sreće...“, nastaviće on, a ja opet uzvraćam sa „ Ali, da li ste vi svesni, mladi čoveče, da kada bi svi ljudi jeli kao ja, bili zdravi kao ja, da biste vi prvi zatvorili ordinaciju?“ Mladić me veselo, dobrodušno pogleda i reče:“ Pa to je moj san. Onda bih mogao da se bavim slikarstvom.“

Našla sam svog lekara Nove Medicine. Lekara budućnosti. Njemu posvećujem prvo izdanje ove knjige. Njegovo ime je, zapamtite, dr Viktor Ognjenović.

Maja Volk, zdrav čovek

16

ZAHVALNOST

Neizmerno hvala.

Mojim studentima, sada već priznatim lekarima, koji su doprineli mom obrazovanju daleko više od mojih profesora. Među onima koji su najdublje uticali na moj razvoj su dr Majer Ejzenštajn[1] i dr Fred Etner[2]. Preminulom dr Leroju Faderiju[3], lekaru opšte prakse, koji me je pre 30 godina uveo u kritičko gledanje na američku medicinu i zahvaljujući kome sam upoznao dr Herberta Ratnera[4], čiji rad i dalje širi ova značajna saznanja.

Marijani Tompson[5], predsednici međunarodne lige LA LECHE[6], koja me je odabrala pre 15 godina za člana njenog savetodavnog lekarskog odbora. Izuzetan rukovodilac i rođeni lider, omogućila mi je da upoznam i cenim rad Dejvida i Li Stjuarta, kao i Gejl i Toma Bruera[7], čiji stavovi nadahnjuju ovu knjigu.

Džonu L. MekNajtu[8], iz Centra za poslove grada, Severozapadnog Univerziteta, koji mi je rasvetleo političke i poslovne istine, na osnovu kojih će se uobličiti moja misao o medicini.

Dominiku Bosku[9], koji je svim srcem i dušom kao i izuzetnom spisateljskom sposobnošću pomogao ovoj knjizi.

Svima onima koji su mi pomogli u lekarskoj praksi do dođem do ovih zaključaka, kao i onima koji su onemogućili moje profesionalne izbore za koje sam mislio da su pravi.

I nadasve, svojoj supruzi, koja mi je pružila stabilnost, sigurnost, zaštitu i ljubav, taj tako neophodan luksuz za ozbiljno razmišljanje i pisanje.

---

[1] Mayer Eisenstein, M.D

[2] Fred Ettner, M.D
[3] Leroy Fatherree, M.D
[4] Herbert Ratner, M.D
[5] Marian Tompson
[6] La leche - mleko, na španskom
[7] David, Lee Stewart; Gail, Tom Brewer
[8] John L. McKnight
[9] Dominick Bosco

17

NON CREDO

Ne verujem u Modernu Medicinu. Ja sam medicinski jeretik. Cilj mi je da ovom knjigom ubedim i vas da postanete takođe jeretici. Nisam ja oduvek bio medicinski jeretik. Nekada sam i ja verovao u Modernu Medicinu.

Na studijama medicine, propustio sam da se dublje pozabavim istraživanjem koje se dešavalo u mojoj neposrednoj blizini, o neželjenom dejstvu hormona DES[10] - jer sam verovao. Ko bi pomislio da će se 20 godina kasnije otkriti da taj hormon izaziva vaginalni rak i rađanje dece sa deformisanim genitalijama od strane majki koje su ga uzimale kao lek tokom trudnoće?

Priznajem da nisam bio sumnjičav prema terapiji kiseonikom kod nedonoščadi, iako su najopremljenija i najmodernija odeljenja za prevremeno rođenu decu imala slučajeve polovičnog ili totalnog slepila kod 90% sve dece rođene sa nedovoljnom težinom. Nekoliko kilometara dalje, u velikim, ne tako „naprednim" bolnicama, slučajeva retrolentalne fibroplazije (slepila),[11] bilo je manje od deset procenata. Pitao sam profesore da mi objasne ovaj fenomen. Rekli su mi da doktori u sirotinjskim bolnicama jednostavno nisu bili sposobni da odrede pravu dijagnozu.

---

[10] DES - dietilstilbestrol (DES) je sintetički oblik hormona estrogena koji je pripisivan trudnicama između 1940 i 1971 radi sprečavanja spontanog pobačaja, prevremenog porođaja I sličnih komplikacija tokom trudnoće.

[11] To je bolest novorođenčadi koja se javlja kod nedonešene dece koja su primila kiseonik. Rizik oboljevanja je naročito visok kod dece sa porođajnom težinom manjom od 1500 grama. Retko se javlja kod donesene dece i dece koja nisu bila izložena delovanju kiseonika.

Postoji nekoliko teorija o nastanku retrolentalne fibroplazije, ali su danas prihvaćene dve:

• **klasična teorija** – visoka koncentracija kiseonika izaziva vazokonstrikciju nezrelih krvnih sudova, stvarajući ishemične zone u retini i posledičnu novu vaskularizaciju (fibrovaskularnu proliferaciju).

• **teorija vretenastih ćelija** koje imaju poreklo iz mezenhima hijaloide, a smeštene su u sloju nervnih vlakana u retini. Opterećenje ovih ćelija kiseonikom izaziva zaustavljanje normalnog formiranja krvnih sudova, pa se stvaraju šantovi, nakon čega nastaje proliferacija citoplazme ovih ćelija i fibroplasta u staklastom telu, stvaranje fibrovaskularne membrane i posledična trakciona ablacija retine.

Terapija retrolentalne fibroplazije još uvek je veoma slaba i sastoji se u davanju vitamina E, primeni laser-fotokoagulacije i eventualno vitrektomije.

18

Godinu ili dve kasnije, pokazalo se da je uzrok retrolentalne fibroplazije velika koncentracija kiseonika koja se daje nedonoščadi. [12] Poznati i bogati medicinski centri imali su veći rizik od slepila samo zato što su mogli da priušte najbolju medicinsku opremu; najskuplji i najmoderniji plastični inkubatori su garantovali da će sav ubrizgani kiseonik stići do deteta. U siromašnijim porodilištima, korišćeni su starinski inkubatori. Izgledali su kao kade sa labavim metalnim poklopcima. Oni su toliko cureli da gotovo da i nije bilo razlike između spoljnog vazduha i onog sa dodatnim kiseonikom, pa tako razređen kiseonik nije stizao da oslepi novorođenče.

I dalje sam verovao kada sam pristupio istraživanju o upotrebi antibiotika Teramicina u lečenju disajnih poremećaja kod prerano rođenih beba. Tvrdili smo da nema propratnih pojava. Naravno da ih nije bilo. Nismo sačekali dovoljno dugo da bi otkrili da ne samo da teramicin – kao uostalom i svi drugi antibiotici – nije učinio ništa dobro kod ovih infekcija, već je samo doprineo da hiljade dece ostane sa trajno žuto zelenim zubima i naslagama teramicina u kostima.

I priznajem da sam verovao u vađenje krajnika, limfnih žlezda i štitnjače[13]. Verovao sam profesorima kada su tvrdili da jeste zračenje štetno, ali da su upotrebljene doze sasvim bezopasne.

Godinama kasnije – otprilike u vreme kada smo otkrili da „apsolutno bezopasno" zračenje posejano koju deceniju ranije, sada donosi žetvu tumora štitne žlezde – nisam mogao a da se ne upitam kada mi dođu bivši pacijenti sa malignim čvorovima u žlezdama: zašto se vraćate meni? Meni, koji sam vas prvi razboleo i uništio?

Ali ja više ne verujem u Modernu Medicinu.

Verujem da uprkos svoj super tehnologiji i elitnom ophođenju prema pacijentu koje treba da vas ubedi kako brinu o vama podjednako brižno kao i o astronautu na Mesecu, najveća opasnost koja preti vašem zdravlju je zapravo doktor Moderne Medicine.

---

[12] Naš poznati pevač Saša Matić oslepeo je u inkubatoru iz istog razloga.M.V.

[13] **Timus ili grudna žlezda** je organ smešten u prednjem, gornjem delu grudnog koša odnosno medijastinuma. Timus je centralni organ limfatičnog sistema. Kod novorođenčeta i dece je dobro razvijen, dok posle puberteta dolazi do njegove involucije i pretvaranja u mesno telo.

Verujem da su postupci lečenja bolesti u Modernoj Medicini retko kada uspešni, i da su često daleko opasniji od bolesti koju treba da leče. [14]
Verujem da su opasnosti u sprezi sa širokom upotrebom opasnih procedura u slučajevima kada uopšte nema bolesti. [15]
Verujem da više od devedeset procenata Moderne Medicine može slobodno da nestane sa lica Zemlje – doktori, bolnice, lekovi i oprema – a da će efekti tog nestanka na naše zdravlje biti momentalno poboljšanje.

Verujem da je Moderna Medicina odavno prešla granicu, koristeći u svakodnevnim situacijama ekstremne mere lečenja, namenjene kritičnim stanjima.

Svakog minuta svakoga dana Moderna Medicina preteruje i prelazi granice, jer je Moderna Medicina na to *ponosna*. U nedavno objavljenom članku „Fantastična fabrika medicine u Klivlendu", beskrajno su hvaljena dostignuća ove klinike postignuta u predhodnoj godini: „2980 operacija na otvorenom srcu, 1.3 miliona urađenih laboratorijskih nalaza, 73320 elektrokardiograma, 7770 punih pregleda rendgen aparatom, 210378 ostalih radioloških tretmana, 24368 obavljenih hirurških zahvata."

Ne postoji dokaz da je i jedna od ovih procedura doprinela poboljšanju zdravlja pacijenata. A članak, objavljen u internom časopisu same Klivlendske Klinike, propušta da uopšte pomene da li je iko od tretiranih ljudi bio izlečen ovim skupocenim esktravagancijama. To je zato što proizvod ove medicinske fabrike nije ljudsko zdravlje.

Tako da kada pođete lekaru, vas ne doživljavaju kao osobu kojoj treba pomoć u ostvarivanju zdravlja, već kao potencijalnog kupca svih medicinsko fabričkih proizvoda.

Ako ste trudni, idete lekaru i on vas tretira kao bolesnicu. Porođaj je kraj devetomesečne bolesti koja mora da se leči, tako da vam

---

[14] I ja u to verujem. Već godinama se oporavljam od invazivnog tretmana lečenja raka kod nas, koji se svodi na seci, sprži, spali. Posledice moje operacije raka grla su da sam ja danas trajni invalid, bez grkljana, pljuvačnih žlezda, iskasapljenog grla, bez epiglotisa i sa iščašenim ramenom i disfunkcijom desne ruke, gotovo potpuno slepa na jedno oko od zračne terapije. Da sam energiju koju trošim na oporavak od medicinskog tretmana utrošila na neinvazivno lečenje raka, sada bih imala sve svoje odstranjene organe, i imala bih onaj svoj glas koji više nemam. M.V.

[15] Trudnoća nije bolest, kao ni porođaj. Zašto se vakcinišu zdrava deca? Prim.prev

prodaju intravenozne boce sa indukcijom, monitore za praćenje rada srca fetusa, puno divnih droga, sasvim nepotrebnu epiziotomiju[16], i kao top proizvod linijske proizvodnje – carski rez!

Ako napravite tu grešku i odete lekaru sa simptomima prehlade ili gripa, on će vam obavezno dati antibiotike, koji ne samo da su nemoćni kad je u pitanju prehlada ili grip već je izvesno da ćete od njih dobiti još gore probleme[17]. Ako vam je dete suviše energično u školi za ukus nastavnika, vaš lekar će možda otići predaleko i pretvoriti ga u zavisnika od lekova.

Ako vaša beba preskoči obrok jednog dana i ne dobija u težini onoliko brzo koliko to predviđa doktorovo uputstvo za rukovanje, on će vas možda baražnom paljbom ubediti da prekinete prirodni proces dojenja i počnete sa lekovima ili humanim mlekom u prahu, što je jako opasno.

Ako ste toliko blesavi da svake godine idete na rutinski sistematski pregled, mrzovolja sestre na prijemnom, dim cigarete drugog pacijenta, ili samo prisustvo lekara može toliko da poveća vaš krvni pritisak, tako da je sigurno da odatle nećete izaći praznih šaka. Još jedan život „spašen" zahvaljujući lekovima za visoki pritisak. Još jedan seksualni život uništen, pošto ovi lekovi izazivaju više impotencije nego svi psihološki razlozi zajedno.

Ako toliko nemate sreće da živite u blizini bolnice u poslednjim danima svog života, vaš lekar će vam sigurno obezbediti smrtni odar za 500 dolara na dan, sa svom poslednjom tehnologijom, aparatima i gomilom stranaca kojima ćete reći svoje poslednje reči. Ali, kako su ti stranci plaćeni da vas odvoje od porodice, nećete ni imati šta da kažete. Vaš poslednji zvuk biće elektronski bip kardiograma. Vaši najmiliji će u tome učestvovati: plaćanjem računa.[18]

---

[16]Vuk Stambolović u svojoj knjizi „Porođaj" naziva epiziotomiju „sečom knezova". Prim.prev

[17]U Sidneju, 1986 godine, lekar kod koga sam otišla sa simptomima prehlade, prepisao mi je inhalaciju eukaliptusovim kapima, mirovanje i tople limunade. Ja ga nisam smatrala pravim lekarom i uvređena sam pitala, „hoćete li vi meni dati neki lek?" Nato me je on upitao:"iz koje zemlje dolazite? Prehlada traje sedam dana, lečio, ne lečio. Zašto bih vas onda trovao lekovima?" Ja to tada nisam razumela. Ali sam bila postiđena i nikada više nisam uzela lek za prehladu. M.V.

[18]Dva dana pred smrt moje mame, sasvim nepotrebno je urađen skupi skener glave, naravno u privatnoj klinici, koji niko od lekara nije ni pogledao. Umrla je, a ja sam još 4 meseca otplaćivala ovaj skener. M.V.

Nije ni čudo što se deca plaše lekara. Ona *znaju*! Njihov instinkt za pravu opasnost još nije upropašćen. Strah zapravo nikada ne nestaje. I odrasli se plaše, naravno. Ali neće da priznaju, čak ni sami sebi. Šta se onda dešava - počinjemo da se plašimo nečeg drugog. Naučimo da se ne plašimo lekara, već onog što nas vodi lekaru: našeg tela i njegovih prirodnih procesa. Kada se nečeg plašite, vi to izbegavate. Ignorišete. Sklanjate se od toga. Pravite se da to ne postoji. Pustite druge da brinu o tome. Tako vas preuzme lekar u svoje ruke. MI mu to dopuštamo. Mi kažemo: *neću ništa da imam s tim, sa mojim telom i njegovim problemima, doco. Ti se pobrini za to, doco. Uradi ono što moraš.* I doktor to i čini. [19]

Kada se lekarima prebacuje to što ne govore pacijentima o mogućim negativnim pojavama leka koji prepisuju, oni se brane time što tvrde da bi se odnos lekar-pacijent pokvario takvom iskrenošću. Ova odbrana je zasnovana na tome da je odnos lekara i pacijenta zasnovan na nečem drugom, a ne na znanju. Zasnovan je na *veri*.

Mi ne kažemo kako *znamo* da su nam lekari dobri, kažemo da *imamo poverenja* u njih. Mi im *verujemo*.

Nemojte da mislite da lekari nisu svesni ove razlike. I nemojte ni za trenutak da sumnjate da oni neće igrati upravo na tu kartu. Jer ono što je u igri kad je u pitanju ova sportska utakmica, je činjenica da devedeset procenata Moderne Medicine koja nam ne treba, ulazi u igru samo da bi nas ubila.

Moderna Medicina ne može da opstane bez naše vere u nju, jer Moderna Medicina nije ni veština ni nauka. Ona je religija.

Jedna od definicija religije je da je to svaki organizovani napor učinjen da bi se uhvatilo u koštac sa nepoznatim, zbunjujućim, nedokučivim stvarima oko nas. Crkva Moderne Medicine upravo se bavi sa neobjašnjivim, nedokučivim fenomenima kao što su : rađanje, umiranje i trikovi kojima se služi naše telo da nas zavara – između ta

---

[19] Tuga me uhvati kada mi dođu ljudi oboleli od raka, očekujući od mene da ih popravim a ja im kažem, to je vaše telo, vi jedini možete da okrenete proces koji ste sami napravili, promenom loših navika koje su dovele do bolesti. Njima je onda lakše da pognu glavu i odu da im se odstrani deo tela, nego da se suoče sa sopstvenom odgovornošću. M.V.

dva kraja. U knjizi „Zlatna grana"[20]religija je definisana kao pokušaj da se umilostive „sile superiornije od čoveka, za koje se veruje da kontrolišu i upravljaju tokom prirode i ljudskim životom".

Ako ljudi ne troše milijarde dolara na Crkvu Moderne Medicine da bi umilostivili sile koje upravljaju ljudskim životom, ja ne znam zašto to rade?

Zajedničko svim verama je to što obnaroduju da stvarnost nije ograničena niti zavisna od onog što možemo da vidimo, čujemo, osetimo ili omirišemo. Lako možete da testirate modernu medicinsku religiju na osnovu ove objave, jednostavno tako što ćete svog lekara da pitate *zašto?*, nebrojeno puno puta. Zašto mi prepisujete ovaj lek? Zašto će mi operacija pomoći? Zašto morate to da mi uradite? Zašto ja to moram da radim? Kada ovo pitanje „zašto?" ponovite dovoljno puta, pre ili kasnije stićićete do Ponora vere[21]. Vaš lekar će povući argument da vi ne možete nikako da dokučite niti da razumete sva ta čudesa koja njemu stoje na raspolaganju. Tada će reći: *treba samo da mi verujete.*

Upravo ste primili prvu lekciju iz medicinske jeresi. Lekcija broj dva je da ako lekar želi od vas nešto čega se vi pribojavate a vi ga pitate „zašto?" dovoljno puta dok on ne izgovori SAMO MI VERUJTE, ono što treba da učinite je da se okrenete na petama i odete što dalje od njega, najvećom brzinom koju vam dopušta stanje u kome ste.

Na nesreću, jako malo ljudi je spremno da tako i postupi. Oni se predaju. Oni će dozvoliti da se strah od lekarske maske, od nepoznatih duhova iza nje, misterije dešavanja i onog što će se desiti, pretvori u divljenje celoj predstavi.

Ali vi ne morate da dozvolite veštcu da bude po njegovom. Možete da se oslobodite Moderne Medicine – što ne znači da ćete time ugroziti svoje zdravlje, jer nema ničeg strašnijeg ni opasnijeg nego kada uđete u lekarsku ordinaciju, kliniku ili bolnicu – *nepripremljeni*. A kada kažem *pripremljeni*onda ne mislim da ste overili zdravstvenu knjižicu. Mislim time da treba da uđete i odatle izađete

---

[20]The Golden Bough, Zlatna grana: studija magije i religije, komparativna studija mitologije I religije, koju je napisao škotski antropolog Ser Džejms Džordž Frejzer (James George Frazer (1854–1941). Prvi put objavljena u dva toma, 1890. U tri toma, 1900; dok je treće izdanje, 1906-15 sačinjeno iz 12 tomova. M.V.

[21]Chasm of faith. Način da se premosti sumnja u veru. Prim.prev

23

živi i da pri tom ispunite svoj zadatak. A za to su vam neophodni posebni alati, veštine i lukavstva. Prvi alat kojim morate da ovladate je znanje o svom neprijatelju.

Kada jednom shvatite Modernu Medicinu kao religiju, možete da se borite protiv nje i sebe odbranite na daleko efikasniji način nego ako mislite da je u pitanju veština ili nauka. Naravno, crkva Moderne Medicine sebe nikad neće nazvati crkvom. Nikada nećete videti medicinsku ustanovu posvećenu religiji medicine, uvek posvećenu medicinskoj veštini ili medicinskoj nauci. Da bi preživela, Moderna Medicina počiva na veri. Sve religije počivaju na veri. To je toliko jako i duboko, da kada bi svi samo na jedan dan prestali da veruju u medicinu, ceo sistem bi se srušio. Jer kako objašnjavate da ljudi rade bezpogovorno samo ono što im Medicina kaže, ne sumnjajući ni malo, dok sve druge institucije i te kako preispituju? Da li bi ljudi pristali da ih neko veštački uspava, iseče na komade u procesu koga nisu ni malo svesni – da ne veruju u to? Da li bi ljudi gutali hiljade tone pilula svake godine bez ikakvog predznanja o tome šta im te hemikalije mogu da učine – da ne veruju u njih?

Kada bi Moderna Medicina morala da objektivno preispita svoje procedure, ova knjiga ne bi bila potrebna. Zato ću ja da dokažem da Moderna Medicina nije prava crkva u koju treba da verujete.

Neki lekari se brinu da ne zaplaše svoje pacijente. Dok čitate ovu knjigu, vi ste, na neki način, moj pacijent. Ja mislim da *treba* da se plašite. I treba da ste prestrašeni kada je vaše zdravlje u opasnosti. A u ovom trenutku, vi jeste na smrt uplašeni.

Ako ste spremni da saznate neke šokantne stvari koje vaš lekar zna ali neće da vam kaže; ako ste spremni da naučite kako da se zaštitite od svog lekara; onda nastavite sa čitanjem, jer ova knjiga je upravo o tome.

1

OPASNA DIJAGNOZA

Nikom ko nema simptome, ne savetujem da ide lekaru na sistematski pregled. Ako ljudi imaju neke simptome, ni tada to nije dobro rešenje. Ceo proces dijagnostike – od trenutka kada kročite u ordinaciju u zakazanom terminu – retko kad je koristan ritual. Sam čin predaje svešteniku doktoru i povinovanje njegovim željama znači da vas čeka neka korist od toga. Osećanje koje se ovim hrani je to da kad idete na što više pretraga i nalaza, mislite da će vam biti bolje. Sve to je najobičnija glupost. Treba da pristupite procesu dijagnostike sa sumnjom a ne sa poverenjem. Treba da ste svesni opasnosti, da čak i najjednostavniji, naizgled bezazleni zahvat može da dovede vaš život i zdravlje u opasnost. Alatke za dijagnostiku su vrlo opasne. *Stetoskop*, na primer, nije ništa drugo do sveštenički doktorski amblem. Kao alatka, može više da naudi, nego što koristi. Nema sumnje da postoji visok rizik zaraze od upotrebe stetoskopa sa jednog pacijenta na drugog. Gotovo da ne postoji ni jedna ozbiljna bolest na koju možete da posumnjate ili je odredite koristeći stetoskop. U slučaju recimo, urođenog srčanog oboljenja kada beba poplavi, očigledno je o čemu se radi jer je beba plava. U drugim slučajevima srčanih oboljenja, dijagnoza može da se odredi merenjem pulsa na različitim delovima tela. Ako je reč o suženju aorte na primer, puls će biti slabiji ili ga neće biti u butnoj arteriji na preponi. Nije vam potreban stetoskop da to utvrdite.

Jedina prednost stetoskopa nad golim uhom prislonjenim na grudi je praktičnost i pristojnost lekara. Ne postoji ništa što će on bolje čuti stetoskopom nego kad prisloni uho na grudi pacijenta. U stvari, poznajem neke lekare koji stave stetoskop oko vrata, pritisnu zvono na grudi pacijenta ali ne stave naušnice u uši! [22]Jedno vreme sam mislio da je to zaista strašno. Više ne. Lekar verovatno razume, podsvesno ili svesno, da je pacijentu potreban pregled stetoskopom,

---

[22]Na najnovijem sajtu elektronskih stetoskopa, nudi se između ostalog i izbor boja creva, *„koja najviše odgovara vašoj ličnosti".* Njihova akustika se hvali, jer je moguće da ih koristite i „pri velikoj buci", što sugeriše sve gore uslove u zdravstvenim ustanovama. M.V.

jer je to deo svetog rituala, i daje ozbiljnost celoj profesiji, mada ne znači ništa za ozdravljenje. Što je gore, može i da naudi, naročito kad su u pitanju deca. Recimo da majka dovede devojčicu na godišnji sistematski pregled. Dete nema nikakve simptome bilo kakve bolesti. Ali doktor uzima stetoskop i otkriva funkcionalni šum na srcu - bezopasni šum koji se s vremena na vreme pojavljuje kod trećine sve dece. U tom momentu, lekar mora da donese odluku da li da ovo otkriće saopšti majci. Do nedavno, lekari su ovo saznanje obično držali za sebe. Mogli su to da zabeleže u dečjem kartonu kao neki simbol koji će samo oni da razumeju. Ali, od nedavno, lekari se podučavaju da ovu vest saopšte roditeljima, jer pacijenti imaju pravo da to saznajus jedne strane, ali je mnogo verovatnije da to čine kako drugi lekar to ne bi otkrio pre njih i prvi rekao roditeljima.[23]

I tako, lekar saopštava ovu vest majci. Ali bez obzira da li ih on ubeđuje u to da je šum nevina pojava, obe, i majka i ćerka, će sumnjati – možda ceo život – da nešto nije u redu! Majka će onda možda krenuti u potragu za specijalistima, pedijatrima kardiolozima koji će nebrojeno puta uraditi EKG, snimati rendgenom pluća ili čak ići kateterom do srca „kako bi istražili stvar do kraja". Studije su pokazale da porodice sa decom kojima je nađen šum na srcu obično čine dve stvari: ograničavaju sportske aktivnosti svoje dece i hrabre ih da više jedu. To je naravno, najgora stvar koju mogu da urade! Oni bukvalno od svoje dece prave srčane bogalje.

Iako deluje mnogo impresivnije od stetoskopa, elektro-kardiogram (EKG) je samo još jedna skupocena igračka za lekara. Još pre 20 godina urađen je izveštaj koji je otkrio da čitanje EKG varira i razlikuje se čak do 20 procenata, zavisno od lekara do lekara koji pred sobom imaju isti nalaz i još 20 procenata kada isti lekar čita taj nalaz u neko drugo doba dana. Doba dana, predhodna aktivnost i mnogi drugi faktori pored samog stanja srca mogu da utiču na nalaz. U jednom

---

[23] Kada sam rodila prvo dete, Teodoru, našli su joj na prvom pregledu šum na srcu. Maltretirali su nas šest meseci sa pregledima, kontrolama, naša osećanja su bila strašna, svi smo bili izluđeni od toga, bebu su mučili elektrokardiogramima, da bi naravno sve to nestalo prirodno, jer je u pitanju bio malo bučniji krvotok koji se čuje, sasvim benigni i uobičajeni šum kod svih beba. I što je najbolje, svi su nam rekli da je to najverovatnije benigni uobičajerni šum na srcu, ali da moramo da pratimo za svaki slučaj....

slučaju, EKG je bio pozitivan u samo 25 procenata *dokazanih* srčanih udara, identičan nalaz nađen je u pedeset pocenata, i potpuno negativan nalaz kod ostalih ispitanika. A u drugom testiranju, pokazale su se velike abnormalnosti kod sasvim zdravih ljudi.

Pa ipak, lekari i drugo medicinsko osoblje radije će pojačati nego smanjiti upotrebu EKG kao detektora srčanih problema. [24] Stalno imam fantaziju koja se ponavlja, čoveka koji leži na intenzivnoj koronarnoj nezi, posle preživljenog srčanog udara. Njemu je sasvim udobno – dok mu se ne približi sestra spremna da mu da potkožnu injekciju. Njeno objašnjenje je da je EKG pokazao neku nepravilnost i da to zahteva neodložnu akciju. Naravno, ona nije upoznata sa studijama koje pokazuju visoki stepen greške u elektronskim aparatima, ili studijama koje otkrivaju uticaj povremene slabije struje u različitim monitorima na istom odeljenju. Moj pacijent iz mašte protestuje i preklinje sestru: „Molim vas, opipajte mi puls. Sasvim je u redu!" Sestrin odgovor je da nema svrhe meriti puls. Nema prepirke sa mašinom. I ona nemilosrdno ubada iglu u ruku. Možete sami da predpostavite šta se posle dešava.

Moja fantazija i nije tako nemoguća kako ste možda pomislili. Postoje elektronski monitori u „naprednim" srčanim odeljenjima, podešeni da električno „poprave" pacijentove srčane otkucaje, ako mašina odredi da pacijent ima udar, mada ga ovaj nije imao.

Kada je reč o elektroencefalogramu (EEG) izvanrednom dijagnostičkom instrumentu kada su u pitanju neki konvulzivni poremećaji ili lokalizacija tumora na mozgu, mnogi medicinari nisu svesni njegovih nedostataka. Oko dvadeset procenata ljudi sa klinički utvrđenim konvulzivnim poremećajima[25], imali su uredan EEG nalaz! To pokazuje sumnjivu pouzdanost EEG kao sredstva beleženja moždane aktivnosti, što je dokazano kada je jedan naučnik pričvrstio diode EEGa na glavu lutke ispunjenu limunskim želatinom, a EEG je zabeležio „život".

---

[24]1999. sam imala koksaki virus na srcu. Izvanredni lekar dr Pavlović (specijalista medicine rada, a ne kardiolog) meni je postavio dijagnozu na osnovu simptoma, zapravo samo jednog – od umora nisam mogla da podignem kafenu kašičicu. EKG nije ništa otkrio, ali je on započeo moju rehabilitaciju striktnim mirovanjem i vitaminima, čekajući drugi laboratorijski nalaz, koji se radi na rezus majmunima i traje mesec dana na Torlaku. Da se oslonio na EKG, ja danas ne bih bila živa. M.V.

[25]Poremećaj u funkciji moždanih vijuga, prim.prev

27

Uprkos ovim očiglednim mogućnostima greške, EEG se koristi kao osnovno dijagnostičko sredstvo u određivanju da li dete ima ili nema organske teškoće u učenju, minimalno oštećenje mozga, hiper aktivnost ili dvadeset i trideset različitih imena mogućih poremećaja, dodeljenih ovom neutvrđenom sindromu. Uprkos činjenici da svaki pedijatar neurolog kome je potreban naučni rad, ukazuje na neko značenje ovih nepravilnosti, i dalje postoji potpuno neslaganje o koristi i vezi između EEG očitavanja i dečjeg ponašanja.

Bez obzira na odsustvo naučnih dokaza o valjanosti ove metode, munjevito raste broj prodatih EEG aparata kao i broj EEG očitavanja. Često savetujem studentima koji su u potrazi za karijerom, da se posvete polju elektroencefalograma, jer je to, kao uostalom i sve drugo vezano za nevolje sa učenjem, industrija u razvoju. Danas učitelji, lekari i roditelji, svi svesno ili nesvesno učestvuju u zaveri medikalizacije gotovo svih problema dečjeg ponašanja. Pogledajte šta se dešava kada dete dođe kući sa ceduljom od nastavnika sa pozivom roditeljima da dođu na sastanak. Na sastanku, roditeljima se kaže da dete možda ima neki organski poremećaj u mozgu, možda je hiperaktivno ili minimalno oštećeno u razvoju. I roditeljima i detetu se savetuje da idu na EEG pregled. Onda, na osnovu EEG nalaza – koji može ali i ne mora da bude validan – dete se stavlja na lekove kako bi pristalo na kalup ponašanja koje odgovara nastavniku.[26]

Do sada, ubedljivo najinvazivnije i najopasnije sredstvo dijagnostike u lekarskoj ordinaciji je rendgen aparat. Na žalost, zbog svog velikog religijskog značaja, teško da će se lekari odreći rendgena. Oni znaju da se ljudi dive sposobnosti doktora da im vidi kroz kožu, dok usredsređeno bulje u snimke i vide ono što niko ne može da vidi. Mislim da su se lekari bukvalno naložili ovoj moći i počeli da koriste rendgenske zrake na sve, od bubuljica na nosu do fetusa u utrobi majke. Mnogi akušeri i dalje insistiraju na x-zracima kada nisu sigurni u svoje prste prilikom određivanja položaja deteta – uprkos činjenici da

---

[26] Mada su ovo podaci i stvarnost od pre nekoliko decenija, nemojte misliti da se mnogo toga promenilo. Nedavno me je kontaktirala porodica, čije je dete na lekovima jer je „promenila mnogo fakulteta i nigde ne može da funkcioniše". Iz jednog razgovora sa njima, a to je posle i psihoterapeut potvrdio, ona je najzdraviji elemenat u porodici, koja je uspela da vidi sve manjkavosti visokoškolskog sistema. Zato što nam fakulteti ne valjaju, psihijatri stavljaju studente na lekove! M.V.

je dečja leukemija u podrobno dokumentovanoj vezi sa prenatalnim zračenjem. [27] Poremećaji štitne žlezde, od kojih su mnogi kancerogeni, sada se javljaju kod hiljade ljudi koji su snimali glavu, vrat i gornji deo pluća rendgenom pre dvadeset ili trideset godina. Rak štitne žlezde može da se pojavi i posle minimalnog zračenja, manjeg od onog kada snimate zub. Naučnici su pred Kongresom posvedočili o opasnosti malih nivoa zračenja za sadašnju kao i buduću generaciju zbog genetskog nasleđa. Optužili su rendgen za nastanak šećerne bolesti, kardiovaskularnih bolesti, moždanog udara, visokog krvnog pritiska i katarakte – što je sve povezano sa starenjem. [28] Druge studije pokazuju jasnu vezu između zračenja i raka, poremećaja krvi, kao i tumora centralnog nervnog sistema. Konzervativne procene povezuju direktno zubno i rendgensko zračenje sa oko 4000 smrtnih slučajeva svake godine.

Što se mene tiče, ove smrti su sasvim nepotrebne, kao i druge nevolje povezane sa radijacijom. Pre četvrt veka, učili su me na studijama medicine, da je rendgenski pregled dojki praktično neupotrebljiv. Nedavna studija pokazuje da se stvari vremenom nisu mnogo promenile. Lekari, navodno obučeni da čitaju mamograme nisu se pokazali ništa uspešnijim od onih koji nisu bili obučeni da prepoznaju na snimku rak dojke. Istraživanje od pre 30 godina je pokazalo da se oko 24 procenata radiologa ne slaže u tumačenju jednog istog snimka grudnog koša, čak i u slučajevima uznapredovane bolesti! Trideset jedan procenat lekara je različito tumačio taj isti snimak u ponovnom čitanju! Drugo istraživanje iz 1955. pokazalo je da je 32 procenta rendgenskih snimaka pluća sa pokazanim nepravilnostima u plućima – pogrešno. 1959., trideset procenata stručnjaka nije se slagalo sa drugim stručnjacima u čitanju snimaka, a dvadeset posto se nije složilo sa sopstvenim očitavanjima u ponovljenom

---

[27]Sada je glavna igračka ultrazvuk. Mislim da lekari više nisu u stanju ništa da dijagnosticiraju bez ultra zvuka! Pa iako ga imaju, koliko puta se desi da se rode blizanci za koje nisu znali, ili deca sa deformitetima. Majka Nika Vujčića, rođenog bez ruku i bez nogu, uredno je išla na ultrazvučne testove i do samog porođaja niko nije video da dete nema ekstremitete! M.V.

[28]Kao „preventivni" tretman u post operativnoj fazi posle raka grla, primila sam 40 radijacija. Posledica toga bila je katarakta u 50. godini, ispadanje zuba i spečeno grlo. Pri tom mi je rečeno, „da mi znamo da se rak neće vratiti, nikad vas ne bi mučili hemioterapijom i radijacijom". Znači, prventivno sakaćenje. M.V.

tumačenju istog snimka! Studija sa Harvarda iz 1970. godine pokazala je da je razlika u čitanju snimaka među lekarima i dalje najmanje 20 procenata.

Pa opet, rendgenski zraci su i dalje svetinja za mnoge zubne i lekarske ordinacije. Stotine hiljada žena i dalje stoji u redovima za mamografiju svake godine, uprkos dobro dokumentovanim dokazima da mamografija sama izaziva rak dojke u većem broju nego što ga otkriva! Ritualni godišnji pregledi, pregledi pre zapošljavanja, pre upisa u školu, i eto naslavka zdravstvenog cirkusa... Čujem ili dobijem pisma od ljudi koje su lekari proglasili savršeno zdravim, ali kojima su i dalje prepisali snimanje rendgenom. Jedan čovek mi se poverio, da je prilikom odlaska na operaciju bruha, morao čak *šest* puta da snimi pluća. Slušajući razgovor radiologa, stekao je jasan utisak da na njemu vrše eksperimente vezane za stepene izloženosti zračenju. Istom čoveku su u lokalnoj zubnoj školi uradili 30 snimaka zuba prilikom obične zamene krunice.

Mnogi lekari brane upotrebu rendgenskih zraka na osnovu toga što pacijenti očekuju snimanje. Na ovaj izgovor, odgovaram pitanjem, da ako su pacijenti ovisnici o snimanju, zašto vrhunski doktori ne smisle mašinu koja simulira rendgen audio vizuelno, ali ne zrači. Time bi se izbegao ogroman broj bolesti.

Laboratorjski testovi su drugi par rukava dijagnostike koja čini više zla nego koristi. Medicinski testirane laboratorije su se pokazale skandalozno netačne u izvršenim analizama. 1975. Centar za kontrolu bolesti [29] u svom izveštaju o stanju laboratorija širom zemlje, konstatuje da je deset do četrdeset procenata bakteriološkog testiranja nezadovoljavajuće, 30 do 50 procenata nije prošlo jednostavne hemijske testove, dvanaest do osamnaest procenata zabrljalo je u određivanju krvne grupe , a dvadeset do trideset posto omanulo je u testovima na hemoglobin i elektrolite. A povrh svega, pogrešni rezultati su dobijeni u više od četvrtine svih urađenih analiza. U jednom drugom nacionalnom istraživanju, , pedeset procenata laboratorija „visokog ranga"sa licencama za rad u medicini, nije prošlo testiranje. Ogromna skala ponovljenih 25000 analiza od strane 225 laboratorija u Nju Džerziju otkrila je da je samo dvadeset jedan

---

[29] Center for Desease Control (CDC)

procenat njih bilo sposobno da u devedeset posto zadatog vremena dobije zadovoljavajuće rezultate. Samo je polovina laboratorija prošla test u sedamdeset pet procenata zadatog vremena.

Da biste prosto stekli neki utisak o tome šta zaista dobijate za svoje 12 milijardi dolara vredne laboratorijske analize svake godine, služi podatak da trideset jedan posto laboratorija ispitanih od strane CDC nije uspelo da identifikuje običnu anemiju srpastih ćelija. [30]Druga grupa testiranih pogrešno je odredila zaraznu mononukleozu u bar jednoj trećini slučajeva. U deset do dvadeset procenata testiranih laboratorija, pogrešno je identifikovana leukemija. A u pet do dvanaest posto slučajeva, analize su pokazale da nešto nije u redu sa savršeno zdravim uzorcima! Moja omiljena studija je ona gde je 197 od 200 ljudi bilo „izlečeno" samo ponavljanjem laboratorijskog testa!

Ako mislite da je ovo šokantno, imajte na umu činjenicu da Centar za kontrolu bolesti nadgleda i reguliše manje od deset procenata ukupnih laboratorija širom zemlje. Tako da ovi rezultati važe za najbolje od najboljih u zemlji. Za ostale, platite pa neka vam je Bog u pomoći. A plaćaćete sve više i više, jer doktori „preventivno" naručuju sve više i više laboratorijskih analiza. [31]

Dok god ovi testovi imaju toliki procenat netačnosti i greške, jedini način gledanja na njih je kao na sveta predskazanja ili rituale proricanja sudbine: oni zavise od ćudljivih prohteva Bogova i veštine čarobnjaka-sveštenika. Čak i u slučaju kada božanstva održe svoju reč i vaši testovi budu čudesno tačni, još uvek postoji mogućnost da ih lekar pogrešno protumači. Pisala mi je jedna žena da je na poslednjem rutinskom pregledu otkrivena krv u njenoj stolici. Lekar joj je odredio još nebrojeno mnogo analiza, uključujući test radioaktivnim

---

[30]Srpasta anemija je specifičan tip tzv. bolesti srpastih ćelija, koje predstavljaju grupu genetičkih poremećaja. To su nasledne, hronične i doživotne bolesti krvi, koje pogađaju crvena krvna zrnca, odnosno njihov glavni deohemoglobin, koji omogućava prenos kiseonika od pluća do svih delova tela. Normalna crvena krvna zrnca sadrže hemoglobin A, međutim, postoje i abnormalne forme, kao što su hemoglobin C i hemoglobin S (S skraćeno od eng. sickle=srpast). Na osnovu toga, razlikuje se više tipova bolesti srpastih ćelija. M.V.

[31]Prestala sam pre dve godine da idem na kontrole u Institut za onkologiju, gde mi rutinski svaki put traže ultrazvuk abdomena (ja sam imala rak grla), grla (koji se samo radi privatno), analizu krvi i urina, ORL pregled, test štitne žlezde. Oko 100 eura me košta svaka ta kontrola, da bi se ustanovilo da sam ja zdrava (odnosno, da su mi nalazi uredni. Lekar nikada neće upotrebiti reč „zdrav"). Ja para nemam za bacanje, a vodim računa o svom zdravlju i zato, na opšti užas odbijam da idem na kontrole i analize.M.V.

barijumom, koje su se sve vratile kao negativne. Iako je žena trpela bolove od ovih analiza, on joj je odredio još testova. Šest meseci kasnije, njegova dijagnoza sada oslabljenoj i izmučenoj ženi je glasila: imate suviše kiseline u stomaku!

Laboratorijske analize i dijagnostičke mašine ne bi bile toliko opasne kada lekari ne bi bili toliko ovisni o količini informacija koje ovim putem dobijaju. Kako su brojke i statistike Moderne Medicine zapravo jezik bogosluženja, količina informacija se smatra svetinjom, to je reč Boga, zapravo poslednje slovo u određivanju dijagnoze. Bez obzira da li su alatke jednostavne, kao termometar, vaga, prilagođena bebi formula, ili je u pitanju složenija mašinerija kao rendgen, EKG, EEG i laboratorijske analize, ljudi i lekari su zaslepljeni i sve više otrgnuti od zdravog razuma i kvalitetnog suda lekara koji je zapravo sam jedini pravi umetnik dijagnoze.

Vage prave raznorazne probleme u pedijatriji i akušerstvu. Pedijatar meri bebu i uznemiri se ako beba ne dobija u težini određenu gramažu. Ponovo, on će zameniti kvaltet, kvantitetom. A mnogo važnije pitanje je : kako beba izgleda? Kako se ponaša? Kako vas posmatra? Kakvi su joj pokreti? Kako joj radi nervni sistem? Umesto da se osloni na ova osmatranja, lekar poseže sa brojkama. Ponekad dojena beba ne napreduje onoliko brzo koliko bi to želeo lekar. Zato lekar uvodi humanu bebi formulu – na štetu i majke i deteta.[32]

Trudnice takođe ne treba da se obaziru na vagu. Ne postoji tačna ni idealna težina za buduću majku. Iznova, mnogo je važnija procena kvaliteta nego kvantiteta. Trudnica treba da unosi pravu hranu, ne samo „preporučene količine" bilo koje hrane. Ona s pravom treba da se mane vage.[33]

Proslavljena bebi formula za flašice je sledeća napast. Pedijatar kaže majci da se postara da beba dobije „x" količinu prilikom svakog

---

[32] Kada ljudi, naročito muškarci pređu na ishranu živom hranom, oni izgube na težini, što je normalno, jer su od soli i kuvane hrane naduti. Tada me uplašeno zovu i kažu da su smršali. Kada ih pitam, ali kako se osećate, oni svi kažu, fantastično, puni energije, dobro. Pa šta je tu problem? Problem su tabele i ono što su nas pogrešno učili o težini. Mišići se ne prave hranom, već vežbanjem. M.V.

[33] Od kada sam na živoj hrani, ja mogu da jedem kada hoću i koliko god hoću moje zdrave, najkvalitetnije sirove biljke, i neću se ugojiti ni grama, a ni smršati. Bila sam ovisnik o vagi za tačno merenje, a sada je više ni nemam u kući. Oslobođenje od vage, znači pravu slobodu. Naravno, samo pod uslovom da se hranite zdravo i prirodno, termički neobrađenom biljnom hranom.M.V.

32

hranjenja, i za čudo, ona će se toga čvrsto držati. I prilikom svakog hranjenja, ona se pati, upinje, trudi, insistira, preti ali uspeva da nalije tu određenu količinu u bebu. U većini slučajeva, beba će da povrati veći deo toga. Rezultat cele procedure su loša osećanja majke i deteta – puno uznemirenosti i napetosti, tamo gde bi trebalo da bude ljubav i uživanje. Da ne pominjem veliku šansu da dete kasnije u životu pati od preterane težine. Merenje temperature je takođe sasvim beskorisno. Prvo pitanje koje lekar postavlja majci telefonom kada ga ona zove da se požali na bolest, je, da li dete ima povišenu temperaturu. Ovo pitanje nema smisla jer postoje sasvim neškodljive bolesti koje prati vrlo visoka temperatura. Rozeola, na primer, je uobičajena dečja bolest, sasvim bezopasna;[34] prati je vrlo velika temperatura, od 40 stepeni. S druge strane, ima mnogo smrtonosnih bolesti, kao što su tuberkulozni meningitis i druge, koje ne idu uz povišenu temperaturu ili je temperatura čak i snižena. Lekar treba da dobije kvalitetne informacije, da ispita kako se dete oseća, ponaša, šta je majka primetila neobično. Oslanjanje na brojke služi samo da osnaži ceo proces u religijskom smislu. Pošto je to samo nepotrebni ritual, kada ih lekar pita o temperaturi, majke treba da kažu: „Jao, ne znam; nisam merila." Ili, „Nemam termometar u kući. " Lekar će naravno pomisliti da je majka luda, ili da je neki zdravstveni sektaš, ili čak da je poremećena, pa zato savetujem da pucate na visoke brojke. Ako želite da privučete lekarsku pažnju, odaberite brojku, 39 recimo. A kada lekar dođe i vidi da je temperatura normalna, , ili oko 37 stepeni, vi samo uskliknete „Ali, bila je mnogo viša!"[35] Ako vam lekar ne poveruje, jedino što može je da vas okrivi da niste dobro pročitali termometar. Čak i sami možete da ga preduhitrite rečenicom „sigurno sam ga pogrešno pročitala!". Tada, kada premostite svetu barijeru termometra, doktor i vi možete da se pozabavite ozbiljnijim temama.

---

[34] Rozeola, trodnevna groznica; bolest ima i druge nazive: Roseola infantum, Exanthema subitum, šesta dečija bolest i trodnevni osip. Iako je većina male dece preleži, to je jedna od manje poznatih dečjih bolesti koja uzrokuje osip. Oboljevaju samo deca u uzrastu od šest meseci do tri godine - i vrlo je zarazna.

[35] Ko od nas nije ovo izveo u trenutku kada mu je bila potrebna hitna pomoć? Budite iskreni. M.V.

33

Uobičajena opasnost kada idete na neki pregled je to što ćete biti upotrebljeni i u neke druge svrhe. Pre mnogo godina, došao sam na čelo jedne dečje klinike i primetio da lekari često postavljaju majkama pitanje: „Da li dete ide na nošu?" Svaki dečak koji do četvrte godine nije istreniran bio je izdvojen i upućen na urološki pregled, koji je između ostalog, podrazumevao i cistoskopiju. Sva ta četvorogodišnja deca su morala da prođu cistoskopiju! [36]Odmah sam pitanje o navikavanju na toalet izbacio iz upitnika. Nije prošlo dugo, dobio sam poziv od šefa urologije, koji mi je uz to bio i prijatelj. Bio je vrlo ljut. Prvo me je napao što sam izbacio pitanje iz upitnika, i na taj način ugrozio rad urološkog odeljenja. Rekao mi je da je važno da se obavi ova vrsta pregleda kako bi se pronašlo u retkim slučajevima nešto što organski nije u redu kod deteta. Da, naravno da je to glupost, jer svi ti retki slučajevi mogu da se otkriju i nekim mnogo manje agresivnim putevima od cistoskopije.

Zatim je rekao nešto više o čemu se tu zapravo radi. Pravi problem je bio u tome što sam ja svojim postupkom doveo u pitanje postojanje njegovog studijskog programa, jer da bi studijski program dobio potrebnu akreditaciju od medicinskih autoriteta, studenti moraju da obave određen broj cistoskopija godišnje. U slučaju naše klinike, ta brojka je bila 150. Ja sam mu oduzeo izvor cistoskopija, i upao sam u veliki problem.

Ovo važi i za ostale specijalnosti, naravno. Da bi se odobrio studijski program kardiologije, stažisti moraju da obave minimum od – 150, 200, 300, nebitno, - uvođenja kateterau srce svake godine. Postoji i velika tendencija da se kupe ljudi sa ulice, da bi im se odredilo neophodno uvođenje katetera u srce!

Zbog povećane opasnosti da vas lekar upotrebi za svoje potrebe, najbolje je da se odnosite prema svakom lekaru koji je uključen u neko istraživanje, ili predaje na medicinskom fakultetu, kao prema potencijalnoj opasnosti.Što se mene tiče, lekar koji tretira pacijenta, treba da se bavi svojim pacijentom. Ostavite istraživanja i podučavanja onome koji se samo time bavi. Kada se lekar pojavljuje u

---

[36]Cistoskopija je pregled mokraćne bešike i mokraćne cevi aparatom koji se zove cistoskop.To je bezbolna, ponekad malo neprijatna, intervencija kojom se postavlja dijagnoza pojedinih bolesti mokraćnih puteva, uklanjaju kamenčići iz bešike i uzima isečak. M.V.

34

dve uloge, to mora da čini sa neizmernom obazrivošću. A tako treba da se ponaša i njegov pacijent. [37]

Prirodno, najzlokobnija i opasno s one strane uma situacija u kojoj možete da se nađete, je doktorova potreba za regrutacijom pacijenata. Bez ritualnog sistematskog pregleda, internisti ne bi imali para da plate zakup prostorija! Na koji drugi način može doktor da obezbedi stalni priliv sakralnih žrtava za potrebe svete Crkve, bez redovnog pregleda? Jevanđelje kaže, mnogi su pozvani ali malo ih je odabrano, dok je Crkva Moderne Medicine izbacila još bolji slogan: *Svi su pozvani i većina* je odabrana.

Godišnji sistematski pregledi nekada su se preporučivali samo visoko rizičnoj grupi industrijskih radnika i prostitutkama. Danas, lekari preporučuju da *svi* idu na redovne preglede, bar jednom godišnje. Za poslednjih pedeset godina redovnih pregleda, međutim, nije nađen ni delić dokaza koji bi pokazao da oni koji idu na redovne preglede žive duže od onih koji izbegavaju lekare. Zbog jasnih rizika koje nose, rekao bih da je za vas neosporno bolje da ne idete na sistematske preglede.

Moglo bi da se kaže i ovako: vi ste na neki način, izloženi na milost i nemilost svog lekara. To što ste uopšte u ordinaciji znači da ne znate *kako* vam je, šta se dešava sa *vama* i da želite da vam to lekar kaže. Znači, spremni ste da se odreknete svoje dragocene slobode, slobode samospoznaje. Ako vam on kaže da ste bolesni, vi ste bolesni. Ako vam kaže da ste dobro, vama je dobro. Lekar postavlja niz ograničenja kojima određuje šta je normalno a šta nije, šta je dobro , a šta loše.

Čak i kada biste zaista mogli da se oslonite na lekarsku koncepciju normalnog i nenormalnog, bolesnog i zdravog, dovoljno zastrašujuća činjenica bi bila već samo to što mu se predajete na milost i nemilost. Ali, vi ne možete da se oslonite na njega. Mnogi lekari nisu sposobni da prepoznaju zdravlje[38], iz prostog razloga što su na fakultetu učili

---

[37] Nikada neću zaboraviti moju slučajnu posetu čuvenom dečjem psihijatru na dečjem F odeljenju, dr Olgi Hadžiantonović, davne 1976 godine. Dok sam je čekala u ordinaciji, da joj predam fotografije sa zajedničkog putovanja u Istambul, uleteo je njen kolega, sa oduševljenjem na licu i povikao „ljudi, dođite da vidite, kakva fenomenalna školska katatonija! Stoji na prstima već pola sata!" Ja sam samo pomislila, „Gospode, pa to je nečije dete...a ne školska katatonija...." M.V.

[38] Kada god sretnem nekog lekara i kažem mu da sam savršeno zdrava, niko od njih to nije u stanju da prihvati. Na sistematskom pregledu (na koji sam

samo o *bolestima*, a ne o zdravlju. Zato što imaju oštrije oko da uoče znake bolesti nego znake zdravlja, i zato što nemaju nikakav koncept relativnog značaja ovih znaka za život određene osobe, oni su skloniji tome da vas pre proglase bolesnim nego zdravim.

Dok god lekar ima kontrolu, on može da odredi ili manipuliše granicama zdravlja i bolesti na način koji on izabere, uže ili šire – zavisno od *njegovih* namera i interesa. Na taj način, on je u prilici da manipuliše količinom bolesti. Na primer, on može da proglasi visokim pritiskom sve što je malo iznad *ili* u gornjoj granici normale. I to može i da leči na odgovarajući način – obično sa vrlo jakim lekovima. Bolest tako može da se pojavi u manjem ili većem delu populacije. Ako odredi da je jedan metar odgovarajuća normalna visina deteta, on može da proglasi sve što je ispod ili iznad toga, bilo da je u pitanju jedan, dva ili deset posto – kao odstupanje od normale, što *zahteva dalje analize*. On može i da odredi granice normalnih vrednosti krvi ili urina kao i elektrokardiogramskih očitavanja, tako da jedan procenat populacije dobije oznaku *moguća abnormalnost, zahteva dalja ispitivanja*. [39]

Da prodaje laksative, on bi mogao da dijagnostikuje zatvor kod velike većine Amerikanaca, samo zato što osoba nema redovnu stolicu svakoga dana. S druge strane, da ga zanima istina, mogao bi da kaže da dok god čovek ima normalno formiranu stolicu, sasvim je

---

pristala samo da bih dobila naučnu potvrdu svog savršenog zdravlja) napisano je „negira tegobe", kao da je to moja halucinacija! Dok je jedan drugi doktor nevoljno prokomentarisao, „vi mislite da ste zdravi". Jadno i tužno. M.V.

[39] U Gradskoj bolnici, gde sam se drugi put porodila, mladi neonatolog mi je drugog dana prišla i rekla, „vaša beba ima neuobičajenu *brazdu 4 prsta*na dlanu desne ruke i radićemo genetsku analizu". Rezultat ove analize koja se jako retko radi, i koja je vrlo skupa, traje i do 15 dana. Iako sam znala da je sve sa mojom bebom u redu, nije mi bilo prijatno dok sam čekala tih 15 dana, pogotovo kad sam istražila zašto se radi analiza – ta brazda, linija preko celog dlana, karakteristična je za decu koja imaju Daunov sindrom. Iako moje dete nije imalo ni jedan drugi simptom bilo kakvog genetskog poremećaja, radi potreba i hira nauke, beba stara 4 dana je bockana i traumatizovana, kao i njeni roditelji, bez ikakvog detaljnog objašnjenja, da bi posle 15 dana rekli, „sve je u redu. To je samo linija na dlanu." Niko mi nije tražio dozvolu za ovo nasilje nad savršeno zdravim novorođenčetom. M.V.

nebitno da li je to jednom ili dva puta nedeljno. Na taj način, niko ne bi potpao u kategoriju „bolesnih".

Doktor može da proglasi bolest i tamo gde uopšte nema bolesti. Konačno, u tih stotinu dece kojima je merena visina, u svim tim analizama krvi, urina, merenjima elektrokardiograma, neko je morao da se nađe u gornjoj ili donjoj granici normale. Malo je ljudi kojima se neće u trideset ili četrdeset obavljenih analiza pojaviti bar jedna „statistička abnormalnost" koja će onda dovesti do cele serije potencijalno štetnih medicinskih procedura.

Treba da uzmete u pamet – i da toga budete svesni – koji je lekarov lični interes. Doktori skoro uvek dobiju nagrade i pohvale samo za *izvedene* intervencije a ne za ono što namerno nisu uradili. Oni su obučeni da intervenišu a ne da osmatraju, čekaju ili da rizikuju pruživši šansu pacijentu da se sam oporavi ili da potraži drugog lekara. Zapravo, jedan od mojih ključnih subverzivnih saveta studentima medicine je sledeće: da bi položio ispite i završio medicinski fakultet, a pri tom sačuvao razum, uvek na testu zaokruži odgovor koji podrazumeva gomilu intervencija kao odgovor na pitanje i garantovano ćeš uvek biti u pravu. Na primer, recimo da vam neko kaže da vaš pacijent ima bubuljicu na nosu i šta ćete vi da uradite u tom slučaju? Ako je prvi ponuđeni odgovor posmatranje i čekanje, sačekajte par dana da vidite šta će se desiti, taj odgovor je netačan, odbacite ga. Ali ako je jedan od ponuđenih odgovora odseci mu glavu i prikači ga na veštačka pluća, zatim poveži sve arterije i daj mu dvadeset različitih antibiotika i steroida, taj odgovor je tačan. Ovaj savet godinama pomaže mojim studentima da prođu razne ključne ispite, uključujući nacionalne savete i specijalističke ispite, i pokazao se delotvornijim od svih mojih drugih lekcija.

Kao pacijent, jednom kad se prepustite sistematskom pregledu, vaš lekar može da tumači manje nenormalnosti – prave ili lažne – kao *pred*uslov za neke ozbiljne bolesti, zahtevajući naravno i ozbiljne *pred*intervencije. Malo odstupanje nivoa šećera u krvi može da se tumači kao *pred*uslov za šećernu bolest, i dobićete par lekova da ponesete kući. Ili će lekar naći nešto drugo – recimo zalutali trag na EKGu, koji je nastao kao posledica preleta aviona – što će ga navesti da poveruje da vi imate *pred*uslov za srčano oboljenje. Otićićete tako kući sa *pred*lekovima za srce, koji će vam, boreći se sa *pred*uslovom za srčani napad, načiniti haos od života, tako što ćete imati iznenadne promene ponašanja i mentalnog stanja, uz zamagljeni vid, zbunjenost, razdražljivost, delirijum, halucijancije, tupost, napade i psihozu.

Možda će vam prepisati Atromid S, lek „za snižavanje holesterola", koji će vam, osim eventualnog snižavanja nivoa holesterola u krvi, takođe izazvati i neke od pratećih pojava: umor, slabost, glavobolju, vrtoglavicu, bol u mišićima, gubitak kose, pospanost, zamagljeni vid, drhtanje, znojenje, impotenciju, smanjenu želju za seksom, anemiju, čir na želucu, reumatski artritis i lupus eritematodes[40]. Naravno, da je malo verovatno da će vam lekar ovo izdeklamovati ili pročitati uputstvo koje dolazi sa lekom. A još je manja verovatnoća da će vam pročitati ono napisano u malim crnim zagradama − „ još nije utvrđeno da li smanjenje holesterola ovim lekom ima štetna, korisna ili neka druga dejstva na smrtnost pacijenta u slučajevima srčane arterioskleroze. Potrebno je da prođe još nekoliko godina pre nego što nauka da odgovor na ovo pitanje."

Koja bi osoba uzela ovaj lek posle čitanja ovih informacija?

Ono što se najčešće dešava kao *pred* tretman za *pred* bolest je kada vam doktor izmeri krvni pritisak i nađe da je on malo povišen. Ignorišući činjenicu da je vaš pritisak možda privremen ili uslovljen već samim tim što se nalazite u ordinaciji, najverovatnije je da ćete otići kući sa prepisanim lekom za pritisak. Iako ćete vrlo malo dobiti upotrebom ovog leka na poboljšanju vašeg zdravlja, možda ćete uz to zakačiti još nešto: kontraindikacije idu od glavobolje, pospanosti, letargije i muke, do impotencije. 1970., Projektna grupa za istraživanje lekova za srčana oboljenja[41] našla je da ovi lekovi izazivaju toliko neželjenih pojava među kojima su i infarkt sa nesmrtonosnim ishodom, kao i plućna embolija − da ove posledice daleko premašuju svaki pokušaj smanjenja smrtnosti od srčanih oboljenja njihovom upotrebom.

---

[40] lupus eritematodes je autoimuna bolest, kod koje dolazi do stvaranja antitela usmerenih protiv vlastitih ćelija. Bolest može zahvatiti kožu, zglobove, pluća, bubrege, nervni sistem... a karakterišu je aktivne i mirne faze. Smatra se da u nastanku bolesti ulogu imaju nasledni i spoljni faktori. Kod genetskih predisponiranih ljudi određeni spoljni faktori, kao što su: virusne infekcije, UV zračenje, neki lekovi pa i neke vrste hrane, mogu izazvati pojavu bolesti.

[41] The Coronary Drug Project Research Group

Doktori su počeli da ističu značaj sistematskih pregleda tokom Velike krize u tridesetim godinama dvadesetog veka – iz vrlo očiglednih razloga. Iz istih očiglednih razloga, zubari kreću da maltretiraju ljude sa rutinskim kontrolama u njihovim ordinacijama. Neki dan sam dobio obaveštenje od poznate zubarske institucije kako svako dete treba da obavi pregled kod zubara do svoje treće godine, a do sedme, kod ortodonta. Ovi pregledi se neće pokazati preterano korisnim kod većine dece, ali je izvesno da im može naneti štetu. Ne mislim samo na trovanje živom, karakteristično za zubne ordinacije, sakralno snimanje rendgenom, ili aplikaciju svetom vodicom – fluorom -, već i na sam pregled. Oštri zubni instrumenti kojima zubari pregledaju pacijente, pokazali su se kao prenosnici raznih bakterija sa bolesnih na zdrave zube. Ortodoncija je još uvek misteriozna i nedokazana umetnost. Znamo da mnogi ljudi pate kasnije u životu od upale desni, zbog primene ortodoncije u mladosti. Znamo da se i mnogim ljudima, kandidatima za ortodontske tretmane, a koji ih nisu iskoristili, zubi sami od sebe učvrstili i ispravili. Iako ove intervencije možda neće ni vama ni vašem detetu doneti ničeg dobrog, sigurno je da će se njima i te kako okoristiti vaš zubar ili ortodont. [42]

Iz mog iskustva, doktori – a naročito zubari – postaju vrlo agresivni kada je u pitanju redovna kontrola. Poznajem zubare koji su odbili da obiđu pacijente u hitnoj pomoći, jer su ovi propustili da dođu na redovnu šesto mesečnu kontrolu! Naravno, ovo daje za pravo zubarima i lekarima da zaigraju u ovoj velikoj igri Medicine, na kartu *okrivi žrtvu*. Radije će vam reći da ste kasno došli, nego što će priznati da su njihove svete tajne beskorisne, a magija nepotrebna.

Svi doktori će vam reći da ne postoji prerani dolazak lekaru. I većina ljudi će u to da poveruje. Ali vi morate da shvatite, da sam čin pristanka na dijagnostičku proceduru znači da vi tražite lečenje, bar

---

[42] Moj učitelj Gruya je u 76. godini rešio da sredi zube. Prvo su ga se dočepali ortodonti, koji su mu stavili fiksne i gornju i donju protezu, napravivši haos u zubima. Posle godinu dana muka i potrošenih hiljada evra, još uvek nema zube. I dalje traga za pravim zubarima kojima je bitna humanost a ne novac. Srećno, dobri moj Gruyo.... Kada sam ja pre dvadesetak godina, kada to nije bilo moderno, htela da protezom ispravim zube, zubar me je ismejao. Danas je on vodeći čovek za ortodonciju starijih ljudi. Od kada su Fej Danavej i drugi počeli da ispravljaju zube pod stare dane, pomama za ortodontima je neopisiva. Konačno, fiksna proteza postaje i statusni simbol, pokazatelj da roditelji imaju novca. Dijamante i zlatne ogrlice zamenile su fiksne proteze....M.V.

što se lekara tiče. Nema nikakve zabune po tom pitanju, ako se pojavite, znači da to želite. Želite da vas podvrgnu celoj lepezi sakralnih tretmana, od aspirina do ritualnog sakaćenja. Svakako, doktor će prirodno naginjati ka jačim vidovima žrtvovanja, jer to pojačava njegov svetački status. Neki toliko jako vuku u ovu stranu, da potpuno izbacuju iz vida manje ekstremne mogućnosti. Moj mladi prijatelj se okušao u trci na sto milja biciklom, nešto što nikad ranije nije izveo. Negde na trećini trke, hteo je da odustane, shvativši da nije pripremljen za takvo mučenje – ali su mu se u preticanju neki biciklisti smejali što usporava . To ga je razljutilo, i zakleo se da će završiti trku, što je i učinio. Sledećeg dana se probudio ne mogavši da se pomeri od bolova. Kolena su mu pucala od takvog samokažnjavanja. Toliko mu je bilo teško da se uputio lekaru. Pošto ga je pregledao i dao da se snimi koleno rendgenom, lekar mu je predočio da ima ili gonoreju ili neki oblik raka kolena. Moj prijatelj, koji je obavestio lekara o učešću na biciklističkoj trci od sto milja, upitao ga je da nema to možda neke veze sa njegovim stanjem. Doktor je odgovorio, *„ma nikako"* i hteo je da ga uputi specijalisti. Naravno, mom prijatelju nije palo na pamet ni da ponese uput kući. Za nekoliko dana , noge su mu bile kao nove.

Neki doktori optužuju roditelje da su oni ti koji *zahtevaju* lečenje stanja koja inače mogu sama od sebe da se izleče. Koriste ovo kao izgovor kad se pojave roditelji tražeći antibiotike za prehladu ili grip, ili jake lekove protiv blagih upala zglobova, ili hormonalne pilule za devojke koje žele da se otarase bubuljica. Ne prihvatam ovaj izgovor. Pacijent može da traži mnogo toga, kao što je na primer mnogo brižnija nega bolesnika, više prirodnih isceliteljskih tehnika, razgovor o alternativnim metodama lečenja – a doktorima ne pada na pamet da im to dopuste ili odobre.[43]

---

[43] Roditeljima trogodišnje devojčice, kojoj je konstatovan urođen rak bubrega, na pitanje da li da koriste aroniju, lekar je doslovno odgovorio „Ne, to bi pokazalo lažno dobru krvnu sliku". Dakle, važnije je da se potvrdi njegova dijagnoza, da se vidi cvetanje raka, nego da se devojčicino stanje poboljša, tako što će se ojačati njena prirodna odbrana, u vidu crvenih krvnih zrnaca. Kada su operisali devojčicu u Americi, američki lekari su jednodušno rekli „hrana ne može da leči rak" , iako širom sveta postoje klinike koje živom hranom gotovo stoprocentno leče maligna oboljenja. Naravno da celer i šargarepa manje koštaju od hemioterapije, i da se rak ne leči ljubavlju, već jedinom metodom koju crkva Moderne Medicine poznaje, a to je – seci, sprži, spali. Operacija, hemioterapija, radijacija. M.V.

Ako nameravate da stanete u svoju odbranu, morate da razumete da su lekarski standardi različiti od vaših ali da nisu ništa bolji od vaših. Lekari ne uzimaju u obzir činjenicu da već postavljenjm određenih pitanja, oni definišu potrebu za lečenjem. Savetujem lekare da ne obaveštavaju svoje pacijente kada otkriju bezazlene srčane šumove, velike krajnike, hernije pupčane vrpce – jer će gotovo sve to prirodno nestati do detetovog šestog rođendana. Kažem im da ne pitaju majke trogodišnjih dečaka da li je dete naviknuto ili nije na toalet, jer će to automatski usloviti da majka pomisli kako nešto nije u redu sa detetom koje još ne ume da koristi WC.

Postoji još puno drugih načina i strategija koje treba da savladate ako želite da se sačuvate od opasnih dijagnostičkih procedura. Naravno, kada je u pitanju hitan slučaj, nesreća, povreda, akutna upala slepog creva, onda nemate izbora. Ali ovo se dešava u samo pet procenata medicinskih slučajeva. Ako nemate nikakvih simptoma, nemate šta da tražite u lekarskoj ordinaciji. Ako imate simptome i *bolesni* ste, onda se vaša prva odbrana sastoji u tome da se informišete o svom problemu, više od doktora. Morate da izučite svoju bolest, a to nije tako teško. Možete da nabavite iste knjige iz kojih je učio vaš lekar, a velika je verovatnoća da je puno toga zaboravio. Možete da nađete knjige pisane laičkim jezikom o gotovo svakoj poznatoj bolesti. Cela ideja je u tome da naučite što više možete kako bi sa lekarom razgovarali na ravnoj nozi – ili čak i superiornije.

Kad god vam odrede laboratorijsku analizu, potražite i istražite šta taj test i ta analiza treba da pokažu. Pitajte doktora šta je svrha tražene analize. Lekar vam to neće reći, ali ako sami obavite detektivski posao, naćićete da su obični testovi kao krvna slika, analiza urina, test na tuberkulozu, i rendgenski pregled pluća toliko kontraverzni i teški za tumačenje da je korist od njih izuzetno ograničena.

Pokušajte da nađete laboratoriju koja postiže visoki stepen tačnosti u analizama. Ako u laboratoriji neće da govore o svojim greškama, precrtajte ih sa liste. Ako se laboratorija hvali skoro stoprocentnom tačnošću, budite sumnjičavi. Kako znaju da su toliko tačni? Da li je ta tačnost dokazana i potvrđena? Od strane koga? Možda nikad nećete pronaći laboratoriju koja će zadovoljavajuće odgovoriti na sva vaša pitanja. Ako pak uspete, insistirajte kod svog lekara, da je on koristi.

Ovde ćete možda naići na velike prepreke, jer puno doktora finansijski zavisi od određenih laboratorija sa kojima sarađuje. Insistirajte. Ako vaš lekar radi sve testove, postavite mu ista pitanja kao i laboratoriji. Konačno, ako ozbiljan tok akcije zavisi od laboratorijskih nalaza, ponovite ih u drugoj laboratoriji. Čak i ako nalazi moraju da se urade u istoj laboratoriji, svakako ih ponovite. Najvažniji način da podrijete dijagnostičku proceduru radi sopstvene zaštite je da doktoru postavljate pitanja. On će vam ponekad, odgovoriti. To je redak izuzetak od pravila. U većini slučajeva, lekar će se iznervirati. Ipak nastavite sa postavljanjem pitanja – makar rizikovali da vas najuri iz ordinacije. Na osnovu njegovog ponašanja i odgovora, moćićete da ga ocenite kao ličnost i da dobijete neku sliku o njegovom poznavanju materije.

Postavljanje pitanja može dobro da posluži kada želite da se zaštitite od nepotrebnog izlaganja rendgenskim zracima. Naravno, najbolja zaštita je da sasvim izbegnete zračenje. Žene mlađe od 50 godina, žene bez ikakvih simptoma, i žene koje nemaju u porodici slučajeve raka dojke nisu podložni kandidati za mamografiju. A pitanje je da li je to uopšte potrebno i drugim ženama, kada se zna koliko su dojke osetljive na radijaciju. Svaka žena može da izbegne zračenje, ako kaže da je možda trudna – bez obzira da li jeste ili nije. Ponekad, što se recimo desilo supruzi jednog mog kolege, izjava da ste trudni pokrenuće zahtev za izradu testa za utvrđivanje trudnoće! Pomenuta žena je izbegla testiranje tako što je inkvizitorskoj sestri rekla da želi da njen suprug obavi testiranje, pošto je u pitanju njihovo prvo dete i žele da koliko god je to moguće, cela stvar bude što intimnija i privatnija. Tako je izbegla i snimanje rendgen aparatom. Vi i sami uvek možerte da se izvučete iz slične situacije tako što ćete reći da želite da vaš lekar izvrši testiranje. Birokratska inercija će učiniti dalje svoje, i pitanje vam više neće biti postavljeno. Žena koja jeste trudna, ili koja sumnja na trudnoću, jasno i glasno treba da na to skrene pažnju svima koji onima koji bi da upere rendgen zrake u njenom pravcu. Lekaru ili zubaru koji insistira na snimcima, ubeđujući ženu u bezopasnost procedure, treba da se zabrani dalja medicinska praksa.

Tehnike za izbegavanje snimanja rendgenom mogu da variraju od toga da se pravite blesavi – *Doco, je l meni baš neophodan taj rengen?* – do ubeđivanja i odgovaranja. Ponekad će ta tehnika da upali, ali pripremite se i za direktniju agresiju i sukobe. Ponekad će vas lekar strpati u kolica i odgurati do radiološkog odeljenja. To je tipičan način da se namerno ponizi, unizi, obezvredi potpuno sposoban čovek ili žena i pretvori u saradljivog, poslušnog pacijenta, kojim se lako upravlja. Ako vam se to dogodi, smesta skočite na svoje dve noge. Vežbajte i primenite odgovornost za svoje zdravlje. Svaka nezgoda, posledica vašeg iskakanja iz kolica, manja je od posledica rendgenskog zračenja.

Jednom kada im jasno date do znanja da biste radije izbegli rendgen, a vaš lekar i dalje insistira da vam uperi metak u potiljak, evo nekih pitanja koje možete da mu postavite: Šta vi očekujete da nađete? Šta vi tražite? Koja je verovatnoća da ćete to pronaći rendgenom? Možete li to da pronađete koristeći manje opasnu tehniku? Da li koristite najsavremenije aparate sa minimalnom dozom zračenja? Da li ćete poptuno da zaštitite ostatak mog tela? Na koji način će rendgensko snimanje uticati na tok mog lečenja? Kada ste poslednji put servisirali aparat? Postavljajte besomučno pitanja sve dok niste potpuno zadovoljni lekarovim odgovorima i kada mislite da imate sve podatke potrebne da biste *vi* doneli ispravnu odluku za sebe. Ako odlučite da treba da uradite snimke, insistirajte da to budu samo oni neophodni snimci a ne „kad ste već na stolu, da uradimo za svaki slučaj još dodatnih snimaka". [44]

Da bi se u potpunosti zaštitili od svog lekara, morate da naučite kako da ga lažete. Ovo nije tako strašan manevar, zaista, kad pomislite da je svako od nas, u nameri da preživi birokratske zavrzlame, morao da vara profesionalce. Naučite da lažete svoje nastavnike u školi vrlo rano, jer svrha škole nije da nešto naučite već da dobijete diplomu na kraju. I tako svo pravo znanje pokupite van škole. [45]Studentima medicine savetujem da ovladaju umetnošću

---

[44]Moja deca su između 10. i 14. godine imala oko 14 iščašenja i jedan mali prelom. Svaki put su ih snimali rendgenom. Na snimku šake, nije se videla minijaturna fraktura na palcu, ali je to pažljivim opipavanjem, utvrdio tehničar koji je trebalo da pripremi gips. Njegova dijagnoza je bila spasonosna, i njegovo bandažiranje preloma je spaslo ruku moje kćeri, a ne suvišni rendgenski snimak. M.V.

[45]Ja sam jedna od najobrazovaniji žena na Balkanu, po ocenama i diplomama koje posedujem. Verujte, da se ničega ne sećam od onog što sam učila u osnovnoj školi i gimnaziji. Moje znanje se nalazi u onome što sam učila van škole i ono danas prevazilazi sve dodeljene mi papire. Apsolutno se zalažem za revoluciju a ne reformu u školstvu i za kućno učenje onog što vas zanima. Danas je

hipokrizije i dvostrukih aršina, kao što su nekad crnci sa Juga ovladali umetnošću zabušavanja. Zabušavanje je divan način da izgledate aktivni i poslušni dok u stvari ništa ne radite. Upravo takvi treba da budete kad je u pitanju vaš lekar.

Ako ste recimo majka koja želi da doji dete, vaš će lekar gotovo sigurno biti protiv toga, čak iako kaže da mu je svejedno, jer lekari ne znaju ništa o prirodnom dojenju. [46] Šta ćete da uradite kada vam lekar izvaga dete i utvrdi da nije dobilo na težini onoliko koliko piše u tabeli da treba? Šta ćete da uraditi ako vam savetuje da uvedete viršle bebi od dve nedelje? Moja omiljena fantazija je prizor akušera koji netremice čeka da novorođenče pomoli glavu, kako bi mu uguralo viršlu u usta i naviklo ga na čvrstu hranu i ovisnost o hrani, odmah, u startu! Zato, kada vam savetuju da krenete sa uvođenjem cerealija, voća ili druge čvrste hrane već u prvim mesecima života, možete da pokušate da se raspravite s njima, pošto ipak vi najbolje znate šta je dobro za vaše dete. [47]Jednostavno, odbijte savet lekara, što će verovatno izazvati njegov uvređeni stav i možda vas čak izbaci iz ordinacije. Možete da pokušate vi da ubedite i objasnite svoj stav lekaru, pod predpostavkom da je u pitanju brižno, razumno ljudsko biće. Ako krenete ovim putem, želim vam puno sreće.

---

znanje na internetu a ne u školi. Ni jedan kralj nije išao u školu. Aleksandar Makedonski je imao samo jednog učitelja, Aristotela. Nama ne trebaju škole, trebaju nam Aristoteli.M.V.

[46]Danas vam ova misao dr Mendelsona izgleda čudovišna, ali pedesetih godina dvadesetog veka je počela velika kampanja među lekarima da je dojenje primitivno i da moderna žena mora da odgaja dete na humanoj formuli, zbog nove rastuće moćne industrije hrane za decu i odojčad. Moja majka kao moderna žena tada, po savetima lekara, mene nije dojila, ali je u dispanzeru trebovala svakog dana majčino mleko, jer su postojali laktarijumi. Danas vas lekari s jedne strane ohrabruju da dojite, ali u porodilištima decu prihranjuju šećernom vodicom i humanim mlekom u prahu, prodavnice su i dalje prepune formula, a dohranjivanje i uvođenje industrijskog humanog mleka kreće već posle par meseci dojenja. Laktarijumi ne postoje, majčino mleko u litrama odlazi niz lavaboe porodilišta, profesionalne dojilje su izumrle, a ubistvena farsa se nastavlja u zemljama u razvoju, gde majkama daju humano mleko u prahu, zaboravljajući da one nemaju prilike da prokuvavaju niti sterilišu bočice, te tako raste smrtnost dece u Africi, Aziji i Južnoj Americi, zajedno sa profitom velikih prehrambenih korporacija, kao što je na primer Nestle. M.V.

[47]Danas je zastrašujući otpor lekara da dopuste da dete bude vegan od rođenja, da ne uzima meso ni mlečne proizvode, zašto? Jer su takva deca trajno zdrava i ne trebaju im ni vakcinacije ni lekari. Zdrava deca su opasnost za pedijatre i zato vam prodaju laži, tipa „nama su potrebne za razvoj belančevine i životinjskog i biljnog porekla". Ko god zna hemiju, zna da se belančevine sastoje iz amino kiselina. A ne postoje amino kiseline biljnog ili životinjskog porekla. Amino kiselina je amino kiselina. Na ovu temu, uzmite knjigu „Živa hrana za živu decu i živahne roditelje". M.V.

A možete i da zabušavate. Ništa ne govorite svom lekaru, osim „Da, gazda:" Ako vam da paket od šest pakovanja bebi formule za početak, čim izađete iz ordinacije, bacite ga u kantu za đubre. [48] I nastavite sa dojenjem svoje bebe. Kada na sledećem pregledu, lekar opet izvaga dete, samo mu recite kako beba uživa u cerealijama i voćnim papicama. Onda će lekar pogledati na vagu i reći da vam je beba odlično.

Na žalost, postoje određene situacije kada ne možete da lažete svog doktora. U akušerstvu, na primer, ginekolog vas prati tokom trudnoće i zna sve šta radite. Proverava vam težinu na vagi, hrabri vas da ograničite unos hrane u sebe tokom trudnoće. Mnoge žene donesu listu onog što ne žele da im se radi prilikom porođaja, još u prvoj poseti ginekologu. Kažu mu da ne žele da budu obrijane, ne žele epiziotomiju, analgetike, indukciju pri porođaju, i tako dalje. Ginekolog klima glavom. Onda, u finalnoj fazi porođaja, žena oktriva da će dobiti sve to što nije htela. Ne očekujete valjda da žena koja se porađa odbije ono što akušer smatra da je njoj potrebno.

Zato je ključno da podrivate proces i zaskačete doktora koliko god možete, pre nego što dođe do stani, pani situacije. Kada postavite svoja pitanja, ne uljujkujte se mišlju da možete da verujete dobijenim odgovorima. Sve što vam kaže, dva puta proverite. Iznova iščitajte literaturu na temu. Morate da budete obavešteniji od njega.

Lekare treba u stvari da posmatrate na isti način kao prodavce polovnih kola. Sve što vam on predloži ili savetuje, pomislite prvo, kakvu on korist ili dobit ima od toga? Na primer, ako vam neonatolog kaže da savremeno opremljeno odeljenje neonatologije smanjuje mortalitet kod novorođenčadi, proverite na kom odeljenju radi.

Kada god dobijete drugo mišljenje koje se razlikuje od prvog, vratite se prvom lekaru i suočite ga sa rečima onog drugog. Ljudi ovo ne rade jer se plaše besa i grdnje prvog doktora. Ali, jako je bitno da na ovaj način testirate lekara. Dobro je da izvučete na površinu taj gnev i neprijateljski stav lekara jer će to uticati na vaš stav prema njemu. I uopšte, prema svim lekarima.

Kada god treba da odlučite o nekoj medicinskoj proceduri, idite i popričate prvo sa ljudima koje smatrate pametnim i mudrim. Nekada

---

[48]Tada su još besplatno delili formulu. Danas se sve naplaćuje. M.V.

davno, ako odete dovoljno daleko u istoriju, naćićete da su lekari bili mudri, kulturni ljudi[49] . Poznavali su literaturu i umetnost i važili su za brižne i pametne. To danas više nije slučaj. Ljudi sa kojima danas treba da se savetujete i dobijete validne informacije, su ljudi koji su prošli isto iskustvo, ljudi koji su imali vašu bolest. [50]

Razgovarajte o vašem problemu, o onome što vaš lekar *misli* da vam je i o onome što *vi* mislite da vam je, sa prijateljinma, susedima, porodicom. Otkrijte šta su njima lekari govorili. Lekar će vam reći da ne slušate šta ljudi pričaju, da ne radite ovo ili ono, i ne obraćate pažnju na ono što čujete kod frizera, u mesari ili piljarnici. Oni vam savetuju da ne slušate rođake ni prijatelje. Ali oni nisu u pravu. Oni samo štite svoj sveti autoritet. Što je najbolje, vi *treba* da razgovarate sa prijateljima i porodicom i onima oko vas, sa onima kojima verujete i poznajete, koji su na izvoru vaših simptoma.[51]

Otkrićete da možete i bez lekara.

---

[49]Čehov je pisao drame, Zmaj Jova je bio pesnik... prim.prev

[50]Tvrdim pod punom odgovornošću, da ono što ja znam o raku, uzroku raka i lečenju neagresivnim a delotvornim putem, ne zna ni jedan onkolog u Srbiji. M.V.

[51]Meni su savetovali da se izolujem od porodice tokom hemioterapija i radijacija, „jer bolje da deca ne vide majku pet godina, nego da je uopšte nemaju". Izdvojila sam se od svih, ne bih li se oporavila i videla kako mi deca propadaju i kako se sve raspada. Otreznio me je pokušaj samoubistva jednog od dece. Tek kada sam odlučila da ja nisam važna, da su mi deca bitna, kad sam se vratila njima, počelo je isceljenje cele porodice. M.V.

2

ČUDESNI ZLOČIN

Još uvek se sećam kako sam, na početku svoje lekarske karijere, svakih par sati davao intravenozno penicilin deci koja su patila od strahovitih simptoma bakterijskog meningitisa, a onda posmatrao kako se čudo dešava iz časa u čas. Deca, bukvalno sa ivice smrti dolazila su k sebi, i već kroz nekoliko sati bivala sposobna da reaguju. Već koji dan kasnije, ta ista deca bila su na na nogama, spremna da odmah krenu kući.

Bolesnici oboleli od upale plućnog krila, takođe su strašno patili. Upadali bi u krize pod dejstvom visoke temperature, drmala ih je groznica, strašno su kašljali, boreći se za vazduh, tresli su se i grudi bi im rezali strašni bolovi. Neki bi se oporavili, ali su mnogi umirali od pneumonije. Kada se pojavio penicilin, ljudi sa upalom pluća više nisu morali da prolaze kroz krize. Umesto toga, simptomi kao što je groznica ili kašalj, povukli bi se ze nekoliko dana. Ljudi koji ranije nisu bili predviđeni da odu iz bolnice, sada su pakovali stvari i odlazili kućama.

Moja malenkost – kao i drugi doktori – zaista smo bili ubeđeni da prisustvujemo čudu koje se zaista *odvija* pred našim očima.

Danas je situacija drugačija. Meningitis i upala plućnog krila su retke pojave. Čak i kada lekar naiđe na ovu smrtonosnu bolest, lečenje je tako rutinsko da ga uglavnom sprovodi medicinska sestra ili tehničar. Mada smo i dalje fascinirani čudom, ovi lekovi koji su nekada bili korisni, sada su izuzetno opasni.[52]

Mnogi lekari će prepisati penicilin za bezopasne pojave kao što je recimo obična prehlada. Pošto penicilin deluje isključivo na bakterijske infekcije, sasvim je beskoristan kada su u pitanju viroze poput prehlade ili gripa. Penicilin kao i drugi antibiotici ne skraćuju vreme

---

[52]Ogorman procenat nagluve i gluve dece ogluvelo je u detinjstvu zbog lečenja vibramicinom. Sad kad pogledam u nazad i setim se razgovora sa svim roditeljima dece sa oštećenim sluhom, vidim da je možda samo u jednom u 50 slučajeva reč o urođenoj mani, a da je sve ostalo posledica jakih antibiotika uzetih u ranom detinjstvu, ili vakcinacije, kao što je bio slučaj sa mojom Teodorom..

bolesti, ne sprečavaju komplikacije, i ne smanjuju broj patogenih organizama u nosu i grlu. Oni ne čine ništa dobro.

Ono što oni mogu da naprave, je da izazovu reakcije koje idu od kožnog svraba, povraćanja, dijareje do groznice i anafilaktičkog šoka. Ako imate sreće, bićete jedan od sedam ili osam procenata ljudi koji će imati osip – mada se daleko veći broj obolelih od mononukleoze recimo, ospe posle primanja ampicilina. Za onih nesrećnih pet procenata, koji su alwergični na penicilin, prizor pacijenta koji upada u anafilaktički šok nije ni malo prijatan: kardiovaskularni kolaps, lepljiva i hladna koža, jako znojenje, stanje nesvesti, pad krvnog pritiska, poremećaji u radu i ritmu srca. Sve to nekako zloslutno podseća na sliku one iste bolesti za koju je peniclin dizajniran kao lek!?

Svakako, nije ovde glavni ni jedini neprijatelj penicilin. [53]Hloromicetin je lek koji je efikasan kod nekih tipova meningitisa, izazvanih bakterijom *influenza bacillus*, kao i kod bolesti izazvanih bacilom tifusa i njemu sličnih. U takvim situacijama, hloromicetin je gotovoo jedini lek koji će delovati. Ali hloromicetin takođe ima često propratno i fatalno dejstvo na proizvodnju krvi u koštanoj srži.

Kada je ljudski život u pitanju, ovo je prihvatljivi rizik. Ali, ako dete pati samo od virusne gušobolje, da li se isplati dati mu hloromicetin, koji mu neće smanjiti bolove, ali može da mu ošteti koštanu srž, što će opet dovesti do brojnih transfuzija i drugih terapija, od kojih ni jedna ne garantuje poptuni oporavak? Naravno da ne. Pa opet lekari *i dalje* prepisuju hloromicetin za bolove u grlu.

Teraciklin je postao toliko popularan u ambulantama i ordinaci-jama da su ga prozvali „kućnim" antibiotikom. Prepisivali su ga šakom i kapom, deci i svim ostalima jer deluje na široki spektar mikro organizama a i jer se smatralo da nema nekih štetnih posledica. Ali postoji i lepa lista kontra reakcija za koju se osoba ne bi nikad opredelila u situaciji kada to nije baš neophodno. Još strašnija posledica od nus pojava je ta da se ova supstanca taloži u kostima i zubima. I dok niko još ne zna tačno šta sve tetraciklin može da uradi kostima, stotine hiljada – možda i milioni – roditelja i dece znaju da on

---

[53]Čudo zvano vibramicin se pojavilo u mom ranom detinjstvu. I ja sam imala meningitis, i meni je dat vibramicin. Ali moja mama je čula da je lek opasan i davala mi je ogromne količine jogurta da spreči neželjeno dejstvo. Gomila dece sa oštećenim sluhom, ostala je bez sluha ne zbog preleženog meningitisa, već zbog vibramicina. I što im nije rečeno da piju protiv otrov – jogurt.

ostavlja neizbrisiv žuckasti ili žuckasto zeleni trag na zubima. Iako *vi* možda mislite da to nije cena koju treba platiti za sumnjivu efikasnost leka u lečenju obične prehlade, mnogi lekari se neće složiti sa vama.

Trenutna racionalizacija upotrebe ovog leka svodi se na sumnju, da kada dete *izgleda* kao da boluje od gripa, ono možda ima infekciju mikoplazme. Kod ogromne većine dece sa običnom prehladom, nema ni traga ovakvoj vrsti infekcije.

Američka Uprava hrane i lekova konačno se trgla kada je došlo do široke zloupotrebe tetraciklina 1970. godine, pa je izdato upozorenje na leku koje glasi:

„Upotreba leka sa tetraciklinom tokom razvoja zuba (druga polovina trudnoće, rano detinjstvo i detinjstvo do osme godine) može izazvati trajnu promenu boje zuba u žućkasto-sivkasto-braon. Ova reakcija se dešava prilikom duže upotrebe leka, ali je uočena i kod kraćih davanja. Deformisani zubi su takođe propratna pojava. Stoga, tetraciklin ne treba koristiti u ovim starosnim grupama, osim ako ni jedan drugi lek nema efekta."

Koliko je ovo upozorenje učinilo dobra ili zla, teško je reći, jer lekari retko kada čitaju uputstva unutar kutije leka. Čak i kada to čine, upozorenje ih neće sprečiti da taj lek ipak prepišu ako to žele. Naročito ako nije sasvim jasno, kao u slučaju upozorenja na tetraciklin, da li su posledice nebitne jer je u pitanju kritično stanje pacijenta.[54]

Ima jedan još mračniji rizik od svega gore navedenog. Zove se super infekcija. Kada se antibiotik bori sa infekcijom on može da podstakne još goru infekciju od strane onih bakterija koje su rezistentne na lek. Bakterije su izuzetno prilagodljivi mikro organizmi. Nove generacije mogu da razviju sve veću otpornost prema leku kojim su lečeni predhodni sojevi. Penicilin dat u blagim dozama, nekada je vrlo uspešno lečio gonoreju. Danas je potrebna *dupla* doza ovog antibiotika za lečenje, a ponekad je neophodno uključiti i *dodatne* lekove! Nova generacija gonoreje je otkrivena nedavno na Filipinima i u Zapadnoj africi – soj bakterija koji potpuno poništava sve efekte penicilina.

---

[54]Prava je farsa tek današnje oglašavanje lekova na televiziji, gde gotovo komično najbrže što mogu, glumci izdeklamuju upozorenje o leku, tako da se uprkos njihovoj izdresiranoj dikciji, ne razume ni jedna jedina reč. M.V.

Naravno, Moderna Medicina već ima spremnu novu generaciju jačeg leka koji će se boriti sa ojačalom bakterijom gonoreje – spektinomicin. Spektinomicin je šest puta skuplji i ima isto toliko puta više neželjenih pojava. U međuvremenu, bakterija gonoreje se razvila u soj koji je otporan i na spektinomicin! Kako rat odmiče, bakterije jačaju, dok pacijenti i njihovi džepovi postaju sve slabiji.

Ništa od ovoga se ne bi desilo da su lekari shvatili na vreme da antibiotici imaju mesto u praksi – ali vrlo ograničeno mesto – i da su ih jakim merama zadržali na tom mestu. Nekome je penicilin neophodan možda tri ili četiri puta tokom celokupnog života, i to samo onda kada je život zaista ugrožen.

Na žalost, doktori su celu populaciju zasejali ovim moćnim lekovima. Svake godine, 8 do 10 miliona Amerikanaca odlazi lekarima kada imaju znake prehlade. Oko devedeset pet procenata njih će izaći iz ordinacije sa receptom u rukama – a polovinu toga čine antibiotici. Ne samo da su ovi ljudi navedeni da plaćaju za nešto što neće rešiti njihov problem, već su izloženi riziku neželjenih pratećih pojava i riziku da zakače još goru infekciju.[55]

Doktor, nekada zagovornik izlečenja, sada je postao zagovornik oboljevanja. Tako što prelazi granicu i primenjuje moć ekstremnog nad slabima, Moderna Medicina je oslabila i pokvarila čak i način vođenja ekstremnih slučajeva. Čudo na koje smo moje kolege i ja bili tako ponosni, sada je postalo čudo zločina.

1890. dr Robert Koh je izdvojio supstancu iz bacila tuberkuloze, za koju je tvrdio da će izlečiti bolest. Međutim, kada ju je ubrizgao pacijentima, njihovo stanje se pogoršalo ili bi čak umirali. 1928., lek pod imenom torotrast je prvi put upotrebljen kao pomoć pri rendgenskom snimanju jetre, pankreasa, limfnih čvorova i drugih

---

[55] 1986 godine živela sam u Sidneju, Australiji. Imala sam prehledu na samom početku boravka i otišla lekaru, s pravom očekujući neke moćne lekove, kako su me naučili u progresivnoj domovini. Lekar me je pregledao, rekao da mirujem, da se inhaliram eukaliptusovim uljem i pijem puno tečnosti i vitamina C. Gotovo ljutito sam rekla, hoćete li vi meni da date neki ozbiljniji lek? On me je samo pogledao i upitao, „iz koje zemlje dolazite?"Mislim da se nikada u životu nisam tako bedno osećala, kao da me je neko polio vodom. Objasnio mi je uz osmeh, „lečili, ne lečili, prehlada traje sedam dana. Zašto bi vas onda trovao lekovima?"

organa. Bilo je potrebno 19 godina da se otkrije kako i minimalne doze ovog leka izazivaju rak. 1937., deca koja su primila novi lek protiv bakterija umrla su jer je lek bio kontaminiran otrovnom supstancom. 1955., zabeleženo je više od stotinu fatalnih ili na ivici fatalnih slučajeva dečje paralize, kod ljudi koji su primili dosta Salkove vakcine koja navodno, nije sadržala aktivni virus bolesti.[56] 1959., oko 500 dece u Nemačkoj i još 1000 dece na drugim mestima, rođeno je sa deformitetima jer su njihove majke uzimale lek Talidomid, kao sredstvo smirenja i boljeg spavanja, u prvim nedeljama trudnoće. 1962., Triaranol, lek za snižavanje holesterola u krvi, povučen je sa tržišta kada se otkrilo da lek izaziva mnoge neželjene pojave, između ostalog i kataraktu. [57]

Veći deo farmaceutske povratne paljbe ispravlja se time što se lek povuče sa tržišta ili kada se pooštri kontrola leka, po otkrivanju neke greške u proizvodnji. Ali, kontrole baš nisu uvek dovoljno oštre, jer se ovakve farmaceutske nesreće svakodnevno dešavaju i dalje. Zapravo, jedina mašinerija koja je ojačala je ona kojom se tabači i cementira put opasnih lekova od fabrike, preko lekarskih ruku do usta i tela lakovernih pacijenata. Rezerpin, lek korišćen za regulisanje visokog krvnog pritiska, čak i kada je ustanovljeno u studijama još pre pet godina, da povećava rizik od raka dojki čak tri puta, i dalje se prepisuje. Iako se jasno pokazuje u stručnim naučnim studijama da je insulin jedan od uzroka slepila kod šećerne bolesti, on se i dalje propagira kao čudo medicine.

Naravno, kada bi lekovi bili samo proizvod medicinske *nauke*, rukovanje njima takođe bi išlo u domen nauke, racija i zdravog razuma. Ali, droge i lekovi nisu samo naučni proizvod – one su *svetinja*. Kao nafora u katoličkom obredu pričešća, koju vernici primaju jezikom, lekovi su hleb i vino pričešća u Modernoj Medicini. Kada uzmete svoj lek, vi postajete deo svete tajne Crkve: morate da

---

[56]Poliomielitis, dečja paraliza

[57]Kada sam se nedevano spremala za operaciju jako uznapredovale katarkte na desnom oku, vodeći ekspert za ovu bolest oka kod nas mi je rekao „Ako ćemo o prirodi, katarakta je prirodna, a operacija neprirodna", želeći da mi demonstrira superiornost medicine nad prirodom. Složila sam se sa tim, ali sam dodala, „moja katarakta nije prirodna, ona je posledica sasvim nepotrebne terapije zračenjem, kojom je *preventivno* zračeno operisano mesto gde su bile i u potpunosti odstranjene metastaze sa desne strane vrata, posle operacije raka. Dakle, medicina je izazvala moju kataraktu, pa zato od medicine tražim i da tu grešku popravi."M.V.

verujete, da bi lek delovao. I kao što je psihološki dokazano i nema sumnje u duhovno isceljenje koje vernik prima pred oltarom, placebo efekat – moć sugestije – igra veliku ulogu u tome da li će lek doprineti izlečenju ili ne. Šta više, postoje lekovi i terapije, za koje znamo da su *isključivo* zasnovani na dejstvu placebo efekta!

Svete tajne Katoličke Crkve – ili bilo koje druge crkve – retko kad će nauditi verniku. Svete tajne koje propisuje Moderna Medicina u vidu lekova ubijaju više ljudi od ilegalnih teških droga. Izveštaj posle sprovedenog ispitivanja medicinskih eksperata na nacionalnom nivou, govori da ulične droge odnose dvadeset šest procenata od ukupnog broja smrtnih slučajeva uzrokovanih preteranom upotrebom droga. Valijum i barbiturati – lekovi dati na recept – čine još dvadeset tri procenata smrti od zloupotrebe droga. U izveštaj nije ušao podatak da godišnje od 20000 do 30000 smrtnih slučajeva ode na različite neželjene propratne pojave lekova prepisanih na recept od strane lekara. Razlog za ovako široki raspon u procenama je taj što lekari često govore neistinu kada utvrđuju da li je smrt nastala kao posledica uzimanja određenog leka ilije u pitanju neki drugi razlog. Na primer, ako je pacijent u završnom stadijumu smrtonosne bolesti i umre tokom terapije lekovima, kao uzrok smrti navešće se bolest, čak iako su procene bile da bi pacijent mogao da poživi duže nego što jeste. Bostonski zajednički program nadgledanja lekova pratio je pacijente primljene na odeljenja zbog akutnih bolesti i zaključio da je rizik od smrti kao posledice terapije lekovima u američkim bolnicama, veći od odnosa jedan prema hiljadu. Jedno ranije istraživanje od strane istog programa našao je da je rizik od smrti među bolničkim pacijentima sa ozbiljnim hroničnim bolestima kao što je rak, srčane smetnje i ciroza jetre, četiri prema hiljadu. Naravno, mnogi od ovih ljudi su i primljeni u bolnice zbog loših reakcija na lekove prepisane od strane lekara. Konzervativne procene su da pet procenata ljudi po američkim i britanskim bolnicama leži upravo zbog posledica uzimanja lekova. Jedna druga blaga procena diže cenu ovih potpuno nepotrebnih patnji na više od 3 milijarde potrošenih dolara.

Druga, možda još jača grupa lekova čija je primena od prvobitnih smrtonosnih bolesti pomerena na svakodnevne tegobe su steroidi. Steroidi imitiraju radadrenalinskih žlezdi, tog najjačeg regulatora metabolizma u našem organizmu. Praktično, svaki organ je na ovaj ili onaj način pod uticajem lučenja adrenalinskih žlezda – kao i u slučaju sintetičkih hemikalija koje određuje lekar. Nekada davno, steroidne droge su prepisivane u slučaju ozbiljnog nedostatka lučenja adrenalina, kod poremećaja u radu hipofize, i u slučaju dijagnoza sa mogućim smrtonosnim ishodom kao što su lupus eritematozis, ulcerni kolitis, lepra, leukemija, Hočkinsonova bolest, i limfoma. Danas, steroidi se prepisuju u tako običnim slučajevima kao što su opekotine od sunca, mononukleoza, akne, i veliki spektar kožnih iritacija koje su najčešće pogrešno dijagnostikovane.

Kompletna lista mera opreza i mogućih reakcija na Prednison iznosi dve kolone gusto i sitno ispisanog teksta u *Lekarskom priručniku*[58], enciklopediji ili „Bibliji" dozvoljenih droga u SADu.Neke od mogućih navedenih reakcija na lek su: povišeni pritisak, gubitak tonusa u mišićima, čir na želucu sa mogućim prskanjem i krvarenjem, otežano zarastanje rana, pojačano znojenje, grčevi, vrtoglavica, poremećaji menstrualnog ciklusa, prestanak rasta kod dece, pojava latentnog dijabetesa, psihičke smetnje, i glaukom. Da li vredi rizikovati sve ove nesreće, da bi se otarasili nekog malog kožnog svraba? Neki doktori očigledno misle da vredi.

Na primer, žena iz atlante mi je pisala o slučaju svoje dvadesetogodišnje kćeri koja nikada još nije dobila menstruaciju. Kada je imala jedanaest godina, devojčici se pojavio svrab i osip na stopalima. Dermatolog je prepisao Prednison, i mala ga je uzimala tokom tri godine. „Može li se išta učiniti za moju ćerku?" Pita me sada žena i dodaje, „Da mi je samo taj dermatolog rekao šta ovaj lek može da uradi reproduktivnim organima moje ćerke, pustili bi da je noge svrbe....!"

Mlada žena iz Ohaja mi je pisala kako je dobila recept za Prednison u kompletu sa još nekim injekcijama drugog steroida Kenaloga, za lečenje osipa od otrovnog bršljana. „Imala sam strašne glavobolje, grčeve u mišićima, nadute dojke, i krvarila sam dvadeset pet dana." Ginekolog je potvrdio da je krvarenje posledica uzimanja leka protiv otrovnog bršljana, pa sada mora da prođe kiretažu, odnosno struganje zidova materice.

---

[58]Physicians' Desk Reference, M.V.

Pre par godina, grupa od više od hiljadu žena, tužila je Čikaški Univerzitet i dobila nadoknadu od 77 miliona dolara, jer su dvadeset pet godina ranije protiv svoje volje bile deo univerzitetskog eksperimenta sa sintetičkim hormonom DES. Ovaj proces za mene ima poseban značaj, jer sam tada bio student medicine i proveo sam neko vreme u Čikaškoj stacionarnoj bolnici.[59] Znao sam za eskperiment, kojim se ispitivalo dejstvo dietilstilbesterola u sprečavanju spontanih pobačaja. Budući da sam tada bio savestan student medicine koji je verovao u svoj fakultet i verovao svojim profesorima da znaju šta rade, nisam ni u jednom momentu posumnjao u valjanost eksperimenta.

Naravno da ni ja, ni tih hiljadu i nešto žena, nije trebalo da verujemo fakultetu, jer profesori *nisu znali* šta rade. 1971., Dr Artur L. Herbst[60], tada predavač na Harvardskom medicinskom fakultetu, prvi je objavio da je alarmantno velik broj žena koje su uzimale DES, oboleo od kancera vagine. Nešto kasnije smo saznali i da je ararmantno veliki broj njihove muške dece rođen sa deformisanim genitalijama. A takođe i statistički značajan broj žena je umirao od raka.

Svakako, do tada sam ja već počeo da shvatam da, što se tiče mog bezuslovnog prihvatanja medicinske nauke, tu ne cvetaju ruže. Ova otkrića me nisu iznenadila. Štetan uticaj hormona prisutnih u piluli za kontracepciju i u seksualnim hormonima korišćenim u menopauzi, već je isplivao na površinu. Ako pre dvadeset pet godina nije bilo očigledno da DES ima štetno dejstvo na razvoj ranjivog ploda u materici, sada sigurno jeste.

Danas, šansa da me nešto iznenadi je tako mala i gotovo da ne podignem ni obrvu kada pročitam da je taj isti dr Herbst koji je prvi otkrio opasnosti od upotrebe DES-a, sada napisao rad o smanjenom riziku DES-a na razvoj raka! Pošto je šteta već učinjena a lekari razotkriveni u svom neznanju o lošim stranama lekova koje prepisuju, sve što sad može da se učini je da, pod okriljem svetog jezika, učinimo da greška ispadne kao da i nije bila greška iako jeste, a da opasnost zapravo uopšte i nije bila opasnost. Pokušajte u to da ubedite majke

---

[59]Chicago Lying- in Hospital
[60]Dr Arthur L. Herbst

koje su saznale da su bile zamorčići u eskperimetnu sa DES-om. Pokušajte u to da ubedite njihovu decu. Za svako od te deformisane ili preminule dece, rizik je bio stoprocentan.

Dr Herbstovi lični nalazi pokazuju 300 slučajeva raka vagine ili materice kod beba čije su majke primale DES. Zamislite kakvu bi reakciju izazvala izjava pre par godina da je zabeleženo „samo 300 slučajeva" svinjskog gripa. Da li bi i tada doktori govorili o tome kako je rizik minimalan? Ili recimo kada lekar želi da prepiše antibiotik detetu, a šansa da mu je taj lek zaista potreban je manja od jedan prema 100 000? [61]

DES je samo jedan od seksualnih hormona prepisivanih ženama tokom svih stadijuma života. Desetine miliona žena uzimaju ove hormone na dnevnoj bazi u vidu kontraceptivnih pilula ili u estrogenskim preparatima za menopauzu. DES se još uvek daje kao kontracepcija za „jutro posle predhodne noći" i kao sredstvo za presušivanje mleka u dojkama. 1975., FDA[62] je poslala upozoravajući bilten lekarima u kome se preporučuje lekarima, da ženama starijim od 40 godina savetuju prekid upotrebe kontraceptivnih pilula i prelazak na drugu vrstu kontracepcije. 1977, FDA izdaje upozoravajuću brošuru gde se naglašava astronomski rizik od kardiovaskularnih bolesti kod žena koje su uzimale pilule za kontracepciju. Da li će ova upozorenja imati nekog efekta, ostaje da vidimo. Žene preko 40 godina, i dalje uzimaju pilulu, bilo zato što nisu dovoljno obaveštene bilo zato što prihvataju ovaj rizik. Ali ogromna većina žena koje su na piluli, *mlađa je* od 40 godina. Rizik za ove žene je takođe ogroman, i to ne samo od kardiovaskularnih oboljenja, već

---

[61] Najbezazleniji lekovi za prehladu sadrže paracetamol i kofein. Evo šta piše u uputstvu proizvođača, za paracetamol: „Neželjena dejstva su retka, a mogu se javiti posle dugotrajne upotrebe, u vidu osipa po koži, hematoloških poremećaja. U slučaju predoziranja moguća su *oštećenja jetre i bubrega.*" Svi lekovi sa paracetamolom se ne savetuju deci ispod 12 godina I trudnicama (ali nisu zabranjena!). Kupuju se bez recepta I reklamiraju na televiziji. Kome pedijatar nije prepisao paracetamol za snižavanje temperature malom detetu, čak I bebi, neka mi se javi. Još nisam srela takvog roditelja. Kada sledeći put posegnete za Ferveksom ili Koldreksom, dobro razmislite šta radite. M.V.

[62] U.S. Food and Drug Administration, Američko ministarstvo hrane i lekova, skraćeno FDA. M.V.

od tumora jetre, glavobolje, depresije i raka. Dok uzimanje pilule posle 40. godine uvećava rizik od umiranja od srčanog infarkta pet puta, kod žena između 30 i 40, taj rizik je povećan tri puta. Sve žene koje su na piluli rizikuju da dobiju visok krvni pritisak, šest puta više od žena koje ne uzimaju ovaj vid kontracepcije. Njihov rizik od moždanog udara četiri puta je veći, a rizik od tromboembolije je veći od pet puta.

Lekari i dalje drže pod kontrolom ogromno tržište pilula za kontracepciju time što ženama govore da je sigurnije uzimati pilulu nego ostati u drugom stanju.

Naravno, ovaj argument je u suprotnosti i sa logikom i sa naukom. Pre svega, opasnosti od uzimanja pilula za kontracepciju tek počinju da izbijaju na videlo. U pitanju je opasan upliv hemikalija u telesne procese. Trudnoća je međutim, prirodan proces, za koji je telo spremno, osim u slučaju neke bolesti. Uzimanje pilule predstavlja *uvođenje* bolesti u organizam. Poređenje rizika od trudnoće sa rizicima od uzimanja pilula za kontracepciju, sasvim van logike trpa u isti koš bogate žene, siromašne žene, zdrave žene, bolesne žene, žene na piluli, žene koje nisu na piluli, žene koje uzimaju drugu kontracepciju, žene koje uopšte ne koriste kontracepciju, udate žene, neudate žene, tinejdžerke, odrasle žene, promiskuitetne žene i ne promiskuitetne žene. Kada one ostanu u drugom stanju, za sobom već vuku statističke podatke o rizicima, koji nemaju veze sa trudnoćom.

Već samo po sebi je loša nauka, kada se porede opasnosti od uzimanja pilule sa trudnoćom. Pravo pitanje jeste: da li je pilula sigurnija od drugih vidova kontracepcije?[63]

Uz deset miliona žena koje još uvek koriste pilulu za kontracepciju, ide još više od pet miliona onih koje uzimaju estrogen za ublažavanje menopauze. I opet, ovi su preparati toliko puta direktno povezani sa nastajanjem bolesti žuči, i rakom materice (povećavaju rizik deset i dvanaest puta) , da je FDA bila prinuđena da izda upozorenja i doktorima i pacijentima. Upozorenja na koje se lekari i dalje oglušuju. Jer, umesto da ograniče upotrebu ovih lekova

---

[63] 1977., ginekolog u Institutu za majku i dete, mi je prepisao pilule za kontracepciju za sređivanje menstrualnog ciklusa, iako sam još uvek bila nevina! Rekao mi je doslovno „to je kao sa pušenjem. Neko dobije rak, neko ne dobije....ali 99% štiti od neželjene trudnoće." M.V.

na manje vremenske periode, ili dok se ozbiljni simptomi ne ublaže, većina doktora ih rutinski daje za ublažavanje i najmanjih neprijatnosti uzrokovanih menopauzom. Terapija estrogenom se koristi da bi se sačuvala mladost, primenjuje se u kozmetici, za lečenje depresije, i kao prevencija kardiovaskularnih bolesti – što je sve opovrgnuto istraživanjima. Estrogen se koristi i da bi se sprečio gubitak minerala u kostima kod starijih žena. Vežbanje i ishrana takođe sprečavaju slabljenje kostiju – i ne prouzrokuju rak. Mnoge žene dobiju estrogen od svojih lekara, već na prve simptome depresije u srednjem dobu. Retko kad će doktor posvetiti pažnju pitanju da li je uzrok depresije u nečem drugom, nečem što se ne leči estrogenom ili što je moguće tretirati – ne daj bože - bez *ikakvog* leka.

Zapravo, priličan broj lekova je upravo izmišljen i prepisivan zbog stanja koja se savršeno dobro mogu lečiti i na manje opasne načine. Lekovi za smanjenje krvnog pritiska preplavili su tržište gladno brzog rešenja, tako da im je popularnost vrtoglavo porasla u ovih nekoliko godina. Sada lekar više ne mora da govori pacijentu sa visokim krvnim pritiskom, da će ga njegov način života ubiti ako nešto ne promeni. Jednostavno može da napiše recept za lek i iskoristi svoje veštine ubeđivanja da natera pacijenta da ga redovno uzima. Čak se i na televizijama, radio stanicama, u novinama, pojavljuju reklame koje navode ljude da uzimaju lekove za visoki krvni pritisak! Nekako, negde, neko je ubedio dovoljan broj ljudi da je uzimanje ovih lekova jedini način da se smanji krvni pritisak. I taj neko je naravno, propustio da upozori ljude na štetne propratne pojave ovih lekova. A neko je i sasvim svestan ovih kontraindikacija, jer su lekarski časopisi prepuni oglašavanja lekova koji pomažu da se ublaže prateće loše reakcije na lekove za visoki krvni pritisak!

Neke od ovih pratećih pojava su: osip, koprivnjača, osetljivost na svetlost, vrtoglavica, slabost, grčevi u mišićima, upala krvnih sudova, žmarci u koži, bolovi u zglobovima, zbunjenost, smanjena koncentracija, spazam mišića, muka, i gubitak seksualne moći i želje. Ovo poslednje, utiče podjednako i na žene i na muškarce, na žalost. Ponekad se pitam koliko ljudi u srednjim godinama pati od impotencije – ne zbog psiholoških razloga, - već jednostavno zbog upotrebe lekova za visoki krvni pritisak. Nema te seksualne terapije na svetu koja može da popravi gubitak libida prouzrokovanog upotrebom leka. Ako doktori nisu svesni pratećih pojava leka, onda ne rade svoj posao kako treba, jer ih i proizvođači navode u listama Lekarskog priručnika (PDR). Ako pak znaju za njih a i dalje ih prepisuju, morate da stanete i da se zapitate: da li bi lekar koji ima visok pritisak, sebi napisao recept za ove lekove?

Možda je lekar koji je dovoiljno lud da prepiše ove lekove, i dovoljno lud da ih sam uzima, jer je većina lekara dobro upoznata sa kontraverznim studijama na temu da li su ovi lekovi uopšte korisni. Čak I ako uzmemo u obzir da je visok pritisak opasan, doktori su i dalje krivi što odviše brzo posežu za receptima. Mnogi ljudi koji dobiju lekove za pritisak, nalaze se u nekom graničnom polju: njihov pritisak nije toliko visok da bi opravdao prateće loše reakcije na lek za hipertenziju. Većina bi mogla da smanji svoj pritisak terapijom relaksacije, ili promenom načina života i ishrane. Po jednoj studiji, relaksacija smanjuje visoki pritisak brže i duže nego terapija lekovima. Slične studije pokazuju da smanjenje težine, izbacivanje soli, biljna ishrana i vežbanje, mogu da snize pritisak bar isto tako efikasno kao i lekovi, ali svakako na daleko sigurniji način.nema sumnje da mnogim pacijentima nije ni potrebno snižavati pritisak, kada im se on vrati na normalu, čim napuste opasnu zonu lekarske ordinacije.

Jedno od nepisanih pravila Moderne Medicine je da da se za novi lek uvek munjevito pišu recepti, pre nego što na površinu isplivaju negativne prateće pojave. Nigde se taj sindrom bolje ne vidi nego kada je u pitanju puštanje u promet krda novih lekova protiv artritisa, kao što su Butazolidin alka[64], Motrin, Indosin, Naprozin, Nalfon,

---

[64] Svi ovi lekovi imaju gomilu drugačijih imena u upotrebi u različitim zemljama. Butazolidin alka je i dalje u vrhu modernih lekova za lečenje artritisa. A evo šta sam našla u brošuri proizvođača leka za artritis kod nas: „Možete uzimati hidroksihlorokvin sa drugim lekovima ali samo kako Vam je lekar prepisao. Kada počinjete sa lečenjem potrebno je da lekaru kažete koje sve druge lekove koristite, bilo da su prepisani od strane lekara, bilo da su biljni preparati ili dijetalni suplementi. Vaš lekar Vam može prepisati hidroksihlorokvin zajedno sa drugim lekovima koji se koriste u lečenju artiritisa kao što su NSAIL, kortikosteroidi-pronizon, ili drugi lekovi koji menjaju tok bolesti - Metotreksat i/ili Sulfasalazin. Uzimanje kombinacije ovih lekova može povećati efekat terapije. Mogu se javiti neželjeni efekti ali oni nestaju kada se organizam navikne na lek ili kada smanjimo dozu leka. Najčešći neželjeni efekti su blage tegobe od strane sistema za varenje: mučnina, gubitak apetita, povraćanje, proliv. Tokom terapije može se javiti i: glavobolja, vrtoglavica, svrab kože, fotosenzitivnost, pojačano opadanje kose, zujanje u ušima, lupanje srca, temperatura, crne tačke u vidnom polju, zamagljen vid ili druge smetnje sa vidom. Hidroksihlorokvin se nakuplja u delu oka koji se zove rožnjača-cornea.Ove promene su retke, ali mogu da izazovu slepilo, čak i kad se prestane sa upotrebom leka. Ipak problemi sa očima su vrlo retki prilikom upotrebe

Tolektin i drugi. Farmaceutske kuće nisu štedele ni vreme ni novac ne bi li ovi „lekovi" što pre stigli na tržište. Milioni i milioni recepata se pišu. A za samo par godina, ovaj novi soj lekova probio je rekord u štetnim pratećim pojavama, da je doveo u pitanje prvenstvo antibiotika i hormona kao osnovne pretnje zdravlju nacije.

Samo čitanje informacije koju daje proizvođač leka butazolidin alka, i pomisao da vam ga vaš lekar prepisuje, dovoljno je da vam pozli: „ovo je jak lek; zloupotreba leka može da dovede do ozbiljnih posledica. Zabeleženi su slučajevi leukemije kod pacijenata koji su koristili ovaj lek na kraće i na duže vreme. Većina pacijenata je bila preko 40 godina starosti." Ako nastavite da čitate dalje videćete da vam lekar priprema neku od mogućih 92 nesrećne reakcije, među kojima su glavobolje, vrtoglavica, koma, visoki pritisak, krvarenje oka i hepatitis. Proizvođač ide dotle da priznaje: „pažljivo posmatrajte svakog pojedinačnog pacijenta, naročito starije preko 40, koji pokazuju povećanu prijemčivost na lek. Koristite najmanju moguću dozu. Promislite unapred o mogućim željenim efektima leka nasuprot riziku od teških, čak i fatalnih reakcija. Samo stanje bolesti se ne menja pod dejstvom leka."[65]

Pročitavši ovo, čovek se pita zašto su uopšte i napravili takav lek? Kakav je to lekar koji će to čudo nekom da prepiše? Koji će to čovek pristati da uzima? Slobodno prestanite da postavljate takva pitanja, jer butazolidin alka svom proizvođaču donosi milione dolara. Doktori mogu i ne moraju da su obavešteni o katastrofalnim reakcijama na ovaj lek. Možda ih ne vređa ni priznanje proizvođača da lekar mora da izvaga nepredvidive dobrobiti leka sa mogućnostima *smrtnog* ishoda. Možda ih jednostavno baš briga.

---

uobičajenih malih doza leka. Rano otkrivanje pojave ove komplikacije sprečava gubitak vida, ukoliko se prekine uzimanje leka." SLEPILO!!!? M.V.

[65] To što se desilo Vioxxu, najpopularnijem leku za artritis danas, koji je nedavno povučen sa tržišta zbog ogromnog broja negativnih reakcija na lek, nakon nepunih 5 godina upotrebe, nije se desilo Aloji veri za 5000 godina. Artritis, kao i većina drugih hroničnih obolenja, uz pomoć Aloje se može vrlo uspešno doživotno držati pod kontrolom bez straha od bilo kakvih negativnih pojava. M.V.

Ili su pak vođeni silom koja ide izvan logike i brige za čoveka – u ritmu religioznog žrtvovanja. U slučaju bar jednog leka protiv artritisa, Naprozina, žrtvovanje je prešlo u *farsu*. Iako je FDA otkrila da je proizvođač leka, Sinteks, falsifikovao broj tumora i smrti laboratorijskih životinja tokom testiranja sigurnosti leka, vlada je nemoćna da povuče lek sa tržišta bez dugih i iznurujućih pravnih procedura.

Ni jedna moderna medicinska procedura ne ilustruje bolje inkvizitorsku prirodu Moderne Medicine od drogiranja takozvane „hiperaktivne" dece. Prvobitno, lekovi za kontrolu ponašanja su se koristili samo u slučajevima najtežih mentalnih bolesti. Ali danas, droge kao što su Deksedrin, Silert, Ritalin i Tofranil koristi više od milion dece u SADu – na osnovu vrlo sumnjičave dijagnoze hiperaktivnosti ili blagog oštećenja mozga. Neki medicinski testovi, ako su izvedeni pravilno, jesu validni. Ali ne postoji niti jedan dijagnostički test koji će izdvojiti hiperaktivnost od dvadeset i jednog drugog imena kojim se opisuje ovaj sindrom. Lista nepotpunih testova je jednako duga kao i lista imena. Sve što lekar može da uradi je da prođe kroz listu nepotpunih testova i da kao „ekspert" da „stručnu" procenu.

Jedna škola u Teksasu iskoristila je ovu neodređenost i obnarodovala da je četrdeset procenata njenih đaka blago oštećenog mozga, i to u godini kada je država davala novac za lečenje baš ovog sindroma. Dve godine kasnije, novca za ovo više nije bilo ali se davalo šakom i kapom za lečenje dece sa jezičkim problemima u učenju. Iznenada, đaci sa blagim oštećenjem mozga su nestali, a pojavilo se 35 procenata dece sa jezičkim problemima u učenju!

Da su te škole, kao i drugi uzeli taj novac i iskoristili ga za nastavničke plate, knjige, sređivanje dvorišta ili nabavku opreme, krađa fondova bi mogla da im se oprosti. Ali ono što se desilo je to da je dete koje nije moglo mirno da sedi na času – umesto da mu se dala neka aktivnost koja bi ga zabavila i držala pažnju, - proglašeno hiperaktivnim i „lečeno" drogama. Ovi lekovi i te kako izazivaju ozbiljne propratne reakcije. Ne samo da zaustavljaju rast i podižu krvni pritisak, uz pojačanu nervozu i nesanicu, već decu probražavaju u zombije „hrabrog, vrlog sveta". Naravno, deca se i usporavaju - dramatično. Postaju manje osetljivi i zainteresovani, a sve više apatični i bez smisla za humor. A gledano objektivno i na dugu stazu, njihovi školski rezultati nisu ništa bolji nego ranije.

Prvobitni autori naučnih studija o lekovima za promenu ponašanja pokušali su da se distanciraju od zloupotrebe ovih lekova, tvrdeći da nije problem u leku, već u doktorima koji preteruju u dijagnozama, greše u dijagnozi, ili pak prekardaše sa prepisanom dozom leka. I dok ovakvi argumenti mogu da spasu nekoliko individualnih reputacija, vodite računa o činjenici da prvobitni islednici i autori studija nisu tražili odgovarajuće ograničenje upotrebe rezultata svojih istraživanja. Naprotiv, mi još uvek imamo reklamu preko tri strane u medicinskim časopisima, gde učitelj u školi ponosno izjavljuje: "Kako je to divno! Endijev rukopis više nije svrakopis!" Ovo je prvi put u istoriji čovečanstva da se jaka droga daje detetu za ispravljanje lošeg rukopisa! I pri tom, da dodam, prodaja ide sasvim lepo. Ove droge je progutalo više od million dece, što je godišnja navika kojom se desetine miliona dolara sliva u džepove farmaceutske industrije.

Nigde se tako jasno nije ispoljila Inkvizicija Crkve kao u slučaju drogiranja dece u nameri da budu pod kontrolom. Srednjevekovna Inkvizicija je otišla korak dalje u definisanju "greha" kada je neortodoksna ubeđenja proglasila zločinom. Zločinci su kažnjeni, prvo od strane Crkve, zatim od svetovnih vlasti. Moderna Medicina svoju Inkviziciju koristi tako da svako ponašanje koje ne odgovara njenim merilima, proglašava bolešću. Zatim sprovodi "kaznu" tako što kažnjenicima upravlja uz pomoć jakih lekova. Kako osnovna svrha škole nije da oslobodi inteligenciju kroz proces učenja, već da stvori socijalizovane građane kojima se može upravljati, Crkva Medicine i država udružuju snage kako bi održale javni red i mir. Crkva postavlja standarde ponašanja koji odgovaraju državi, a država obezbeđuje poseban pogled na stvarnost koji omogućava Crkvi da cveta. A sve u ime Zdravlja – o kome, u stvarnosti, ni najmanje ne brine ni jedna strana.

Svedoci smo snage sa kojom Država promoviše crkvenu liniju svete vodice Moderne Medicine.Sveta vodica predstavlja poseban slučaj koji se razlikuje od dilovanja lekovima po tome što je pažljivo uklonjen veo dijagnostike. *Svakome* treba –i svako će da dobije-svetu vodicu: rutinsko kapanje srebro nitrata u oči novorođenčadi, rutinsko intravenozno ubrizgavanje tečnosti porodiljama i drugim bolničkim pacijentima, rutinska vakcinacija, fluorisanje vode za piće. Sve četiri procedure su automatizovane, nametnute ljudima bez trunke razmišljanja ili mogućnosti biranja, bez obzira da li im je to potrebno ili ne. Kod svih četiri, 95 procenata je sasvim nepotrebno. A kod svih četiri s pravom treba da se postavi pitanje sigurnosti. Pa ipak, sve procedure – osim intravenoznih tečnosti – ne podpadaju samo pod zakone Crkve, već su takođe, u domenu zakona Države.

Nikada neću zaboraviti tu neodoljivu prisilu koja tera sveštenika da se probija kroz odeljenje prevremeno rođenih beba, kako bi ih poškropio svetom vodicom i krstio pre smrti. Ista takva sila prinude pokreće sveštenike Moderne Medicine da svojom svetom vodom šamaraju pacijente.

Jedno od načela koje studenti medicine moraju napamet da nauče ali ga nikad ne primenjuju jeste - "prvo ne nanesi štetu"[66] – ili u prevodu, "kada čuješ topot kopita, prvo pomisli da je u pitanju konj a ne zebra". Drugim rečima, kada se pojave simptomi, prvo pomisli na najočigledniji, najlogičniji uzrok. Kao što vidite, ova krilatica teško da može da opstane u većini slučajeva lekarske prakse. Ne možete da upotrebite jake i skupe lekove, niti složene procedure na konjima. Zato lekar svaki put čuje krdo zebri pa se ponaša u skladu sa tim. Ako je detetu dosadno i ne može mirno da sedi, ono je hiperaktivno i sleduje mu lek. Ako su vam zglobovi kruti jer ne vežbate dovoljno ni pravilno, treba vam lek. Ako vam u životu ne ide najbolje, treba vam lek. I tako dalje i tako dalje....a zebre, nadiru li nadiru.

Jedan od razloga za navalu ovih zebri je prijatna i profitabilna veza koja postoji između farmaceutskih kompanija i lekara. Farmaceutske kompanije godišnje troše u proseku 6000 dolara po svakom pojedinačnom lekaru u SADu, kako bi oni prepisivali njihove proizvode. Predstavnik firme, zapravo trgovac, izgrađuje prijateljski, profitabilan odnos sa lekarima, obilato ih zalivajući večerama, vinom, raznim uslugama i besplatnim uzorcima. Tužna je činjenica da većina informacija o upotrebi, zloupotrebi, neželjenim posledicama uzimanja leka, lekarima stiže upravo od farmaceutskih kuća, preko njihovih predstavnika i prodavaca ili kroz reklame u medicinskim časopisima.

---

[66] "koristiti ili barem ne škoditi", deo Hipokratove zakletve

Kako i najveći deo kliničkih ispitivanja finansiraju farmaceutske kompanije, informacije koje stižu sa te strane su takođe pod znakom pitanja.

Komisija sastavljena od uvaženih naučnika, uključujući četiri dobitnika Nobelove nagrade, proučavala je problem medikamenata i zaključila da su krivci lekari i naučnici koji testiraju lekove. Otkrili su da je polje kliničkih ispitivanja "prava klanica". FDA je proveravala rad pojedinih lekara uključenih u klinička ispitivanja i zaključila da je 20 procenata njih zaslužno za neetičko ponašanje, davanje neodgovarajućih doza leka, kao i za falsifikovanje rezultata. U trećini ispitanih slučajeva, po studiji odobrenoj od strane FDA, ispitivanja nisu uopšte bila sprovedena. U drugoj trećini, nije poštovan protokol koji važi za eksperimente. Samo u jednoj trećini testova rezultati mogu da se smatraju naučno validnim! (Žurnal američkog medicinskog društva, 3. Novembar, 1975)[67].

Uprkos očiglednoj korupciji koja vlada marketinškim odnosom između farmaceutskih kuća i lekara, ja ne krivim farmaceutske kompanije, prodavce, predstavnike, državne agencije koje treba da nadziru ove aktivnosti, niti pacijente koji proganjaju svoje lekare za recepte i lekove. Lekari poseduju dovoljno znanja i informacija da znaju šta se dešava. Čak i kada je lek potpuno proveren, a neželjene pojave i ograničenja dobro poznati, najviše štete čini lekar koji prepiše lek bez mnogo razmišljanja. Lekari su ti koji tvrde da imaju svete moći i etičku superiornost koja ide uz to. Farmaceutske kuće se bave poslom zarade para, i to čine tako što se trude da prodaju što veću količinu leka i po što većoj ceni. I mada farmaceutske kompanije podrivaju naučni proces testiranja i sertifikovanja leka, oni ipak *obaveštavaju* lekare – istina vrlo suptilno – šta taj lek sve može i šta ne može da učini.

Farmaceutske kuće *ne moraju* da se bore protiv uputstva u pakovanjima kojima se ljudima objašnjavaju neželjena dejstva i opasnosti uzimanja dotičnog leka: američko Medicinsko Udruženje to čini za njih. Lekari će ili ignorisati neželjena dejstva ili ih umanjiti kako ne bi bio ugrožen odnos lekar-pacijent. "Kad bih ja objašnjavao sve pacijentima, nikad ne bih završio smenu na vreme." Ili, "Kada bi

---

[67]Journal of the American Medical Association

pacijenti znali šta sve ovi lekovi mogu da naprave, nikad ih ne bi uzeli"[68]. Umesto da zaštiti pacijenta, lekar štiti svetu vezu – koja da bi opstala, računa na neznanje. Slepa vera.

Kada bi lekari još uvek poštovali prvo pravilo medicine – *Primum, non nocere*, prvo ne čini štetu – ne bi ni morala da se učvršćuje ta slepa vera kod pacijenata. Kada dođemo do procene rizika i dobiti, pacijentovo zdravlje bi trebalo da bude prva briga. Ali ovo pravilo je racionalizovano do groteskne mutacije koja daje pravo lekarima da odmere rizik i dobit u sasvim drugačijem etičkom okviru. Sada je pravilo *prvo učini nešto*. Sada povređujete pacijenta ako mu nešto ne date, bez obzira da li je reč o leku ili proceduri. Pitanje da li je to "nešto" uopšte korisno, se ni ne postavlja. (samo pitanje je nebitno). A još je manje važno da li to nešto nanosi štetu pacijentu. Ako tretman postane bolan do te mere da se pacijent požali, lekar će mu mirno reći "Nauči da živiš sa tim."

Naravno, tako nešto lekar neće ni pomisliti da kaže pacijentu dok ne upotrebi na njemu bar jedan lek. Doktori su u potpunosti usvojili reklamni slogan „Bolji život sa hemijom". Neko bi pomislio da je tome jedini razlog – ekonomičnost. Lekar za par sekundi napiše recept, dok bi razgovor o ishrani, načinima fizičkog vežbanja, karijeri, poslu, psihičkom stanju, sasvim izvesno zahtevao više vremena, što bi opet značilo, manje pacijenata. U sistemu –plati-da-dobiješ-uslugu, brzi fiks hemijom donosi lekaru očiglednu finansijsku dobit, kao i farmaceutu ili proizvođaču leka.

Mislim da su razlozi ipak dublje prirode od novčane zarade. Jedan od načina gledanja na ovo – iako priznajem vrlo ciničan – je i da prepoznamo kako lekari kroz vekove oberučke prihvataju nepogrešivo pogrešne ideje. Danas je to problem lekova, u devetnaestom veku ignorisanje sterilnosti i čistoće, pijavice, puštanje krvi, purgativi,

---

[68] Isto važi i za drastične procedure hemioterapije i zračenja kojima su izloženi pacijenti oboleli od karcinoma. Meni je lekar doslovno rekao „kada bi mi znali da se rak neće vratiti, nikada vas ne bi mučili sa zračenjem i hemioterapijom". Ali je zato, zaboravio da kaže, „ali ono što sigurno znamo, je da ćete ostati bez zuba, oka, ućićete prevremeno u menopauzu i ostarićete dvadeset godina za par meseci. Čisto preventivno". Prim.prev

mogao bi čovek lako da dokaže na sudu kako je medicina oduvek bila opasna po život za većinu pacijenata.

Time – kao i visokim vrednovanjem finansijske dobiti od strane većine doktora – moglo bi da se objasni šta čeka pacijenta u susretu sa lekarom. Ako zagrebemo još dublje, doćićemo do filozofskih razloga koje mogu da definišem jedino kao Teologiju Moderne Medicine. Ironično, ova teologija sasvim odgovara nekim iskvarenim aspektima hrišćanske teologije. Ako pogledate bilo koji drugi zdravstveni sistem osim zapadnjačkog modela, uočićete veliko oslanjanje na ishranu. S druge strane, „Ishrana" u modernoj Medicini, znači davanje lekova. Američki doktor, pored vrlo delimičnog i obično pogrešnog pristupa pojedinim „terapeutskim dijetama" (u slučaju gihta, dijabetesa, sa smanjenim unosom soli, kod žučnih bolesnika, za smanjenje težine, spuštanje holesterola), sasvim će odbaciti pojam ishrane. Oni koji se pak, brinu za ishranu bivaju obeleženi kao pomodari, čudaci, ekstremisti, radikali i nadrilekari. Ponekad se oni (što je daleko priličnije) nazivaju *jereticima*.

Istočnjačka medicina, s druge strane, prepoznaje i koristi značaj ishrane za zdravlje. Ako pogledate istočnjačku religiju, videćete da se i tamo hrana tretira kao vrlo bitna u postizanju duhovnog zdravlja. Zapadnjačka religija, uglavnom hrišćanstvo, postiglo je isto što i Moderna Medicina: zamenila je realnu sa svetom, simboličkom hranom. „Ne pogani čovjeka što ulazi u usta; nego što izlazi iz usta ono pogani čovjeka" (jevanđelje po Matiju, 15:11).

Moguće je da su u silnoj želji da odbace zakone ishrane iz starog Zaveta, neke vođe ranog hrišćanstva otišle u drugu krajnost te sasvim zanemarile ishranu. Nema sumnje da je tim putem nastavila i moderna medicina, stigavši do onog ekstremnog. Očigledno, kad je u pitanju nečije zdravlje, ono što ulazi na usta je bar podjednako važno kao i ono što izlazi. Zapravo, ono što ulazi možda i *određuje* šta će izaći. Pa ipak, ako neko i pokuša da natukne kako je čovek upravo ono što on ili ona jede, Moderna Medicina će ga proglasiti jeretikom ili intelektualnim slabićem. Umesto toga, „hrana" sa svetim „moćima" je lek, hemijski proizvod ljudskih ruku, koji sada kola vašim venama, pa šta vam bog da.

Da bi se zaštitili od navaletnog sveštenika, opet morate da učinite jeretički zaokret ka neveri. Ne verujte svom lekaru. Predpostavite da je, ako vam prepiše lek, opasan. Ne postoji siguran lek. Sam Eli Lili [69] je jednom rekao da lek bez toksičnih efekata, nije nikakav lek. *Svakom leku treba prići sa velikim oprezom.* Ovo važi dvostruko u slučaju trudnoće. Zapravo, ako ste trudni, vama i vašoj bebi biće daleko bolje ako se držite sasvim izvan domašaja lekova. Lek sa malim pratećim pojavama ili čak i bez ikakvih neželjenih reakcija *za vas*, može da načini nepopravljivu štetu fetusu u razvoju. Stotine lekova izađe na tržište mnogo pre no što se otkrije njihovo dejstvo na fetus. Osim ako ne želite da donirate zdravlje svoje bebe nauci i da budete među prvima na kojima će se videti posledice uzimanja leka, ne posežite za lekovima osim ako vam je život zaista ugrožen.

Ovo važi i za aspirin. Mada je u upotrebi preko osamdeset godina, doktori još uvek ne znaju kako aspirin uopšte deluje. Zato što je on tako dugo „porodični prijatelj", ljudi ne shvataju da aspirin takođe ima neželjene posledice i može da bude opasan. Osim uobičajene reakcije na stomak, krvarenja, aspirin može da izazove izliv krvi ispod temena novorođenčeta, ako ga je majka uzela tokom 72 sata pre porođaja. Uvek sam se pitao zašto lekari preporučuju da se uzmu „dve tablete" od po 5 grama, kada je dostupno pakovanje sa jednom tabletom aspirina od deset grama. Da nema tu možda nekog religijskog značenja u primanju deset nečega u dve tablete?

Pre no što uzmete *prvu dozu* bilo kog leka koji vam lekar prepiše, treba sebi da date u zadatak da saznate o tom leku više no što vaš doktor zna. Još jednom, neće biti ni malo teško da saznate šta vam je i da to znate više od lekara. Lekari o lekovima uče iz reklamnog

---

[69] Eli Lilly, (8. jul 1838 – 6. jun 1898) je bio američki vojnik, farmaceutski hemičar, industrijalista, preduzetnik, osnivač farmaceutske korporacije Eli Lili i kompanija. Lili je bio dobrovoljac na strani Unije tokom Američkog građanskog rata. 1876 otvara svoju farmaceutsku firmu sa namerom da proizvodi lekove i prodaje ih na veliko apotekama. Posao je cvetao, Lili se obogatio i unapredio proizvodnju. Bio je pionir u stvaranju želatinskih kapsula i proizvodnji sirupa sa voćnim ukusom. Eli Lili i Kompanija je bila jedna od prvih farmaceutskih firmi na svetu; zapošljavala je naučnike i istraživače i postavila stroge mere za procenu kvaliteta proizvoda.

materijala, od trgovaca i prodavaca, kao i njihovih pamfleta. Sve što treba da uradite je da odvojite malo vremena za druženje sa par korisnih knjiga, kako bi dobili prave informacije pre no što se odlučite za uzimanje ili neuzimanje leka.

Najbolja knjiga sa kojom ćete započeti svoje obrazovanje je Lekarski Priručnik, PDR. [70]PDR pruža početno znanje o lekovima. Iako je sada dostupna i u prodaji, do pre par godina, izdavač ju je davao isključivo članovima medicinske branše. Nisam znao za to te sam preporučivao PDR u svojim kolumnama i pismima čitaocima. Onda sam dobio pismo od izdavača, gde me preklinju da prestanem da upućujem ljude na ovu knjigu kada je ona namenjena isključivo profesionalcima. Mislili su da javnost ne može da razume PDR i da će priručnik zbuniti ljude. Ja sam ovo pismo objavio u svojoj novinskoj kolumni sa komentarom da je ovo prvi slučaj u istoriji, gde izdavač ne želi da proda svoju knjigu. Ubrzo zatim, bez ikakvih fanfara, PDR ne samo što se pojavio na policama knjižara, već su počele i promocije po knjižarama! Sada ćete ih naći u gomilama. Izgleda da je izdavač konačno shvatio poentu.

Naravno da ne morate da kupite knjigu. Skoro svaka javna biblioteka poseduje primerak. Ne brinite i ako ne razumete sve. Svako sa osmogodišnjom školom i rečnikom u ruci može da čita svaku medicinsku knjigu. Čak će vam i lekari posvedočiti da pacijenti brzo usvajaju i razumeju ono što ih se tiče i što *moraju* da znaju.

PDR je dobra knjiga jer su u njoj informacije koje je dao proizvođač leka kako bi se *zaštitio*. Ne samo da FDA od njih zahteva da prilože sve informacije, već žele da izbegnu bilo kakvu odgovornost sa svoje strane. U prevodu, obraćaju se lekarima rečima: mi smo vam sve rekli što ima da se kaže o ovom leku. Za šta je koristan. Šta može da učini onom ko ga uzima. Divna stvar koja se dešava je ta što PDR postaje sve diskretniji. Na primer, u poslednjem izdanju podeljene su nuspojave po glavnim kategorijama zavisno od učestalosti njihovih pojava. Kao u kladionici, i vi konačno znate koje su vam šanse kad uzmete lek.

---

[70] Pogledajte na internetu http://www.stetoskop.info/lekovi-i-baza-lekova.htm kao I knjigu GOTOVI LEKOVI-PRIRUČNIK ZA LEKARE I FARMACEUTE,Tomislav Kažić,Dečije novine Gornji Milanovac 1989,nezaobilazna knjiga na polju farmakoterapije i farmacije,popis svih lekova.

PDR se smatra „Biblijom" Crkve Moderne Medicine, pogotovo što je tako dugo bilo zabranjeno štivo, osim za sveštenstvo. Ali postoje i drugi izvori informacija o lekovima koji su vam potrebni. Američko medicinsko društvo je objavilo knjigu *Evaluacija lekova* koja vam pruža u nekim slučajevima i više saznanja nego PDR. Recimo, tu se na kraju nalazi i lista uporednih simptoma. Potražite prvo svoje reakcije i simptome pa u listi vidite koji lekovi mogu da ih izazovu.

Zato što živimo u eri poli-farmacije – svako uzima istovremeno jedan ili više lekova – treba da ste svesni i opasnosti koja dolazi od *kombinovanja* lekova. Jedan lek možda ima nuspojave štetne po neki organ tri ili četiri procenta, za drugi dva, za treći šest. Drugi lek je mođda opasan za jedan organ tri a za drugi deset procenata. Ako uzimate veću količinu lekova, opasnost može da se uveća i do 100 posto. Gotovo je izvesno da patite od nekog trovanja! Još gore su reakcije pojačane kombinovanjem lekova. Kod jednog leka su šanse da vam nanese štetu možda samo pet procenata. Ali u kombinaciji sa drugim lekom, opasnost se udvostručava, utrostručava, povećava i četiri, pet puta....ko to zna? Ne samo da je rizik povećan, nego se povećava i snaga reakcije na toksin! Postoje knjige koje navode i liste lekova sa uzajamnim delovanjem. (Izvanredna je i ja je koristim, knjiga Erika Martina, *Opasnosti davanja lekova*).[71]Naravno, i vaš doktor treba da zna koje lekove sve koristite. Ali ne oslanjajte se mnogo na njegovo znanje o opasnim ukrštenim reakcijama koje mogu da se dese.

Treba da posebno obratite pažnju kada su u pitanju lekovi gde su iste indikacije za uzimanje leka kao i njegove negativne posledice. Ovo i nije tako retka pojava kao što bi mogli da pomislite. Na primer, kada pročitate listu indikacija za valijum, a onda procitate listu njegovih neželjenih posledica, videćete da su obe liste manje ili više zamenljive ili identične! Pod indikacijama ćete naći: uznemirenost, umor, depresiju, akutnu uzbuđenost, drhtanje, halucinacije, mišićni spazam. A pod neželjenim posledicama uzimanja leka ćete naći: uznemirenost, umor, depresiju, akutnu hiper aktivnost, drhtanje, halucinaciju i pojačani grč mišića! Priznajem, da ne znam kako se upotrebljava jedan ovakav lek: šta da radim ako ga prepišem, a simptomi se nastave? Da prestanem sa lekom ili da dupliram dozu? Kakva strategije leži iza

---

[71]Eric Martin, Hazards of Medications

upotrebe ovakvog leka, je čista misterija za mene. Možda lekari sa njim proveravaju placebo efekat, za sve pare? Ili samo žele da opravdaju prvobitne simptome pacijenta, tako što će mu dati lek koji ih i sam izaziva? Možda misle da će simptomi nestati kada se prestane sa uzimanjem leka, baš onako kako se radilo u primitivnim ritualima čišćenja? U svakom slučaju, valijum je najprodavaniji lek u istoriji, sa brojem izdatih recepata koji dostiže brojku od 60 miliona godišnje. Možda baš i zaslužuje da bude najprodavaniji lek u istoriji, jer imajući identičnu listu indikacija za uzimanje leka i njegovih neželjenih reakcija, on postiže ono čemu teže svi sistemi nauke, umetnosti i vere: *jedinstvo!*

Nemojte dozvoliti lekaru da vam prepiše neki lek a da mu predhodno niste postavili gomilu pitanja. Pitajte ga šta će se desiti ako ne uzmete lek. Pitajte ga šta taj lek treba da učini za vas i kako će to da postigne. Možete takođe da mu postavite ista pitanja koja ćete naći u PDR, pitanja o neželjenim posledicama i situacijama kada se ne savetuje uzimanje tog leka. Ne očekujte suviše iscrpan odgovor. Mehanizmi delovanja mnogih lekova ostaju tajna čak i za one koji sui h proizveli.

Jednom kada ste primili sve ove informacije, morate da sednete i dobro razmislite da li želite da upotrebite lek ili ne. Još jednom, nemojte verovati odluci svog lekara. Čak i ako biste ga naterali da prizna postojanje neželjenih posledica uzimanja leka, najverovatnije je da će to odbaciti tako što će rfeći da se to dešava samo u malom broju slučajeva. Takvo mišljenje ili utisak ćete naći i u PDR kao i drugim sličnim knjigama. Nemojte da vas zavaraju mali procenti I retki slučajevi. Ako procenjujete opasnost od santé leda, po onome što se nalazi iznad vode, nećete dugo ostati na površini mora. Kao u ruskom ruletu, za onoga ko dobije metak, rizik je stoprocentni. Ali za razliku od ruskog ruleta, za pacijenta koji uzima lek, *ni jedna komora burenceta za metke nije sasvim prazna.* Svaki lek predstavlja stress i povređuje telo na ovaj ili onaj način.

Lekar na ovo ne obraća pažnju jer je njegova filozofija donošenja odluka iskvarena.Prvo *učini nešto.* Zato će lekar da izgovori neku glupost tipa, "Kontraceptivna pilula je sigurnija od trudnoće." Lekar je opasan zato što *veruje* u to. Rizik mora da se proceni individualno. Samo vi, kada pročitate uputstvo za uzimanje leka, možete da prepoznate određena stanja koja imate ili ste imali, a koja mogu da lek učine još opasnijim. I samo vi možete da procenite koliki je rizik idonesete odluku da li želite da doživite jednu ili više neželjenih pojava u zamenu za *moguću* dobrobit od uzimanja tog leka.

Ali najvažnije je da imate u vidu mogućnost da *odbijete* prepisani lek. U pitanju je vase zdravlje. Ako nađete u upustvu za uzimanje leka nešto što vas uznemirava i čini da ne želite da ga upotrebite, predočite to svom lekaru. Probajte da ga gnjavite, da mu dosađujete, ili upotrebite neku drugu metodu pritiska da ubedite lekara kako zaista želite da izbegnete takav lek. Al kao u svim sukobima sa doktorom, njegova reakcija će vam mnogo više reći od onog što ste tražili. Shvatićete jednom za svagda da njegovo mišljenje nije ni malo važnije od vašeg.

S druge strane, ako u svom istraživanju ne nađete ništa što bi vas sprečilo da upotrebite lek, i ako njegova moguća dobrobit deluje mnogo jače od rizika, još ste daleko od sigurnosti doma svog. Još uvek morate da sebe zaštitite. Prvo, morate da pažljivo sledite uputstva koja vam je dao lekar. Ako se njegova uputsva razlikuju od onih datih na samom leku ili u knjizi PDR, pitajte ga zašto je to tako. On će možda imati savršeno dobar razlog: njegovo iskustvo je pokazalo da se lek najbolje manifestuje ako se uzima pod njegovim uputstvima. A možda greši, pa vam taj lek može da naudi.

Još jedan razlog zašto treba da sledite uputstva je taj što obično uz uputstva idu i testovi koji treba da se rade kako bi se rano utvrdilo da li ima neželjenih posledica uzimanja leka ili ne. Ovi testovi se nalaze obično pored uputstva za uzimanje leka. Ta informacija je dostupna svim lekarima. Ali samo mali broj njih je spreman da se ovim pozabavi. Zato ostaje na vama da pre uzimanja, prvo obavite testove za toleranciju na određeni lek.

Takođe bi bilo dobro da subjektivno pratite dejstvo leka. Kako se osećate posle uzimanja? Ako osetite bilo kakvu nelagodnost – bez obzira koliko nevažna ona bila na prvi pogled – treba da pozpovete svog lekara i to mu saopštite. Upravo se na ovom polju pokazuje značaj rezultata vašeg domaćeg zadatka, jer vaš lekar možda i ne zna za neke propratne pojave koje bi mogle da mu signalizuju da prestane sa davanjem tog leka. S druge strane, ima propratnih reakcija koje su samo trenutne I prolazne, a kako ste ipak odlučili da uzimate određeni lek, možda ćete odlučiti i da izdržite te reakcije, ukoliko su prolazne. Ako je pak, reakcija burna, morate odmah da potražite medicinsku pomoć. Ne čekajte na svog lekara. Idite odmah na prijem za hitne slučajeve. Ne samo da na taj način štitite svoje zdravlje, već pokrivate i sve zakonske norme u slučaju da morate da tužite lekara zbog pogrešne terapije.

Na osnovu vaših zamerki na neželjne posledice, ili zato što odbijate da uzmete određeni lek, a vaš vam lekar prepiše *drugi* lek, obavezno proverite da nije u pitanju *ista* supstanca, samo pod drugim nazivom. Sam lekar može to i da ne zna, ili pokušava da vas na drugi način privoli da uzmete ono što vam je od početka i namerio.

Ako se nađete u situaciji gde treba da zaštitite svoje dete od preporuka školskih lekara i psihologa da on ili ona treba *da se leče* od hiperaktivnosti, za početak treba da se pripremite na male korake, ali i da budete spremni za drastičnije mere opreza. Najjednostavnija procedura zahteva malo diplomatije, malo znalačkog zavaravanja protivnika, i možda par izmena u vašem odnosu sa detetom. Zakažite sastanak sa razrednim starešinom ili učiteljicom. Dajte im do znanja da ne želite da vase dete prima lekove i da želite problem da rešite na drugi način. Korisno je da saznate tačno koje aktivnosti I radnje deteta su uputile učitelja da pomisli kako je reč o "hiperaktivnosti". Pitajte ga šta vi možete kod kuće da uradite kako bi se dete bolje pripremilo za rad u učionici. Sad je trenutak i da malo slažete. Treba svakako da iskreno razmotrite nastavnikovo mišljenje. Ako vam ono zvuči prihvatljivo i logično, razmislite o mogućim promenama. Ali, ako se to kosi sa vašim porodičnim vrednostima ili navikama do kojih vam je stalo, odbacite ga. To ne morate i da kažete nastavniku. Možete da ga malo slažete i kažete kako se dete promenilo pozitivno, od kako ste primenili njegove sugestije. Vrlo je moguće da se na ovome sve i završi, pošto učiteljeva očekivanja dečjeg ponašanja određuju i njegovo poimanje istog, a možda će dečje ponašanje sada videti u svetlu sopstvenog zadovoljstva dobrom procenom situacije.

Sledeći korak je da sa učiteljem razmotrite mogućnosti promene rada u razredu. Ovde ćete naići na otpor, jer filozofija većine škola – uprkos svom busanju u grudi sa pažnjom prema pojedincu – počiva na mišljenju da učenik mora da se prilagodi kalupu škole.

U ovom momentu, ako ste u ćorsokaku, posavetujte se sa ljudima koji su mudri i u čije mišljenje imate poverenja. To mogu da budu posebni eksperti iz oblasti vaspitanja ili pak, bake. Razmotrite mogućnost promena u razredu vašeg deteta. Pre no što dozvolite doktoru da pokuša da se umeša u detetovu hemiju, razmislite da nije u pitanju problem u "hemiji" između deteta i učitelja, ili deteta i njegovih razrednih drugara. Premeštanje u drugo odeljenje ili drugu školu može sasvim da reši ovakav problem.

Najdrastičniji zahvat bio bi da ispišete dete iz škole i nastavite da ga podučavate kod kuće, ako to zakon dozvoljava. [72]

Ako vase dete zaista pokazuje znake problematičnog ponašanja koje prevazilazi okvire uobičajenog dečjeg nemira, možete da pokušate sa nečim što su mnog porodice već iskusile – da podvrgnete dete Faingoldovoj dijeti. Doktor Ben Fajngold je šef Kajzerove fondacije klinika za alergiju. Njegova dijeta izbacuje iz dečje ishrane hranu sa veštačkim bojama, aditivima, a pojačava prirodnu ishranu – pod predpostavkom da će određeni elementi u ovoj sirovoj hrani stimulisati dete za dalji razvoj. Koncept je vrlo prihvatljiv i zdrav – iako agresivno odbacivan od strane zagovornika terapije lekovima.

Ne možete da se oslonite na svog lekara da će vam pomoći u tome da bez lekova tretirate dete koje je obeleženo dijagnozom "hiperaktivnost". Lekar može čak i da se složi sa vama i kaže "dobro, hajde da razgovaramo sa nastavnikom i da promenimo detetovu okolinu", ali u devedeset devet od stotinu slučajeva, lekar će na kraju ipak preporučiti lekove. To će se i vama desiti u bilo kojoj situaciji kada budete tražili od lekara da vas leči bez lekova. Jednostavno, lekari ne veruju u terapije bez lekova. S jedne strane, veoma mali broj njih uopšte *zna* kako da leči bez lekova.Zato i ne veruju u to. Ako recimo imate visok pritisak i ne želite da pijete lekove za pritisak, lekar će možda da vam preporuči vežbanje i dijetu. Ali to će učiniti teška srca

---

[72] TEŠka je bitka pred nama za obaranje zakona o obaveznom školovanju u školi, ali moguće je. Škole su proizvod devetnaestog veka, zamišljene za masovnu produkciju radnika u industrijskoj eri, a mise sada nalazimo u informacionom dobu, sa školama zastarelog tipa. Nama nije potrebna reforma školstva, već revolucija u školstvu.ni jedan kralj nije išao u školu.aleksandar makedonski je imao Aristotela.Namasu potrebniAristoteli, a ne škole koje ne motivišu decu za znanje, već ubijaju kreativnost i želju za razvojem, pošto im je glavni zadatak da ukalupe, modeluju, oblikuju dobrog i poslušnog đaka, budućeg dobrog i poslušnog građanina, i naravno, dobrog i poslušnog pacijenta. M.V.

jer prvo, ne veruje u to, a drugo, lekari gotovo ništa ne znaju o ishrani i zdravom stilu života kako bi zaista mogli da savetuju pacijenta kako da promeni lose životne navike. Možda jedan u pedeset, nešto zna o tome.[73] Sa stanovišta pacijenta, naravno, zvuči vrlo prirodno i logično da ne bude podvrgnut terapiji lekovima. Ali sa stanovišta lekara, to je nečuveno. Iznova, reč je o sukobu između doktorove etike i pacijentove etike. To i nije neko iznenađenje. Lekarska etika je gotovo uvek suprotna od tradicionalne etike. Na primer, ako se desi da ste u operacionoj sali i neko pronađe sunđer zaboravoljen u stomaku prilikom predhodne operacije, tradicionalna etika nalaže da se o tome obavesti neko iz porodice pacijenta. Medicinska etika vam nalaže da držite jezik za zubima. Hirurg će reći: "Ne želim da iko zna za ovo", a u slučaju da sestra nešto zucne porodici, ona leti sa posla. Lekarska etika takođe okleva kad je u pitanju pomoć u nesreći. Ako se dokor zadesi na mestu nesreće, tradicionalna etika će mu reći da stane i priskoči u pomoć. Ali medicinska etika će mu kazati da prvo proveri da li u toj državi postoji dobar samarićanski zakon.

Etika moderne medicine razlikuje se od tradicionalne verske etike kao I od tradicionalne socijalne etike. Verski sistemi koji su u sukobu, obično gledaju da smanje značaj tuđe etike i druge vere. U Crkvi Moderne medicine, lekar koji svoje pacijente leči bez lekova, tretira se kao jeretik jer izgleda da je on odbacio svetu tajnu lečenja. Na lekare koji leče bez lekova, medicina gleda kao na one koji pripadaju drugoj veri, koji su ludi, udareni, ili opasni. Verska ograničenja su toliko rigorozna da su lekari prosto obeshrabreni čak I u želji da nešto nauče od nevernika. Lekarski etički kod kaže da lekari ne treba da se mešaju sa pripadnicima kultova. Oni sa njima ne smeju da razgovaraju, čak ni kod svoje kuće! Ako sad imate u vidu da je reč o osobi koja vam savetuje da opasnu materiju unesete u svoj organizam, nećete više imati ni jedan problem da sebe motivišete za ozbiljnu zaštitu sopstvenog zdravlja.

---

[73]Ne jednom sam lekarima govorila o mojoj ishrani živom hranom i gledali su me „belo".Većina nije ništa znala o tome. Uostalom, ishrana teških bolesnika na onkologiji samo potvrđuje njihovo neznanje. Imam druga, anesteziologa sa prve hirurške klinike u Beogradu, koji opet,ima kućnog ljubimca, gavrana Gavru. Na pitanje, „šta jede Gavra", odgovorio mi je „jede sve, osim viršli sa Prve hirurške." Dakle, tu bolničku hranu, ni gavran strvinar neće da jede. M.V.

3

RITUALNA SAKAĆENJA

Verujem da će moja generacija doktora biti zapamćena po dve stvari: čudima koja su se preokrenula u zločin, kao što su penicillin i kortizon, i milionima sakaćenja koje se svke godine cerominjalno odvijaju u operacionim salama.

Konzervativne procene – kao na primer one koje donosi podkomitet kongresa - kažu da je oko 2.4 miliona operacija izvedenih svake godine nepotrebno, a da one koštaju 4 milijarde dolara i odnose 12000 života, što čini pet procenata od četvrt miliona smrtnih slučajeva koji se dešavaju kao posledica ili tokom izvedenih operacija svake godine. Nezavisna Grupa za istraživanje zdravlja[74] procenjuje da je broj nepotrebnih hirurških intervencija veći od tri miliona. A različite studije stavljaju brojku nepotrebnih operacija između jedanaest i trideset procenata od ukupnog broja. Moje osećanje je da oko devedeset procenata operacija predstavlja gubljenje vremena, energije, novca I života.

Jedna studija, na primer, pažljivo je ispitala ljude kojima je preporučena operacija. Ne samo da su ustanovili da većini njih operacija nije bila potrebna, već dobroj polovini njih *nije bio potreban nikakav medicinski tretman!* Formiranje komisija za ispitivanje tkiva odstranjenih operativnim putem potvrdilo je ovu statistiku. U jednom slučaju, izvedeno je 262 operacije slepog creva godinu dana pre formiranja komisije za ispitivanje odstranjenog tkiva. U toku prve godine rada komisije, brojka je pala na 178. U sledećih par godina, broj operacija se sveo na 62. Procenat izvađenih zdravih slepih creva pao je za 55 procenata! U drugoj bolnici, broj vađenja slpog creva sasečen je za dve trećine, po početku rada komisije za ispitivanje izvađenog tkiva.

Ove komisije i studijski timovi sačinjeni su od doktora koji još uvek rade u okvirima verskog sistema Moderne Medicine. Postoji go-mila uobičajenih operacija koje oni još uvek vide kao neophodne, kao što su operacije raka, koronarni bajpas ili histerektomija. Što se mene

---

[74] Health Research Group

tiče, devedeset procenata svih uobičajenih operacija, uključujući i ove pomenute, predstavljaju u najboljem slučaju sasvim malo poboljšanje a u najgorem, nanose veliku štetu.

Žrtve velikog broja nepotrebnih operacija su deca. Skidanje krajnika je jedna od najuobičajenijih operacija u SADu. Polovinu svih pedijatrijskih hirurških intervencija čini vađenje krajnika. Svake godine izvede se oko million operacija krajnika. Pa opet, još uvek nije dokazano da ta operacija donosi neku korist.

Otprilike u isto vreme kada sam upao u nevolje jer sam urolozima ukinuo rad na deci u jednoj klinici, opet sam upao u problem jer nisam odobrio u uipitniku pitanje veličine krajnika. Postoje retki slučajevi – manje od jednog u hiljadu – kada je nekome neophodno vađenje krajnika. Ne pričam o tome kad dete hrče ili glasno diše. Nego kada krajnici ometaju disanje, pa se on ili ona guše, tada krajnici moraju napolje. Ne morate roditelje još da *pitate* za to. Pa to je očigledno! Tako da sam to pitanje izbacio iz upitnika. Naavno, broj vađenja krajnika je drastično opao. Kao što ste mogli da predpostavite, odmah me je zvao šef odeljenja za uho, grlo, nos: njegov studijski program je doveden u pitanje.

Operacija vađenja krajnika se izvodi vise od 2000 godina, ali njena korist u većini slučajeva nikada nije dokazana. Doktori se još uvek ne slažu da li pojedina operacija treba ili ne treba da se izvede. Najbolji razlog koji daju roditelji i doktori za napad na krajnike je, kao da je u pitanju planinski vnac koji treba premostiti, "zato što su tamo".[75]

Roditelji su uljuljkani verovanjem da operacija "ne može da škodi". Mada su fizičke komplikacije zaista retke, nije da ih uopšte nema. Smrtni ishod ove operacije po različitim studijama, varira između jednog u 3000 do jednog u 10000, Emotivne komplikacije su zato obilate. Omogućiti detetu da jede sav sladoled na ovom svetu, neće ublažiti doživljenu traumu i opravdani strah deteta koji su izazvali njegovi roditelji i lekari. Mnogo dece pokazalo je veliku promenu u ponašanju posle operacije. Postali su utučeniji, uplašeniji,

---

[75] U svom naivnom neznanju, govorila sam često da krajnike i slepo crevo treba deci vaditi na rodjenju. Lekari su nas vrlo ubedljivo uverili da je reč o greškama prirode, o ostacima neke davne naše prevazidjene prošlosti, da ti organi ničemu ne služe i samo prave probleme. Iako sam sama prošla ovu operaciju bez anestezije u uzrastu od tri godine, ko odrasla sam i dalje slepo verovala moćnim lekarima. M.V.

veći pesimisti, i generalno, čudni unutar porodice. Ko može da ih krivi za to? Oni mogu da osete, i na žalost, može da ih ozbiljno pogodi ta apsurdna – mada opasna – situacija.

Žene su, kako stvari stoje, takođe žrtve mnogih nepotrebnih hirurških intervencija. Još jedna operacija koja se stabilno penje ka brojci od million godišnje je histeroktomija. Statistički podaci Nacionalnog centra za zdravlje procenjuju da je 690000 žena podvrgnuto vađenju materice 1973. godine, što znači 647.7 žena na svakih 100000. Pored činjenice da je ovo najučestalija operacija, to takođe znači da će polovina svih žena izgubiti svoju matericu do 65. godine života! I to u slučaju da tempo rasta ostane kao do sada. U stvarnosti, ta brojka raste svake godine. 1975., urađeno je 808000 histeroktomija. [76]

Samo mali broj ovih operacija je bio zaista neophodan. U šest njujorških bolnica, potvrđeno je analizama da je četrdeset tri procenata urađenih histeroktomija bilo nepotrebno. Žene sa neuobičajenim krvarenjem iz materice ili abnormalnim menstrualnim odlivom su sve podvrgnute vađenju materice iako je moguće da sa drugim tretmanima – pa čak i bez ikakvog tretmana – tegobe prođu.

U svojoj pošasti za statusnom moći hirurga, ginekolozi ubrzano od prirodnog porođaja stvaraju hiruršku intervenciju. Sloj po sloj "tretmana" prekriva iskustvo plaštom bolesti, kako svaki sloj zahteva novi sloj da bi se kompenzovale negativne reakcije. Kao da to nije dovoljno čudno, uvek imate doktore koji će požnjeti slavu zbog tih kompenzacija, ali ne i zbog medicinskih katastrofa zbog kojih je i trebalo da se urade te naknadne intervencije!

Prvo veliko uplitanje u prirodni porođaj bilo je uvođenje forcepsa. Dva sinister berberina-hirurga iz šesnaestog veka, braća Čemberlen[77], na svaki porođaj su sa sobom nosili veliku drvenu kutiju. Pre no što bi kutiju otvorili, izbacili bi sve iz sobe a porodilji vezali oči. Sve do 19. veka sadržaj kutije bio je čuvan kao velika tajna, a onda se saznalo da su u njoj ginekološka klješta za vađenje beba – forcepsi. Korišćenje

---

[76] Setite se samo kako su mediji pozdravili, a svi lekari se saglasili sa odlukom Anđeline Džoli da preventivno skine hirurškim putem obe dojke, samo zato što joj je majka umrla od raka dojke! Pitam se, ako ja genetski imam predspoziciju da razvijem tumor na mozgu, da li treba preventivno da ga izvadim!!!! M.V.
[77] The Chamberlen brothers

ovih kliješta za vađenje beba, bez obzira da li porođaj napreduje normalno ili ne, bio jeprvi korak ka pretvaranju porođaja u hiruršku intervenciju.

Sledeći korak su načinili naučnici kad su počeli da se zanimaju i proučavaju proces rađanja. Doktori su počeli da se takmiče sa babicama, I kako su pobedili, proces je sada sve vise nadgledao muškarac doctor a ne žena babica.ubrzo se porođaj preselio u bolnice, gde je lako bilo moguće postaviti sve zamke i scenografiju lečenja bolesti. Naravno, kad je muški doktor preuzeo ulogu babice, porođaj je zaista *i postao* bolest. Lekari su radili ono što babice nikad nisu radile: išli su pravo iz laboratorija za autopsiju gde su secirali leševe, u porođajne sale. Smrtnost porodilja i novorođenčadi je dramatično skočila u odnosu na porođaje uz pomoć babice. Jedan hrabri lekar, Ignjas Filip Semelvajs[78] upozorio je na ovu smrtonosnu vezu, ali su ga odmah najurili iz medicinskih krugova i strpali u ludnicu samo zato što se usudio da kaže da su lekari uzročnici umiranja porodilja i beba. Ali kada su jednom usvojili Semelvajsovu preporuku da se ruke peru pre ulaska u porođajnu salu, smrtnost beba i porodilja je naglo opala, a za taj uspeh su naravno tako predvidljivo kajmak pokupili lekari.

Kada je postalo moguće da se majka baci u stanje bespomoćnog zaborava, ginekolozi su postali još maštovitiji i moćniji. Kako majka u anesteziji nije sposobna da obavi porođaj, forcepsi su se odomaćili u porođajnim salama.

Pod sedativima, vezanih nogu, obrijana, prikopčana na intravanoznu tečnost i monitore, porodilja je tako lepo sređena za operaciju, operaciju koja je morala da bude*izmišljena* , kako scena ne bi bila zalud postavljena. Na pozornicu stupa – epiziotomija. Toliko je postalo rutinski da se perineum seče kako bi se proširio otvor vagine, da gotovo niko ni od žena ni od doktora vise o tome dva puta ne razmišlja. Doktori tvrde da je hirurški rez ravniji i lakše zaceljuje nego cepanje koje nastaje po prolasku bebine glave i ramena. Oni neće da priznaju da ako majka nije budalasto drogirana, i ako je dobro pripremljena za porođaj na posebnim vežbama od strane nekog ko zna šta se dešava u procesu rađanja, onda će znati i umeti da olakša porođaj i da se napinje a da se pri tom ne pocepa. Kada je rađanje

---

[78] Ignaz Philipp Semmelweis

svestan, slobodan čin, cepanje perineuma se obično može izbeći. Konačno, vagina je *napravljena* da može da se širi i dozvoli bebi prolaz. Čak i ako se malo pocepa, ne postoji dokaz da hirurški rez lakše zarasta.[79] Čak naprotiv, moje iskustvo pokazuje da je prirodno cepanje bolje manje neprijatno, nego epiziotomija. Postoji i uverenje da epiziotomija može čak da bude uzrok kasnijoj smanjenoj seksualnoj želji.

Ginekolozi nisu bili dugo zadovoljni samo malom hirurškom intervencijom epiziotomije. Morali su da izvedu nešto jače, opasnije, zadivljujuće. Konačno, scenografija porođajne sale samo pojačava osećanje da će se desiti nešto strašno i nenormalno. [80] A tako nešto izkomplikovano zahteva i medicinsku intervenciju. Što ekstremnije, to bolje. A kako je porođajna sala zapravo operaciona sala zamaskirana dodatkom malog inkubatora, ono što ovde treba da se desi je velika, naduvana operacija. Tako ginekološko sakaćenje žena epiziotomijom[81] prerasta u višu kategoriju, zahvaljujući razvoju medicine, i eto nama epidemije carskih rezova.

Monitoring fetusa – slušanje bebinog srca bilo kroz mamin stomak ili od nedavno, elektrodana zakačenim za novorođenčetovu glavu prilikom porođaja – je dijagnostika koja seje seme za žetvu carskim rezom. Bez obzira da li je fetus u problemu ili ne, svi hrle da otvore majku i izvade bebu.[82] Onda će ginekolog hirurg pod svetlima

---

[79] Naprotiv! Moja prva dva porođaja su bila sa sasvim nepotrebnim seckanjem perineuma. Treće dete je bilo za pola kilograma krupnije i duže od mojih kćeri, ali iskusna babica nije popustila na insistiranje lekara te nije dozvolila epiziotomiju, već mi je pomogla da sa dva napona, bez cepanja rodim sina Mihaila. Posle prva dva porođaja, nisam mogla da ustanem, konci su zatezali, sve je bolelo, posle Mihaila ništa nije bolelo.Kraj priče. Moji unuci se neće roditi ni u jednom beogradskom porodilištu, već prirodno, bez nasilja, kod kuće, uz pomoć babice i okruženi ljubavlju porodice.

[80] Kada sam u sezoni 2012.oj u serijalu ŽENE na Prvoj televiziji, radila emisiju o prirodnom porođaju, sve četiri žene, sasvim zbunjene temom, samo su uznemireno uzvikivale „a šta ako dođe do nekih komplikacija?" Nikako nisu bile spremne da prihvate činjenicu da je mnogo manje komplikacija kod prirodnog nego kod medicinskog porođaja! Čak su me optužile da propagiram nešto što je ilegalno.Nisam bila lenja i pretražila sam sve zakone zemlje Srbije i naravno, nigde nisam mogla da nađem da je prirodni porođaj kod kuće nezakonit.Kako bi i moglo? Kada se seks proglasi nezakonitim, onda će i prirodni porođaj biti nezakonit!

[81] Vuk Stambolović epiziotomiju zove „sečom knezova"

[82] 1959.g moja majka je došla da se porodi u bolnicu Dragiša Mišović. Lekari su osluškivali rad mog srca i pitali moju majku:"da li čujete bebu? Da li se pokreće? Možda je mrtva."Uplašena mama je odmah tražila carski rez. Lekari su se obradovali, jer tada je to još uvek bio redak zahvat kod nas i uzbuđeno rekli: „Hoćete?" Kao da prodajupaprike na pijaci. Mama je naravno htela i

reflektora da izvede čudo. Spašće jedan život iz kandži sigurne smrti ili trajnog invaliditeta. Uporedne studije porođaja pokazuju da u salama gde postoji elektronsko praćenje rada srca fetusa, ima tri do četiri puta više carskih rezova nego u salama gde se srce osluškuje stetoskopom. To nije tako teško razumeti.

Ako majka ne želi operaciju, sve što ginekolog treba da uradi je da pokaže na monitor sa upaljenim crvenim lampicama i ubrzanim zvucima. To je stvarnost, to što se dešava sa katodnim cevima a ne ono što majka želi i oseća.

Porodilja ima gomilu dobrih razloga zašto ne želi elektronsko praćenje rada srcabebe. Kako bi prikačili elektrode na skalp novorođenčeta, vodenjak mora veštački da se probije. Posledica ovog čina je momentalni pad broja otkucaja bebinog srca. Po jednoj studiji, deca koja su bila elektonski praćena, imala su 65 posto više šanse da kasnije u životu imaju probleme u ponašanju ili neke druge smetnje u razvoju.

Naravno, ono što porodilja oseća I želi je nevažno u odnosu na ono šta lekar misli. A to podrazumeva i zakazivanje i izazivanje porođaja, u terminu koji lekaru odgovara.U mnogim bolnicama, indukovani "od 9 do 5" porođaj je postao zakon. Radeći samo po sopstvenim kalkulacijama porođaja – a lako može da omaši i po šest nedelja! - lekar izaziva porođaj kad se njemu hoće a ne kada beba krene kroz porođajni kanal. Indukovani porođaj se često završava carskim rezom jer beba koja još nije spremna za porođaj pokazuje loše otkucaje srca na monitoru, a loši otkucaji su izazvani indukcijom.

Fetusna bolest pluća, zastoj u normalnom rastu i razvoju, kao i drugi mentalni i fizički nedostaci povezani sa prevremenim prođajem, opasnosti su koje vrebaju od indukovanog porođaja. Skoro četiri procenata novorođenih beba primljenih na odeljenja za negu prevremeno rođenih beba, došle su iz medicinski indukovanih porođaja. I majke imaju više izgleda da završe na intenzivnoj nezi posle indukovanih porođaja. Postoperativne komplikacije zahvataju gotovo polovinu žena koje su rodile carskim rezom. A smrtnost je 26

---

tako sam se ja rodila bez ikakve stvarne potrebe carskim rezom. Svaka babica zna da se dete umiri pre porođaja.Ja sam samo spavala. M.V.

puta veća nego kod žena koje su vaginalno rodile. Predlažem da se ukine naziv fetalni monitoring i uvede naziv *fatalni* monitoring!

Zdrave bebe rođene carskim rezom na vreme,normalne veličine, takođe su u opasnosti da dobiju ozbiljnu plućnu komplikaciju poznatu kao bolest hijalinske membrane ili sindrom respiratornog stresa. Ovo stanje koje nauka još uvek ne razume dovoljno, koje je ponekad i fatalno, a obično bez reakcije na tretmane, ranije je pogađalo samo prevremeno rođenu decu. U prirodnom porođaju, naponi materice stiskaju bebine grudi i pluća dok ona izlazi. Tečnosti i sekret akumuliran u plućima se pri tom izbacuje kroz bronhije i na usta. Ovo se ne dešava carski rođenim bebama.

Jedna studija zaključuje da bi brojka ove bolesti mogla da se smanji najmanje za 15 procenata ako bi hirurzi bili pažljiviji prilikom izvođenja carskog reza. U istom izveštaju stoji da je najmanje 6000 od procenjenih 40000 slučajeva bolesti hijalinske membrane moglo da se izbegne da lekari nisu indukovali porođaj ne sačekavši da fetus sazri dovoljno za izlazak iz materice.

Pa ipak, broj indukovanih porođaja i carskih rezova raste svake godine, umesto da se smanjuje. Ja se sećam vremena da kada bi se u bolnici desilo carskih rezova za četiri ili pet posto vise nego ranije, kako bi odmah usledila puna istraga. Danas je rast broja carskih rezova oko 25 posto. Nema nikakvih istraga. A u nekim bolnicama guraju i do 50 posto godišnje.

Mi nekako imamo ideju da se medicina stalno razvija, napreduje, a kako napreduju i hirurški zahvati, pa se pokazuju uspešnim i primenjuju svakodnevno – bar dok ih ne pogura neko novo čudo, ali se varamo, to nikako nije pravo stanje stvari. Hirurgija se razvija kroz tri faze, ali ni jedna faza nema nikakve veze sa napretkom. Prva faza novih hirurških zahvata dolazi iz entuzijazma prihvatanja. Naravno, prirodan tok stvari nalaže da se novim zahvatima pristupi sa sumnjičavošću a ne entuzijazmom. Ali, tako stvari ne funkcionišu u Modernoj medicini. Jednom kad se pokaže da je operaciju moguće izvesti, njeno prihvatanje je garantovano sa entuzijazmom. Ali tek kada se operacija izvodi tokom dužeg vremena, pa ima dovoljno prilike da sva njena prava korist i šteta izrone iz magle entuzijazma, tek tada sumnjičavost počinje da nastupa iz senke.

Operacija koronarnog bajpasa uživala je neprikosnovenu podršku prvih pet, šest godina. Svi su mislili da operacija u kojoj se krvni sudovi zapušeni masnim ugrušcima, hirurški premošćuju, jeste pravi odgovor na katastrofalnu stopu smrtnosti prouzrokovanu srčanim udarima u SADu. Ali, ta cvećka nikako da se uspravi od udara vetrova. Dok desetine hiljada žena i muškaraca još uvek čeka na ovu operaciju svake godine, sve više ljudi je sumnjičavo prema njenom ishodu. Očigledno, operacija nije baš tako uspešna kako bi hirurzi hteli da misle. Sedmogodišnja studija koju je pravila Administracija veterana[83]sa vise od hiljadu učesnika, pokazala je da za sve pacijente osim za pacijente visokog rizika zbog retke bolesti leve glavne arterije, koronarni bajpas nije pokazao nikakav pomak. Stopa smrtnosti za hirurške pacijente nije bila značajno drugačija od stope smrtnosti onih koji se leče lekovima. Zapravo, među pacijentima niskog rizika, stopa smrtnosti posle 4 godine je bila za nijansu manja od onih koji su operisani. Druge studije su pokazale da ljudi koji su imali operaciju koronarnog bajpasa još uvek pokazuju loše rezultate na EKGu i nisu ništa manje ugroženi od mogućeg srčanog udara nego oni koji se leče nehirurški. Iako operacija naizgled donosi olakšanje od bolova prouzrokovanih anginom pectoris, neki doktori veruju da je ovo ili placebo efekat ili rezultat hirurškog prekida nervnih puteva. Dalje, i sam bajpas može da se vremenom začepi, pa da se pacijent vrati na početno stanje pre operacije.

Najefikasnije lečenje srčanih bolesti leži u radikalnoj promeni ishrane od tipične ishrane bogate mastima na ishranu gde mast čini samo deset ili manje procenataod ukupnih kalorija, u kombinaciji sa progresivnim režimom vežbi. Ovaj tretman se pokazao podjednako dobrim ne samo za olakšanje tegoba, već i za *isceljivanje*.

Sve ovo će jednog dana potisnuti ovu operaciju koronarnog bajpasa u treću fazu: zaborava.

Ali operacije teško umiru, naročito one jako profitabilne, kao što je bajpas. Iako je prilično očigledno da uklanjanje 6 ili 8 santimetra velikog začepljenog krvnog suda neće ništa da uradi za 99,9 posto preostalih začepljenih arterija, operacija koronarnog bajpasa i dalje

---

[83] Veteran Administration

puni operacione sale. Uspeh, karijere, novčana dobit I životi I dalje zavise od nje.

Možda, ono što treba da se desida bi ova operacija izumrla, je hrabrost jednog hirurga koji se usudio da zada poslednji udarac "prahiranju", operaciji na srcu koja je bila vrlo popularna pre par decenija, kada bi otvorili grudni koš i posuli običan talk po srcu. Navodno, talk bi iziritirao zidove krvnih sudova, pa bi se stvorili novi krvni sudovi i poboljšala cirkulacija. Prahiranje je bilo hit sve dok jedan hirurg nije izveo operaciju na većem broju pacijenata, svima otvorio grudni koš a samo polovini poprskao talk. Rezultati su bili identični. Svi su se isto osećali posle operacije!

Ako je jednom dokazano iz svih racionalnih razloga da operaciju treba konačno napustiti, to ne znači da će od nje dići ruke i Moderna medicina. Kad pogledate glavne hirurške kategorije, većina njih je stigla do ove tačke još pre mnogo godina. Teško je videti neku pravu korist od njih, ali zato obiluju *sakralnom*dobiti. Kao crkveni rituali, one nikad ne nestaju. Iako je vađenje krajnika trebalo da prestane iz svih *praktičnih* razloga još pre 2000 godina, još uvek je ova operacija popularna kao oblik crkvene ceremonije. Oftamolozi su u stanju da na smrt preplaše roditelje konstatacijom da će im dete oslepeti na jedno oko ako se njegova blaga ili jača razrokost odmah ne operiše. Da je to istina, danas bi svetom hodali milioni slepih na jedno oko, s obzirom na broj razrokih koji nikad ni ne stignu do očnog lekara.

Iako je odavno precvetala ruža ushićenja koronarnim bajpasom, doktori Moderne medicine i dalje iza oltara gde se izvode rituali svetih tajni, razvijaju istu osnovnu – I beskorisnu – tehniku ne bi li je upotrebili u slučajevima *drugih* srčanih oboljenja!

Na moderne hirurške zahvate onkologije jednog dana će gledati sa istim užasom kao što mi iz današnje perspektive gledamo na upotebu pijavica u doba Džordža Vašingtona. Još je pre 35 godina dokazano koliko su ovi zahvati iracionalni, kada je Voren Kol[84] sa Univerziteta Ilinois pokazao rezultate u analizama periferne krvi, pre i posle zasecanja kože hirurškim putem, gde se videlo kako se ćelije tumora šire kao posledica operativnog zahvata! Lekari su odgovorili, da, naravno da se tumor i dalje širi, ali telo će taj ostatak lako da

---

[84] Warren Cole

savlada. Ovo je smešan odgovor. Ako telo pacijenta može da savlada tumor, čovek ga ne bi nikad ni imao! Neko će reći da je onkološka hirurgija dovedena u pitanje zbog svih drugih novih tehnika za borbu protiv raka. To je samo beskrajna vrteška istih stvari: nove tehnike golicaju ljudima maštu i nadu jer se operacija pokazala kao veliko razočarenje. Vaš hirurg je naravno, poslednja osoba na svetu koja će to da prizna. [85]

Ljudi me pitaju zašto ima toliko nepotrebnih operacija, a ja im kažem zato što ima mnogo više razloga da se one *izvedu* nego što je razloga da se *ne izvedu*. Jedini razlog zašto treba izbeći ove nepotrebne hirurške intervencije je to što su one opasne po život i ljudsko zdravlje i predstavljaju nepotrebni a ogromni finansijski trošak. [86] Ovi razlozi naravno nikada nisu ništa značili crkvi Moderne medicine. S druge strane, razlozi za izvođenje nepotrebnih operacija su legitimni i sasvim u skladu sa etičkim kodom Crkve.

Najjednostavniji je taj što je operacija prilika za mnoge stvari pored osnovnog zadatka korekcije ili ukljanjanja bolnog procesa. Hirurgija je veliko sredstvo nastave, kao i bogato polje za naučne eksperimente – iako je jedino što se tu "nauči" ili "otkrije" to, kako se izvodi operacija. Kada sam bio viši savetnik za pedijatriju na odeljenju za mentalne bolesti u Ilinoisu, ukinuo sam jedan broj operacija koje su izvodili na mongoloidnoj deci sa srčanim manama. Operacija je navodno bila potrebna kako bi se poboljšao dotok kiseonika u mozak.

---

[85] Već par decenija se zna da je rak psihoimunološka bolest i da se pacijentu, kao recimo, na institutima za onkologiju u Kopenhagenu i Stokholmu, savetuje prvo odlazak na psihoterapiju a tek posle onkologu. Tačno je da telo samo ne može da izleči tumor, ali u saradnji sa dušom, koja je u svakom deliću tela, to je naravno moguće. Kad se otkloni uzrok nastanka raka, koji je gotovo uvek psihološki, manifestacija nesvesne želje za smrću, (u mom slučaju to je bila smrt majke) , preokreće se ceo građanski rat među ćelijama u korist onih zdravih. Ali medicina, danas, 40 godina posle ovih napisanih reči dr Mendelsona i dalje zna za samo tri invazivna, agresivna i ubitačna načina "lečenja" raka, a to je: seci, sprži, spali, u prevodu, operacija, hemioterapija i radijacija. Meni je lično onkolog rekao „da mi znamo da vam se rak neće vratiti, nikad vas ne bi mučili hemioterapijom. „ Tada sam shvatila da medicina samo tapka u neznanju i mraku, a da samo ja znam zašto sam sebi napravila rak. M.V.
[86]Celu zimu i proleće 2013 Srbija je skupljala novac za transplantaciju srca maloj devojčici, koja je umrla u Vašingtonu, čekajući operaciju. Niko nije postavio pitanje, kakva je to operacija od stotinu i više hiljada dolara? Da li joj ugrađuju dijamante i prave zlatne vene? Niko se ni ne buni što su cifre astronomske! Ako kažu, milion dolara, skuplja se mirno milion dolara! Niko ne pokušava da nađe drugi način, slepo verujući bogatim hirurzima... duša me boli kada to čitam u novinama. I niko ne krivi lekare što je dete umrlo, već državu koja nije na vreme skupila novac!!!

Pravi razlog je naravno bilo   poboljšanje studijskog programa kardiovaskularne hirurgije, jer ništa se korisno nije moglo postići na mozgovima mongoloidne dece, - a to su hirurzi i te kako dobro znali. Cela ideja je bila apsurdna. I smrtonosna, jer je ta operacija imala relativno veliku stopu smrtnosti. Jednostavno, nisu imali veću korist od mongolidne dece, a studentima opet, uvek treba obuka i vežba.

Pohlepa igra veliku ulogu u stvaranju nepotrebnih operacija, iako ne mislim da je finansijski momenat jedini razlog za njihovo izvođenje. Nema sumnje da bi, kada bi se izbacile mnoge nepotrebne intervencije, mnogi hirurzi ostali bez posla. Morali bi da pronađu neki pošten posao, jer oni su plaćeni da   vas seku a ne da vam pruže alternativni vid lečenja. U prepaid grupi ispitanih hirurga koji su imali stalnu platu, nevezanu za broj izvedenih operacija, vađenja materice i krajnika su urađena tek u jednoj trećini slučajeva u odnosu na privatne klinike, gde se lekarima plaća po učinku.[87]

Kada bi imali samo za deseti deo manji broj operacija koje imamo danas,to bi značilo mnogo manji broj nepotrebnih intervencija. Čak je i Američki hirurški koledž[88] rekao da nam je potrebno samo 50000 ili 60000 diplomiranih hirurga, plus oko 10000 internista i studenata specijalističkih studija, da bi se zadovoljile sve potrebe američke nacije za hirurškim zahvatima u sledećih 50 godina. Po njihovim projekcijama – a kada bi se njihove procene uzele ozbiljno u razmatranje, finansijski bi zakopale sve hirurge – skoro *polovina* od sto hiljada hirurga koje sada *imamo* je suvišna. Tih 50000 suvišno zaoštrenih skalpela može zaista mnogo štete da nanese.[89]

Neznanje je takođe velikim delom odgovorno za toliki broj nepotrebnih zahvata. Ne mislim ovde na neznanje pacijenata. Ako na primer, uklonite sve ginekološke hirurške intervencije kao rezultat zastarele, neodgovarajuće i savršeno glupe ginekološko –akušerske

---

[87] Na klinici dr Ristić, gde sam u martu 2008 uradila prvi ultrazvuk vrata, rečeno mi je da operacija može sutradan da se izvede, za 800 evra. Nisu predložili ni jednu drugu analizu, niti drugo mišljenje, niti su postavili bilo kakvu dijagnozu, samo su odmah hteli da me operišu. Šta bi se desilo da sam ih poslušala? Operisali bi mi metastazu, nikada ne utvrdivši primarni tumor, a ja bih umrla, lakša za 800 evra! Srećom, da nisam imala te pare....M.V.

[88] American College of Surgeons

[89] A ovo su brojke od pre 40 godina! Ima li veze vrtoglavi rast broja bolnica, klinika, lekara, hirurga, sa vrtoglavim rastom bolesti, epidemijama i pandemijama raka, tumora, kardiovaskularnih bolesti u drugoj polovini dvadesetog i ovoj prvoj polovini dvadeset prvog veka? M.V.

prakse, neće vam ostati mnogo prostora za ginekološke operacije. Lekari savršeno dobro znaju na primer, da žene koje imaju nepravilnosti u menstrualnom ciklusu, češće razviju tumore na grliću materice i vagine ako uzimaju oralnu kontracepciju. Zapravo, rizik kod nekih žena , zavisno od toga šta je prouzrokovalo menstrualne tegobe, je više od deset puta veći nego već postojeći rizik! Pa opet, mali je broj lekara koje će se pozabaviti time šta muči ove žene, pre no što će im uvaliti pilulu. Poznajem jednu ženu koja je godinama na piluli, ada je pri tom niko nije upozorio na moguće opasnosti. Imala je obilato krvarenje prilikom prve menstruacije, što bi nekome trebalo da bude signal da nikako nije kandidat za pilulu. Čak i kada je njen rezultat Papa testa bio loš – što je ukazalo da nešto nije u redu – ginekolog joj je rekao da ne brine ništa jer uvek može da se njena materica izvadi. Njegovi motivi su naizgled bili mešavina pohlepe i neznanja, jer je sledeći doktor koga je posetila, rekao, da ako se odmah ne izvede jedan mali hirurški zahvat sada, ne gine joj vađenje materice za koju godinu. Ali, čak I taj mali zahvat mogao je da se izbegne da joj je neko na početku rekao o opasnostima uzimanja kontraceptivne pilule.[90]

Pohlepa i neznanje nisu na žalost najvažniji razlozi za postojanje tolikog broja nepotrebnih operativnih zahvata. To je u osnovi problem vere: lekari veruju u hirurgiju. Postoji određena fascinacija "odlaskom pod nož", a lekari to umeju da iskoriste na svojim pacijentima. Konačno, hirurgija je deo Napretka, a napredak nas odvaja od onog što smo ranije bili i što *prevazilazimo*. U Americi, ono što *može* da se uradi, *biće* i urađeno.[91] Da li nešto i *treba* da se uradi, je sasvim nevažno. Dok god imamo sredstva i alatke da to izvedemo, to *mora* da je prava stvar. Tako da sada imamo ne samo vađenja krajnika, seču materica već i operacije promene pola.

Prva operacija ikada izvedena bila je ritualno religijske prirode, i devedeset procenata sve današnje hirurgije je takođe religijsko.

---

[90]Meni je ginekolog u 17. Godini preporučio kontraceptivnu pilulu, ne za sprečavanje neželjene trudnoće, jer sam još bila nevina, već za regulisanje menstruacije, koja je naravno, u početku, vrlo neredovna! U jednoj od emisiji Žena, upitala sam ginekolkoga zašto, ako sve to znaju, lekari i dalje prepisuju kontraceptivne pilule? Nije mi odgovorio.

[91] Nekako me ovo podseća na izjavu Bila Klintona povodom bespotrebnog bombardovanja Beograda 1999 gdoine. „Rekao sam da ćemo bombardovati, i bombardujemo Srbiju"

Obrezivanje Jevreja ili *bris*, važan je deo jevrejskog zakonodavstva i kulture. *Bris* se izvodi osmog dana bebinog života, od strane iskusnog *mohela* koji koristi istu tehniku danas kao u obredu starom preko 4000 godina. Muškarci stoje sa strane kako bi bili uvereni da se obred ispravno vrši. Redovno obrezivanje u okviru Moderne medicine[92], odvija se prvog ili drugog dana života, kada je gubitak krvi posebno opasan. Izvodi ga hirurg, ili stažista, ili student medicine, koristeći "najnoviju" tehnologiju. Dok se u ceremoniji brisa, malo vina sipa detetu u usta, u ritualu Moderne medicine ne koristi se nikakva anestezija.

Rutinsko obrezivanje svih muškaraca nema ni kakvog smisla izvan religijskog okvira. Obrezivanje je operacija, i opasnosi koje njome vrebaju, nisu zanemarljive. Nije baš tako redak slučaj da hirurg umesto noža upotrebi instrument za skidanje tkiva – pa sklizne i sprži pola penisa.

U nekim primitivnim religijama podvrgavanje ritualnom saka-ćenju izdiže žrtvu na viši nivo svesti. Bilo da je reč o jakom fizičkom bolu ili drogama – ili oboma istovremeno – žrtva u halucinaciji komunicira sa božanstvom. Ponekad je ova "privilegija" namenjena sveštenicima ili nekim posebnim pojedincima. U Hrišćanstvu, samo su Isus i sveci blagosloveni sakaćenjem – ako izuzmemo povremene takozvane mistike kojima se tu i tamo pojavljuju čudesne "stigme" odnosno Hristove rane po telu.

U Crkvi Moderne medicine, *niko* nije pošteđen žrtvovanja. Do pronalska anestezije, žrtve bi stiskale zube i videle svoga boga sa takvom jasnoćom koju samo agonija može da pruži - dok se ne bi onesvestili. Sada žrtvu "uspavljuju" , stavljaju je u neku vrstu lažne smrti, tako da samo hirurg može da je isceli i uz put, povrati iz mrtvih. Naravno, čak i takvu priliku sada nadmašuje rafinman lokalne anestezije. Sada žrtva ostaje budna i posmatra kako se hirurg poigrava sa njegovim životom. Posle operacije, naravno, čak I deca uživaju u pokazivanju svojih ožiljaka. Ako su u pitanju lekarska deca, još su veće šanse da će imati čime da se hvale, jer statistike pokazuju da se hirurški zahvati u najvećem broju izvode baš u porodicama

---

[92] Još u austtraliji, 1986,godine iznenadila sam se da obrezivanje nema nikakve veze sa religijom, kao što mi verujemo. Svi Amerikanci i australijanci se obrezuju na rođenju, iako su kagtolici ili protestanti. To se radi iz higijenskih razloga, tako mi je objašnjeno.

hirurga. A to opet pokazuje da lekari veruju u moć svete tajne bar isto tako verno kao što se to od njih očekuje.

Jedna od istinskih provera snage vere fanatika je da li će ona ili on da sam uzme sopstveni lek – ili poveruje sopstvenim medijskim reklamama. Činjenica da lekari sami hrle u red da se žrtvuju, samo učvršćuje temelje ceremonije.

Najstrašniji aspekt vere u hirurgiju Moderne medicine je predpostavka koja stoji iza te vere, da je sveštenik sposoban sve da prevaziđe jer je u stanju da te operiše. *Ne moraš ništa da brineš o sebi, mi ćemo te popraviti kad pogrešiš.* Sve što treba da radiš je da imaš dovoljno vere da se pojaviš za pričešće, što je u ovom slučaju ritualno sakaćenje. Moderna medicina je uspela da uzurpira moć tradicionalnih religija tako da svi mi, uključujući sveštenike, rabine, đakone I monahe, vidimo sebe kao stvarčice koje apsolutno mogu da poprave moćnici koji borave u tabernaklu operacione sale.

Da bi sebe zaštitili od vere vašeg lekara u hirurgiju I kako bisteizbegli sakralnu upotrebu noža na svojoj koži, vaš prvi korak treba da bude u samo obrazovanju. Iznova, neka bude vaš posao da saznate više o svom slučaju nego što to zna vaš lekar. Knjige, časopisi, brošure, dostupne u svim bibiliotekama, daće vam sve potrebne informacije.[93]

Posebno treba da oklevate ako vam lekar predloži neku od uobičajenih operacija, bilo da se radi o vađenju krajnika, vađenju materice, operaciji hernije, itd. Setite se da lekar operacije ne vidi kao potencijalnu pretnju ili čin nasilja nad vašim telom, nego kao korisnu ceremoniju koja samo može da donese korist. Niste sigurni ni u porodičnog lekara kome verujete, da neće preporučiti hirurški zahvat samo u slučaju kad je to baš neophodno.

Čim vam lekar pomene operaciju, odmah krenite sa pitanjima. Šta će se postići tom operacijom? Kako izgleda procedura? Šta će se desiti ako se ne budem operisao? Postoje li druge alternative hirurškom zahvatu? Kolike su šanse da se operacijom neće postići ono što je nameravano? Kad dobijete odgovore lekara, proverite ih ponovo sopstvenim istraživanjem. Velike su šanse, da ako dovoljno

---

[93] Ne postoji lekar sa kojim sam razgovarala na ovu temu, da nije osudio ili proglasio vrlo štetnim interesovanje pacijenta i njegovo istraživanje po internetu ili po medicinskim knjigama. To su ipak laici, svi su mi rekli i ugnjaviće lekara svojom hipohondrijom i sumnjičavošću.Oni bespotrebno svojim kvazi znanjem guše lekara i sprečavaju ga da radi svoj posao.M.V.

duboko kopate, da ćete naići na kontradikcije u informacijama. U tome leži zec.

Potražite drugo mišljenje. Ne idite kod lekara sa iste klinike niti kod lekara iste specijalnosti. Možda ćete morati da u drugom gradu pronađete nezavisnog doktora. Postavite mu ista pitanja kao I prvom. Ako dobijete vrlo različite odgovore, prvo što treba je da se vratite onom prvom I suočite gas a drugim mišljenjem. Ali ni to ne mora da zadovolji vase kriterijume. U tom slučaju zamolite svog lekara da vam organizuje sastanak sa grupom lekara, u vašem prisustvu, koji će pred vama da reše nedoumice i[94] različita mišljenja.

Ovo zvuči kao velika gnjavaža. Ali ne zaboravite da je svrha te gnjavaže da sačuvate svoje celokupno biće netaknuto i u jednom komadu, ako je to ikako moguće. Nemojte da oklevate da potražite i treće, ako treba i četvrto mišljenje. Imajući u vidu ogroman broj nepotrebnih intervencija, velike su šanse da će i to što vam vaš lekar predlaže biti još jedna u nizu nepotrebnih operacija. Nikada nemojte da ovo izgubite iz vida, pogotovo kad vas lekar ubeđuje da je za vas operacija jedino rešenje. Ne samo da je moguće da operacija nije jedino rešenje za vaš problem, nego je vrlo verovatno da to nije nikakvo rešenje. Možda vaš problem ni ne postoji![95]

Ne oklevajte u tome da svom doktoru predočite sva saznanja, informacije, mišljenja, osećanja, do kojih ste došli u svom "istraživanju". Sasvim je izvesno da ćete još nešto da naučite iz njegove reakcije. Ne ustručavajte se toga da se oslonite na mišljenja prijatelja, suseda, rođaka, i svih onih koje smatrate mudrim.

Ako odlučite da hirurgija nije rešenje za vas, učnite sve što je u vašoj moći da izađete iz situacije u kojoj ste se našli. Ne plašite se ni toga da uvredite lekara. Iako je dovoljno da mu jednostavno kažete da ne želite operaciju i da nećete da je dozvolite, možda ćete pomisliti da

---

[94] Ha, ha! Samo sam zamislila face na nekoj od državnih klinika, kad biste ovo predložili.....

[95] Kada je moj učitelj Gruja pao sa krova kuće i polomio karlicu, rebra, noge i ležao u bolovima na klinici, lekari su hteli da mu operišu slezinu, rekavši da možda ima unutarnja krvarenja i ako se desi da slezina pukne onda će problem biti komplikovaniji, a pri tom, slezina čoveku, kako rekoše, nije ni potrebna. Slezina je vrlo važan organ u probavnom sistemu čoveka, a kada je Gruja odbio operaciju, napali su ga ljutito rečima, da u slučaju da mu preko noći pukne slezina, oni ga neće ni operisati! Naravno, niti je slezina pukla, niti je imao unutarnje krvarenje, a zahvaljujući svojoj dugogodišnjoj ishrani živom hranom, za šest nedelja bio je na nogama. Imao je tada 68 godina. M.V.

je bolje da idete na kartu "dajte malo da razmislim". Jednom kad vas doktor krene da ubeđuje da prihvatite operaciju, teško mu je da se povuče a da ostane vaš lekar.konačno, ako vam je rekao da je operacija jedino rešenje, kako možete da očekujete od njega da vas leči na neki drugi način, zar ne? Bilo kako bilo, ako vaša odluka da ostanete u jednom komadu znači to da ćete izgubiti svog lekara, neka tako i bude.

Ako, se s druge strane, ipak odlučite za operativni zahvat, to ne znači da treba da se zavalite i čekate skrštenih ruku da se ceremonija obavi. Vrlo je bitno, I u suprotnosti sa onim što većina lekara želi da vi misite, je to ko će izvesti operaciju. A kako i ne bi bilo bitno? Zar je svejedno ko vam kreči zidove ili ko vam opravlja auto? Zar nije razumno da verujete da neko ima više ili manje talenta za vađenje žučne kese?

Ljudi me često pitaju kako da izaberu pravog hirurga za operaciju na koju "moraju" da idu. Ja im kažem da ako već "moraju" da idu na operaciju, onda I nemaju nekakav izbor, jer jedina situacija u kojoj se nešto "mora" za mene znači hitna. A u hitnim slučajevima, vi nemate pravo da birate. Ako ste doživeli nesreću I treba da se operišete, dobar je prvi hirurg na kog naletite. U svakoj drugoj situaciji, imate dovoljno vremena da odlučite ne samo da li vi želite operaciju ili ne, već i koga želite u operacionoj sali.

Kao u predhodnim slučajevima, počinjete da odabirete svog hirurga tako što postavljate pitanja. Razgovarajte sa vše hirurga i svakom postavite sledeća pitanja: koliko puta ste izveli ovaj zahvat? Kakav vam je prosek? Koliko je bilo uspešnih operacija? Koliko neuspešnih? Koliko sa komplikacijama? Koliko pacijenata vam je umrlo posle operacije? Koliko njih je umrlo na operacionom stolu? Možete li da mi date kontakt pacijenata na kojima ste izveli ovaj zahvat? Da li bi oni bili voljni da pričaju samnom?

Moje omiljeno pitanje hirurgu je sledeće: "ako se desi da ste slučajno na nekom putu, koga biste preporučili da izvede operaciju?"a varijacija toga je i "ako bi vama bila potrebna ta operacija, doktore, koga bi želeli vi kao hirurga?"

Hirurga treba da pitate i *kakav* zahvat je u pitanju. Možda je moguće da se izvučete i sa manje radikalnom sečom nego što je u početku zamišljeno.[96] I ne zaboravite da svaki put, iznova pitate hirurga da li je operacija baš neophodna. To može da zvuči kao gubljenje vremena, jednom kad ste se već odlučili za operaciju, ali možda ste u međuvremenu naišli na neke nove informacije, ili ste čuli za lekara koji to resave na drugi način. U svakom slučaju, ako ste saznali nešto novo, bacite se ponovo na knjige i proverite to. U slučaju da je operacija vrlo složena, bilo bi dobro da stupite u kontakt sa svim hirurzima koji su poznati po njoj. Ako je on u drugom gradu a vi ne možete da putujete, - ili on ne želi novog pacijenta – upitajteya koya može da vam preporuči od svojih kolega. U potragu za pravim hirurgom uključite i svoje prijatelje, kao i članove porodice.[97] Iz iskustva znam i poštujem čak i preporuku sveštenika koji nekako ume intuitivno da izabere odgovarajućeg lekara.ali bez obzira sa koje strane došla preporuka, ili koliko je slavan hirurg koji vas operiše, nikad ne spuštajte gard, ne prepuštajte se olako ničemu što ne zadovoljava sve vaše kriterijume.

A sve ovo važi dvostuko *posle* operacije. Ako operacija nije prošla onako kako je planirano, ili imate posledice na koje nisu računali, ne gubite vreme već proverite šta vam se dešava. Kao u slučaju lekova, posledice mogu biti trenutne i prolazne. A mogu da budu i smrtonosne. Kad se konsultujete sa drugim lekarom oko problema posle izvedene operacije, pitajte ga sledeće: možete li da mi date sasvim iskreno i otvoreno mišljenje o tome kako je hirurg izveo ovu operaciju? Da li ste u stanju da mi date otvoreno mišljenje čak i ako pretim da ću da podnesem krivičnu prijavu protiv ovog hirurga i vaše bolnice? Zavisno od toga kako vam odgovori na ova pitanja, odlučićete da li da mu verujete ili ne. U ovoj, ali i svim drugim medicinskim situacijama, vaše oklevanje da nekom podarite svoje poverenje, je vaša prva linija odbrane. Neka to poverenje svaki vaš lekar dobro zasluži, pogotovo ako namerava da vas ritualno obogalji.

---

[96] Da se nisam kao lavica borila da mi se ne seku glasne žice, sasvim je izvesno da bi i one rutinski otišle na operaciji raka grla koja mi je izvedena 2008.godine. Posle mi je hirurg rekao „da sam imala sreće, ali i da se on *potrudio*". Samo sam tužno pogledala u sve one neme jadnike koji nisu bili tako borbeni i koji više nikada neće progovoriti, jer se nisu suprodtsavili svom hirurgu.M.V.
[97] Nikad nisam razumela vrlo čest stid od bolesti koji sprečava ljude da to objave ćak i svojim najmilijima. Sećam se jednog poznanika koji nikome nije rekao da ima rak. Sve je sam pripremio, uključujući i aranžman sopstvene sahrane, i niko osim žene nije znao šta se dešava. Kad je umro, svi su se divili njegovoj hrabrosti u odluci da ih sve poštedi bola. Samo sam ja bila užasnuta i rekla, da ako bih ja dobila rak, to bih objavila na dnevniku, jer NEKO NEGDE NEŠTO ZNA pa bi mogao da mi pomogne. Da javno nisam pričala o svom raku, svojoj borbi, uspehu sa živom hranom, mnogi bi još ćutali, bili dobri i poslušni i odavno mrtvi. M.V.

4

HRAM SUDNJEG DANA

Bolnica je kao rat. Najbolje je da se potrudite da tamo nikad ne završite. A ako vas zarobe, onda se potrudite da nađete što više saveznika i pobegnete odatle što pre.

Za onoliko novca koliko u proseku košta jedan boravak u bolnici, možete da platite odmor u bilo kom skupocenom odmaralištu na svetu sa plaćenim prevozom. I osim u slučaju da vam zaista treba neka hitna intervencija, sva je prilika da ćete se bolje i osećati na Kubi ili Havajima, nego u bolnici.[98] Jer, bolnica je hram crkve Moderne medicine, što znači, jedno od najopasnijih mesta na planeti.

Kada se kultura jednog naroda digne do nivoa da ljudi žive u kućama, onda i njihovi bogovi moraju negde da borave. Zato se podižu moćni hramovi u koje se useljava duh religije. Kada vizija kaže da je božanski duh u hramu, zgrada postaje centar propročanstva, mesto gde se bogovi obraćaju ljudima. Kada čujem nekoga – obično je reč o starijoj osobi koja nije ovde rođena - da je bolnica "mesto gde ideš da umreš", pomislim u sebi da se njemu ili njoj Bog zaista obratio.

Deca nam, s druge strane, daju jasnu poruku svog neiskvarenog opažaja: klinci se besramno boje, svi do jednog, odlaska u bolnicu. Kao što je njihov strah od lekara nešto što bi svi mi mogli da negujemo u sebi, tako je podjednako ispravan i njihov strah od bolnica. Naravno, detetu je teško da izrazi zašto se boji bolnice. Čak je i odraslom čoveku teško da tačno definiše šta mu smeta u bolnicama i čega se određenog plaši. Osim toga, odrasli se *plaše* čak i da priznaju da ih je strah. Sveštenici hrama će da iskoriste neznanje i suzdržanost tako što će da nas uveravaju rečima " Nema razloga da se plašite bilo čega".

I te kako ima mnogo toga čega treba da se plašite. Bog koji obitava u hramu Moderne medicine zove se Smrt.

98Danas je glavni hit i glavna zarada u veštakoj oplodnji. Parovima se unapred kaže da će prvih pet, šest pokušaja biti promašeno, a oni koštaju svaki po nekoliko hiljada eura. Pa zar nije bolje, kad će već prvi pokušaji da propadnu, da za te pare odu na Sejšele i tamo, u rajskom okruženju, bez stresa i problema, na suncu i moru,uz obilje moćnog voća, prirodnih afrodizijaka, tone peruanske make zbog koje Maje nisu znale za neplodnost, opušteni, puni serotonina, endorfina, hormona ljubavi, da začnu prirodnim putem? Izmneđu Sejšela i privatne klinike za veštačku oplodnju, uvek bih izabrala Sejšele. M.V.

Postoje bakterije i bacilli u bolnici koje nećete naći ni na jednom drugom mestu u gradu, ne zbog toga što su bolnice prljave, već zato što crkva Moderne medicine ima fetiš ritualnog pročišćavanja. Naizgled, ovo je kontradiktorna rečenica, ali u istinu, nije. Bolnice ni izdaleka nisu onoliko čiste koliko bi trebalo da budu. Mnogo je manji broj onih koji održavaju bolnicu nego što je to zaista potrebno. Kad god imate višak zaposlenih, prvo ćete otpustiti one za koje je to najočiglednije, a i tu nećete pažljivo da probirate. Tako da ako pažljivije zavirite po bolničkim hodnicima, naićićete na prašinu i prljavštinu po ćoškovima i zabitim mestima koja se ne vide na prvi pogled. Bolnička prašina i prljavština nisu ni malo nalik na prašinu i prljavštinu koju ćete naći negde drugde.

Gde to još možete sve da nađete pod istim krovom: životinjski i biljni otpad od pripreme bolničke hrane, đubre, biološki otpad sa dijagnostike, hirurgije, autopsije, previjališta, zavoje, bačena tkiva i organe sa hirurgije i autopsije, ispljuvke, placente, organe, odsečene udove, žrtvovane opitne životinje, pelene i uloške za jednokratnu upotrebu, čaršave, katetere, sapune, telesne izlučevine, šolje, maske, higijenske maramice, gips, injekcije, i fekalije? Sve ovo ide u isto đubre koje skupljaju isti ljudi koji imaju pristup u sve bolničke sobe, operacione sale, kuhinje, laboratorije i mrtvačnice.

U jednoj bolnici je nađeno da se nosila kojim se služe pacijenti, takođe koriste za nošenje leševa. Kao da to nije dovoljno loše, na istim nosilima se još uvek vide tragovi predhodnih mračnih putovanja. U ovoj istoj bolnici, koja je uzgred budi rečeno, velika državna bolnica u Vašingtonu, "organski ostaci i fekalne materije" nađeni su u ordinacijama za hitan prijem pacijenata, na spratovima, te radnim pločama u mrtvačnici. U bolničkim sobama, nađene su zaprljane natkasne, prljava kupatila, bačene igle za potkožne injekcije i puno teške nakupljene prašine. [99]

---

[99] Kada sam kao dete operisana od vezanih creva bila u dečjoj bolnici u Tiršovoj, jedina uteha bile su časne sestre koje su volonterski pazile na decu po sobama. Posteljina nije menjana danima, a na kraju sam postoperativno zaradila infekciju u pljavom kupatilu sa otvorenim prozorom u decembru mesecu. Hirurg je šapatom rekao mojoj majci „vadite je odavde, da vam ne umre". Kad god su mi deca bila na sada znam, nepotrebnim operacijama krajnika i slepog creva, išla sam sa gumenim rukavicama, deterdžentima i krpama i dezinfikovala njihove sobe i kupatila, pa ni to nije pomoglo. Teodora je u Institutu za majku i dete navukla bakterijsku infekciju u mokraćnom kanalu a Milena je svoje bolničke dane provela užasnuta kraj prozora, čekajući spas od horora

92

Ova otkrića me više ne šokiraju, jer sam odavno shvatio da je ovo više pravilo nego izuzetak. A ono što situaciju u bolnicama dodatno otežava je sistem grejanja i hlađenja. Svim tim cevima putuju mikrobi, bacilli, bakterije, virusi, prašina i raspršavaju se po celoj bolnici. Da ne pominjem vodovodne cevi. Bolnice ih imaju više nego bilo koja druga obična zgrada. Osim tople I hladne vode, bolnice imaju i ledenu vodu, destilovanu vodu, vakuumske sisteme, sisteme za usisavanje tečnosti, kiseonik, protivpožarnu kišu (koja uglavnom ne radi), frižidere, recikliranu vodu za hlađenje, kanalizaciju, otpadne vode, i sisteme za irigaciju – koji svi prolaze kroz cevi u zidovima i podovima. Ne samo da je velika šansa da se negde ove cevi slučajno ukrste, već je velika mogućnot i da se ilegalno negde na nešto priključe što povećava opasnost od unakrsnog zagađenja.

Fanatična posvećenost pročišćavanju unutar Crkve Moderne medicine sasvim ironično višestruko povećava opasnost od razvoja soja bacila otpornog na antibiotike. U drugom poglavlju govorio sam kako zloupotreba antibiotika vodi ka rastu bakterija koje su otporne na lekove. Ima li boljeg mesta za razmnožavanje ovih super bakterija nego u modernoj bolnici, gde antibiotici teku kao reka? Neke bakterije se adaptiraju do te mere da se na kraju *hrane* antibioticima!

Onda se naravno desi, da bolničko osoblje koje se kreće hodnicima, postane hodajuća posuda za uzgoj ovih bacila. Kako su im svakodnevno izloženi, bacili ne mogu da njima naude. Ali to ne važi i za *vas*, kad vam sestra rasprema krevet, menja posteljinu, daje hranu, pruža pižamu ili vam daje određeni tretman.

Sveštenici hrama, doktori, još su gori u prenosu zaraza. Lekari zaboravljaju da redovno peru ruke, osim u hirurškim salama u vidu ritualnog obreda. Oni u viziti obično opušteno idu od pacijenta do pacijenta, pipajući ih, dajući im injekcije, ili pregledajući ih sa drugim instrumentima. I kao da sebe smatraju jedinstveno čistom osobom, ne peru ruke između dva pacijenta. Doktori takođe u velikoj meri veruju u zaštitne maske, kapice i gumene rukavice – ništa od toga ne zaslužuje poverenje. Maske su toliko zagađene već posle desetak mi-

---

koje je tamo gledala svakog dana: sestre koje žderu sendviče i neće da pomognu, musava deca koja povraćaju, kijaju kašlju....najbolje je prošla moja trezvena majka koja je u svom dugom životu provela samo dva dana u bolnici – jedan kad je mene rodila i jedan kada je umrla. M.V.

nuta, da služe vise za uzgoj bakterija nego što štite. Gumene rukavice takođe umeju da budu zagađene.

Kada ušetam u neonatalno odeljenje u čistom odelu koje sam obukao tog jutra, sestre uvek prave frku i navlače mi beli mantil. Tada se našalim pa im kažem da vređaju moje lepo odelo. Njihova reakcija mi pokazuje kako su one spremne da svoju veru pre daju svetoj odori nego sopstvenoj percepciji realnosti. Nema pokazatelja da je taj beli mantil koji žele da mi navuku čistiji od mog odela. Šta više, mnogo je verovatnije da nije. Taj mantil možda tu stoji okačen mesecima. Kako one znaju da je on dobro opran? Pogotovo što nema sumnje da je bačen u isti koš sa zaprljanim čaršavima, jastučnicama i platnima iz operacionih sala. To što je nešto belo ne znači i da je čisto. Isto važi i za krevete. Posteljina je možda oprana, ali nisu ni jastuci ni dušeci.

Procena je da su vaše šanse da zaradite neku infekciju u bolnici, jedan prema dvadeset. To je samo konzervativna procena. Polovinu infekcija po bolnicama izazivaju zaprljana medicinska oprema, kao što su kateteri ili oprema za intravenoznu terapiju. Pre eksplozije uvođenja ovih alatki oko 1965. godine, infekcije vezane za kontaminiranu medicinsku opremu gotovo da uopšte nisu postojale. Oko 15000 ljudi umire svake godine od bolničkih infekcija. Kao što biva u slučaju smrti od lekova, bolničko osoblje će lažirati izveštaje kada neko ko je primljen sa teškom bolešću podlegne bolničkoj infekciji. Vaše šanse takođe zavise od toga zašto ste primljeni u bolnicu. Ako idete na operaciju, ne samo da ćete biti izloženi svim opasnostima koje vrebaju u operacionoj sali, već će vam telo posle operacije ozbiljno oslabiti pa nećete moći da se borite sa novom infekcijom. Ako ste primljeni zbog opekotina ili otvorenih rana, takođe će vam imunitet opasti, što znači da ćete se lakše nečim zaraziti.

Moje iskustvo govori da je odnos jedan prema dvadeset osnovna linija rizika I predstavlja onu minimalnu opasnost od infekcije. Video sam kojom brzinom se šire epidemije po bolnicama, toliko brzo da se svi šalju kućama. Dečja odeljenja I neonatalna odeljenja su najpodložnija širenju zaraza. To je dobro čuvana tajna po porodilištima, da je najopasnije mesto u bolnici – bar što se tiče pacijenata – odeljenje sa novorođenim bebama, gde ni jedan mali pacijent (pogotovo oni kojima je uskraćen imunitet jer nisu dojeni) još nije razvio imunitet na klice.

Što se tiče bakterioloških procena, retko kad sam se susreo sa epidemijom za koju je okrivljena bolnica ili njeno osoblje. Oni to uvek nakače posetiocima! Neizbežna posledica epidemije je restrikcija vremena za posete bolesnicima. Zapravo, držati posetioce podalje, samo je *polovina* onoga što treba da se uradi. *Pacijentima* bi takođe bilo mnogo bolje da se nalaze van bolnice.

Bolnice su zaražene sa mnogo toga više nego što su klice. Setite se, od kada su bolnice postale hramovi Moderne medicine, tamo se slivaju sve one hemikalije koje lekari tako vole da koriste. Sa svim lekovima na raspolaganju, lekari prosto moraju da ih upotrebe. A oni to I čine. Pacijenti po bolnicama u proseku primaju po 12 različitih lekova. Čak iako vas lekovi ne ubiju ili ne obogalje, naokolo leži još puno drugih hemikalija koje mogu da vam ugroze zdravlje. Na prvom mestu, vaš lekar možda neće da prepiše lek, ali drugi lekari drugim pacijentima sigurno hoće. Otrovni rastvori koji se koriste u laboratorijama i perionicama, zapaljive hemikalije, radioaktivni otpad, sve to preti da vas kontaminira.

Da su bolnice strogo efikasna mesta kakvim se prikazuju, mogli bismo da se malo opustimo pred ovim opasnostima. Na žalost, bolnice su prosto virtuelni *modeli* javašluka. Tu je toliko mnogo *prostih* grešaka – grešaka gde čovek ima dva ili tri izboraíl nepogrešivo izabere pogrešan – da mora da vas baci u depresiju pomisao kolike se tek mogućnosti pružaju kod *složenih* grešaka!

U bolnicama se sve pobrka – uključujući i pacijente. Moj brat je pre mnogo godina primljen u bolnicu radi operacije hernije. Zakazana mu je operacija u 11 sati pre podne. U pola deset došao sam do njegove sobe, ali njega nije bilo. Odmah sam znao šta se desilo. Dotrčao sam do operacione sale, i kao što sam predpostavio, on je već bio tamo. Zamenili su ga sa drugim pacijentom. Jedino što ga je spaslo bilo je to što je drugom pacijentu bila zakazano vađenje materice!

Zabune se dešavaju u bolnicama svakodnevno. Hirurzi ustali na levu nogu, operišu.[100] Pogrešni lekovi daju se pogrešnim pacijentima. Pogrešna hrana daje se bolesnicima koji su na posebnim dijetama.

---

[100] Kada sam pre operacije katarakte upitala anesteziologa kakav je bioritam hirurga, doslovno mi je odgovorila: „on odlično operiše i kad je neispavan". Rekla sam joj da uopšte ne dovodim u pitanje kvalitet njegove operacije, samo ne želim da me operiše nadrndan čovek. M.V.

Čak se i bebe pomešaju. Gotovo da ne prođe godina a da se u novinama ne pojavi vest o kolosalnoj zameni dece i majki u nekom lokalnom porodilištu. Ne postoji doktor koji je radio u porodilištu a da nije imao slučaj medicinske sestre koja je majci donela pogrešnu bebu, pa je majka ispravila. Na neonatologiji ima obično dvadeset do trideset beba. Svaki doktor zna da otisak stopala nije najpouzdanije sredstvo prepoznavanja a one narukvice stalno padaju. Ko onda i kako može da ih razlikuje?

Ne samo da se ljudi pobrkaju u bolnicama, već se i *zagube*. Novine izveštavaju o slučajevima kada su mrtva tela pacijenata pronađena u sporednim liftovima ili manje korišćenim kupatilima. Pre dve godine ukradena je jedna beba iz bolnice Univerziteta u Čikagu. Svaki put kada prođem pored porodilišta u bolnici Majkl Riz[101], uskomešam sestre pitanjem, da li ima vesti o bebi Fronzak[102]. Pre skoro deset godina, beba Fronzakovih je jednostavno *nestala* iz njihovog porodilišta i nije nikada pronađena. Prošle godine bio je slučaj u Izraelu, gde su dve majke dobile zamenjenu decu. Istina o zameni se saznala tek posle dva meseca. U početku, ni jedna majka nije htela da se odrekne "svog" deteta. A kako zovete nekoga ko je dva meseca bio vaša mama?

Što se mene tiče, jedan od najboljih argumenata u prilog prirodnog porođaja kod kuće je taj da u slučaju da se porodite u bolnici, ipak može da se desi da odete kući iz porodilišta sa tuđom bebom.

Još jedna opasnost koja vreba po bolnicama je mogućnost da se desi neka nesreća. U jednoj prigradskoj bolnici U Pensilvaniji, otkriveno je da su oznake sa kiseonikom i nitro oksidom slučajno zamenjene kada su radnici uvodili cevi sa gasom na odeljenje za hitne slučljajeve. Dok se zabuna nije otkrila, ljudi koji su trebali da prime kiseonik, primali su nitro oksid, a oni kojima je bio potreban nitro oksid, udisali su kiseonik. Bolnici je trebalo šest meseci da otkrije grešku. Bolnica je priznala da je pet smrtnih slučajeva posledica nesrećnog slučaja, ali da su od ostalih trideset pet umrlih u tom periodu, neki već bili mrtvi na prijemu, a neki već u tako teškom stanju da im kiseonik i da su ga primili, ne bi ni mogao da pomogne. Ako

---

[101] Michael Reese Hospital
[102] Fronzack baby

vam ovo liči na zataškavanje bolnice kad je u pitanju smrt kao posledica pogrešnog medicinskog tretmana, mislim da ste shvatili moju poruku.

Kako se doktori sve više i više oslanjaju na novu tehnologiju, bolnice postaju sve zagušenije električnom opremom i žicama, a šanse da doživite strujni udar rastu sa računom za potrošenu struju. U već navedenoj bolnici u Vašingtonu, koju sam pominjao zbog prljavštine, tri pacijenta, nekoliko lekara i medcinskih sestara je doživelo električni šok i opekotine od loše urađene struje u koronarnoj jedinici za intenzivnu negu. Ovakva vrsta nezgode nije tako retka, i biće sve češća kako se bude smanjivao broj radnika za održavanje bolnice, a žice postajale sve zamršenije.

Bolnice su labavo organizovane i tako jadno funkcionišu da čak i *ubistvo* postaje jasna i realna pretnja. Svedoci smo slučaja kada su namerno ubrizgavali injekcije koje izazivaju paralizu pacijentima u Veteranskoj bolniciu Mičigenu[103]. Smrtonosnih lekova toliko ima u slobodnoj distribuciji i a kontrola je gotovo nikakva, da bolnica nije znala odakle da počne sa istragom. Morali su da zovu FBI u pomoć. Ako želite da počinite savršen zločin, učinite to u bolnici.

Naravno, mogli bismo da kažemo i kako se bolnice *već* izvlače sa počinjenim zločinima. Ako vas ne ubiju lekovi, bacili, operacije, hemikalije ili druge nesreće, opet imate velike šanse da u bolnici umrete *od gladi*. Jedna od prvih ozbiljnih studija o skandaloznom stanju ishrane bolesnika u bolnicama urađena je u velikojbostonskoj Gradskoj bolnici, kada su detaljno testirani svi pacijenti na hirurškom odeljenju. Rađena je analiza kalorijske pothranjenosti proteinima, što je minimalan standard za utvrđivanje da li pacijent dobija dovoljno belančevina i kalorija svakodnevno, tokom određenog vremena. Da li pacijent dobija dovoljno vitamina i minerala, nije testirano. U svakom slučaju, polovina pacijenata sa hirurgije nije dobila dovoljno kalorija ni belančevina. Polovina njih je bila još ozbiljno pothranjena: toliko ozbiljno da je to moglo da ugrozi njihov oporavak I produži boravak u bolnici. Kako nisu u bolnici dobijali dovoljno *hrane*, onda je logično zaključiti da nisu dobijali ni potrebne vitamine ni minerale. [104]

---

[103] Michigan Veterans Administration Hospital
[104] Na mom prvom porođaju u Puli, u Hrvatskoj, 1989, dali su mi ispred porođajne sale odmah punjene paprike da se oporavim. U Beogradu je dugodoišnja praksa izgladnjivanja porodilja, zbog

Rezultati ove studije nisu uopšte usamljeni. Mnoge kasnije studije su utvrdile da pothranjenost pacijenata u američkim i britanskom bolnicama ide od 25 do 50 procenata. Doktor koji je vodio bostonsku studiju, Džordž L.Blekbern[105] je kasnije utvrdio da je pothranjenost jedna od vodećih uzročnika smrti starih ljudi po bolnicama. To i nije tako zapanjujuć podatak, ako uzmemo u obzir sve što je doktor Blekbern otkrio svojim istraživanjem. Loša ishrana će svakako dovesti bolesnika u najgore moguće stanje kada ne može više da se bori sa bolešću zbog koje je najpre i stigao do bolnice. Ako tome dodamo još sve opasnosti i stresove koje donosi bolnički dan, eto vam recepta za propast. Naravno, možemo samo da predpostavimo prave razmere katastrofe. Što se tiče lekova, nesreća ili drugih smrtnih slučajeva povezanih sa lošim medicinskim tretmanom, tu doktori zataškavaju stvari. Nema tačnog podatka o tome koliko ljudi direktno ili posredno umre od loše hrane u bolnicama. Ono što sigurno znamo je da se mnogo ljudi hrani lošom bolničkom hranom, da je loša ishrana smrtonosna i da puno ljudi umire u bolnicama zbog toga.

Zašto je bolnička hrana tako grozna? Čak i najgora hrana po bolnicama kada se uzima ne može da pokaže takve rezultate odsustva belančevina i kalorija, kako istraživanja otkrivaju. Stvar je u tome, što se ta hrana ni *ne jede*. Niko se ne trudi da pacijent uzme tu hranu. U najboljem slučaju, neko donese poslužavnik sa hranom i stavi ga pored kreveta. I tamo, na natkasni, čami. U najgorem slučaju, bolnički režim i osoblje toliko gnjave pacijenta da on ne stiže da jede: laboratorijski testovi, kontrole, vreme za lekove, vreme za spavanje, vreme za snimanje, vreme za ovo, vreme za ono...

---

mogućih kasnijih hirurških intervencija. Posle drugog beogradskog porođaja, onesvestila sam se u krevetu od gladi i pala na pod, gotovo slomivši jagodičnu kost. Dok sam na onkologiji primala hemioterapiju i radijaciju, bilo mi je zabranjeno da unosim dodatne vitamine, da jedem voće, da uzimam bilo šta što bi me hranilo i održalo u životu. Kada su mi leukociti toliko opali, da su morali da me stave u izolaciju i prekinu terapiju na nedelju dana, što je dakle, još produžilo agoniju, onda su mi dali Bevipleks i Oligovit, najjednostavnije multivitaminske preparate, kojima sam ja svojevremeno davala i svom psu. Kad sam sa zaprepašćenjem pitala, „zar to nije moglo ranije? Sad mi dajete vitamine, kad samo što nisam umrla?" svi su ćutali. Posle operacije, hemioterapije i radijacije, izgubila sam skoro 30 kilograma i puštena kući kao skelet, bez zuba, iscrpljena, sa imunitetom na nuli. O viršlama koje ni gavran ne jede, sa prve hirurške klinike u Beogradu, da ne govorim....
[105] George L. Blackburn

Mnogo toga se odvija među zidovima hrama crkve Moderne medicine što bi moglo da vam ugrozi apetit. Psihološke opasnosti koje vrebaju podjednako su smrtonosne kao i one fizičke.[106] Vaš boravak u bolnici, od trenutka kada uđete do trenutka kada izađete – ili vas iznesu – psihološki deluje na vas kao bačena kletva ili vudu magija. Bez obzira da li ste toga svesni ili ne, bolničke procedure i sam prostor izazivaju očajanje i slabost u mnogo većoj meri nego što daju nadu i podršku. Niko tu nije optimista. Vidite izdužena lica paćenika i umirućih, kao I lica onih koji moraju da gledaju kako se ljudi pate i umiru. Vidite bolničko osoblje koje se otuđuje od svojih prirodnih reakcija i kako postaju mašine. A onda i *vas* čeka otuđenje na prijemnom odeljenju, kada vas svedu na niz brojeva i simptoma, koji više ne pripadaju vama, već *doktoru.* [107] Vaš identitet i sav vaš život ostavljate napolju. Bukvalno svlače sa vas svako obeležje pređašnjeg života, kao što vam skidaju odeću i kriju je u plakaru iza vrata, obeležja vašeg pravog života. Dobro paze da se sve veze sa tom prošlošću prekinu – rođaci i prijatelji mogu samo delić vremena da provedu sa vama tokom dozvoljene posete.

Rezultat ovakvih psiholoških čioda je da se u vama ubije svaka pomisao na mogućnost da vaše zdravlje leži u vašim rukama, da vi imate kontrolu nad svojim životom. Oni koji su vas zarobili potrudiće se da vas izoluju, otuđe, zaplaše, bace u depresiju, i uopšte, da vas dovedu do stanja takve uznemirenosti da ćete pristati na sve što vam se kaže. Slomljenog duha, vi ste spremni da postanete Dobar pacijent.[108]

Deca i stari ljudi naročito su prijemčivi na štetne efekte bolničke vudu magije. Deca brzo i burno reaguju, preplavljena osećanjem napuštenosti i odvojenosti od porodice. Dodajte tu i prirodan strah od

---

[106]Istraživanja su pokazala da se kod dece zaustavlja rast i razvoj za tačno onoliko vremena koje provedu u bolnici. Deca obolela od raka iz unutrašnjosti, koja čame po bolnicama, ne viđaju roditelje, jednostavno kao zmbiji, prespavaju bolničke dane u teškoj depresiji. Posledice ih, ako uopšte prežive, proganjaju godinama posle.

[107] Grupa preživele dece sa onkologije pokrenula je u Beogradu 2012.g. internet radio program Mladice (kovanica od mladi i C, što je oznaka za kancer) gde svaka emisija počinje sa „Moje ime nije C 44"

[108] Dok sam u početku, dolazila na kontrole na Institut za onkologiju, ljutito sumi govorili da sam ja najneposlušniji pacijent koga su imali. Sa osmehom bi im odgovorila „zato sam živa." U sobi nas je bilo pet žena, četiri dobre i poslušne i ja. Danas, pet godina kasnije, sve su mrtve, osim mene. M.V.

operacije ili onog što treba da im se radi u bolnici. Nema nikakve misterije u tome što deca, kad provedu makar noć, dve u bolnici, bez roditelja, nazaduju u ponašanju do te mere da prestanu da kontrolišu mokrenje ili izgube moć govora. Svaki lekar mora da zna da je doba između tri i šest godina vreme velike zbunjenosti. Deca teško da mogu da budu svesna šta im se tada događa. Dozvoliti da budu smeštena u bolnici bez roditelja koji će brinuti o njima je čist zločin.[109]

Pre skoro dvadeset gdoina, napisao sam rad na temu dečjih fantazija pred operaciju kile. Razgovarao sam sa decom i pitao ih šta su mislili da će da im se desi. Skoro svako dete je mislilo da će nešto strašno da se desi njegovim genitalijama. Kada sam ih pitao šta misle, na kom mestu na telu će biti izvedena operacija, neki su se instinktivno, u odbrani, bukvalno hvatali za genitalije. To mi je otvorilo oči. U to vreme, mislili smo da sa decom treba razgovarati pre operacije i objasniti im postupak. Sada znam da to ne vodi ničem dobrom. Ono što treba je da se omogući roditeljima da budu uz svoju decu sve vreme hospitalizacije. To je preporuka koju treba da damo.

Ni danas ne volim noćne vizite po bolnicama: suviše je mnogo dece i beba koji plaču. Uvek sam imao problem sa bebama koje plaču – prosto ne mogu da ih ignorišem. Dok sam obavljao noćne vizite, uvek bih uzeo u naručje bebu ili dete koje se rasplakalo i odneo ga sestrama u sobu. Dok god su mogli da sede u krilu sestara ili u njihovom naručju, nisu plakali.

Ni odrasli ni stari ljudi nisu pošteđeni trauma bolničkog lečenja. Doktor David Grin[110] je bolnice nazvao "najgorim mestom na svetu za stare ljude." NIje da se ne slažem sa ovom izjavom, nego bih dodao, da su bolnice najgora mesta na svetu za sve ljude. Ne vidim kako mislimo da na decu ne utiču bolnički super stresovi, kad oni tako razaraju odrasle ljude. Sasvim ironično, mi očekujemo da se deca ponašaju kao super odrasli i da prihvate ili se adaptiraju na razdvajanje

---

[109] Nikad neću zaboraviti par noći provedenih na dečjem odeljenju ORL klinike, gde mi je dozvoljeno da budem uz stariju tada dvogodišnju kćer Teodoru, prilikom operacije krajnika, jer je bila dete oštećenog sluha. Pošto sam bila jedina majka na odeljenju, sva ta mala deca su me zvala „mama, mama". Tu količinu tuge i nesreće bespomoćnih malih bića u bolu još uvek osećam u sebi. A onda se setim reči starog ginekologa, ćuvenog doktora Lazića sa Instituta za majku i dete, koji mi je pre 30 godina rekao „kada bi mogli da najure majke kao narodne neprijatelje i izbace tu reč iz imena Instituta, bili bi najsrećniji. Lekari tako mrze majke."
[110] David Green

i strahove – dok od odraslih očekujemo da prigrle pomisao da ih tretiramo kao bespomoćnu decu. Bolničke procedure nemaju ama baš nikakvo poštovanje prema dostojanstvu pacijenta. Moraš da skineš svoju odeću, da navučeš bolničku, koja dopušta bezočne preglede, pipanja i napade nebrojenih lekara, sestara ili medicinskih tehničara. Uglavnom morate da ležite sve vreme. Ne možete da idete i dolazite kad vam se prohte. I još morate da jedete ono što vam donesu – ako uopšte stignete. A onda, povrh svega, morate da spavate u sobi sa nepoznatim osobama – i to *bolesnim* strancima! Hospitalizacija vas srozava. Za dvadeset pet godina lekarskog staža i svedočanstava medicinske prakse, nikada još nisam doživeo da srozavanje dostojanstva nekom može da pomogne. Ali, ne zaboravite, bolnice su hramovi crkve Moderne medicine. Kada ušetate u neki hram, suočite se u njemu i sa božanstvom kome je posvećen. Ni jedan bog neće dozvoliti da u njegov hram unesete obeležja suparničkog boga, tako da morate da ostavite iza sebe sve u šta verujete i čemu su vas učili. Kako Crkva smatra da su svi aspekti života koji doprinose zdravlju dela suparničkih božanstava, morate da zaboravite na svoju porodicu, identitet, samopouzdanje i dostojanstvo već na vratima hrama. Tek kad se pročistite od svog realnog života, možete da postanete pravi kandidat za miropomazanje u Crkvi Smrti.

Uvek sam fasciniran onim što se desi kada izbije epidemija ili neka druga pošast u bolnici pa se svi pacijenti šalju kućama ili premeštaju u druge bolnice. Veoma mali broj obično treba da se prebaci u druge bolnice. Svaki put uspevamo da od deset pacijenata, devet pošaljemo *kući* bez ikakvih problema.

Pre nekih dvadeset pet godina, odlučio sam da sprovedem jedan mali eksperiment kako bih utvrdio koliko je zaista hospitalizacija potrebna. Bio sam zadužen za bolničko odeljenje sa dvadeset osam kreveta. Čvrsto sam odlučio da ni jedan od već primljenih dvadeset odam pacijenata koje sam zatekao na odeljenju ne treba da bude tu osim ako je to apsolutno neophodno. Takođe sam kontrolisao i prijem novih pacijenata. Tako da kada bi neko došao sa uputom za bolnicu, mi smo odlučivali da li je to zaista potrebno ili ne. Uveli smo posebne procedure kako bi omogućili da ljudi budu zbrinuti kod kuće. Mogli smo, na primer, da platimo taksi da dolaze u bolnicu po tretman, a imali smo i posebno vozilo u slučaju da je bilo potrebno da se pacijentu medicinska oprema popravi, adaptira ili ako je u pitanju osoba sa invaliditetom.

Ovako sam vodio odeljenje dok nismo došli do tri ili četiri bolesnika. Mislio sam da sam prilično ubedljivo dokazao kako bolnice nisu neophodne. Kasnije sam saznao da sam *ja* taj koji nije neophodan. Medicinske sestre su počele da se žale jer nisu imale šta da rade na mom odeljenju, pa im je pretio premeštaj u neke druge bolnice. Stažisti i studenti medicine su se bunili jer nisu imali dovoljno materijala za studiranje. I to je bio kraj mog eksperimenta sa korisnošću bolničkog lečenja.

Bolnice postoje u tako agresivno velikom broju, samo zarad koristi medicinske profesije, a ne radi dobrobiti ljudi kojima treba da služe. Bolnice su nastale prvo kao "sirotinjske kuće" gde su doktori slali pacijente koji nisu imali para da ih plate. Posle nekog vremena, lekari su uvideli da je mnogo lakše kada su *svi* njihovi pacijenti na jednom mestu, sa svom već prisutnom neophodnom mašinerijom. Prirodno, kako je medicina postajala sve manje humana a sve više mehanička, lekarima je daleko više odgovaralo da drže pacijente u bolnici. Poznata je činjenica da doctor mora da bude mnogo veštiji i oštriji u promišljanju kada obilazi pacijente po kućama. Kako su talenat i brižnost postali prava retkost među lekarima, bolnice su prosvetale. Osiguravajuća društva uteruju ljude u bolnice time što im odbijaju da plate odštetu za van bolničko lečenje. Kada ne bi prepoznali vezu između osiguravajućih kompanija i bolnica, zahvaljujući kojoj je moguće da Crkva Moderne medicine ostane solventna, čudom bi se čudili apsurdu gde će jedna osiguravajuća kompanija radije da plati hiljade dolara odštete za bolničko lečenje, umesto par stotina, za vanbolničko.

Moderna medicina ne haje za apsurde – niti za bolničke opasnosti. Bolnice su, iz praktičnih razloga, samoakreditovane. U komitetima i upravnim odborima koji odlučuju o postojanju i radu bolnice, sede oni isti "dobri stari momci" koji i vode tu istu bolnicu. Čak i kada država stupi na scenu, masovna inercija u sistemu institucija čini da loše bolnice i dalje rade što otežava reformu loše prakse po bolnicama. [111] Pre nekoliko godina, Ministarstvo zdravlja, obrazovanja i socijalne pomoći, [112] proverilo je bez upozorenja, 105 bolnica, da li sprovode zaštitu od opasnosti koje su posebno navedene u zakonu o zdravstvu. Utvrdili su da šezdeset devet bolnica nije ispunilo jasne specifikacije date za protiv požarnu zaštitu, evidenciju lekova, broj potrebnih medicinskih sestara, broj lekara, nadzor bolničke hrane, evidenciju bolničkih kartona, i medicinske biblioteke. Sve bolnice su inače, nedavno prošle na udruženoj Komisiji za akreditaciju bolnica, a kada su objavljeni rezultati istrage ministarstva zdravlja, Komisija je odbila da povuče akreditaciju za pomenute bolnice koje su povredile zakon.

Javno mnenje uzburkano nad bolničkim uslovima uspelo je da iznedri ono što zovem "ukleta kuća sa puno duhova reformi." Veliki broj ovih reformi odvija se ili samo na papiru ili na tajnim sastancima onih koji vode bolnice. Crkva se neće odreći ni jednog parčeta moći, pogotovo u slučaju kada su u pitanju njeni hramovi. Da li bi katolici dozvolili Jevrejima da im govore kako treba da organizuju svoje škole i crkve? Reforme u vidu uvođenja ombudsmena u bolnice ili advokate koji se bave pravima pacijenata, a koji bi reagovali na žalbe, urađene su samo kako bi se zaštitili u sudskim sporovima oko nesavesne lekarske prakse. Pacijenti su uljuljkani u pomisao kako su im prava sada zaštićena. Nešto više od dve godine pošto je Američko udruženje bolnica "formalno usvojilo" zakon o "pravima pacijenata" i prosledilo ga osoblju svih bolnica, samo je delić bolnica dao pacijentima njihova "prava" na uvid.

---

[111] Prenosim deo teksta objavljenog u Blicu, 28. avgusta 2013., povodom smrti bebe u GAKu, pod naslovom: „MINISTARSTVO ZDRAVLJA KRIJE SE IZA SPOROG PRAVOSUĐA". „...spoljni nadzornici utvrde propust lekara jednom godišnje, ili ni toliko, a tokom godine obavimo oko 80 nadzora u ustanovama u celoj zemlji. Kada se desi slučaj poput smrti bebe, nemamo mnogo ingerencija, osim da utvrdimo da li je lekar poštovao zakon od momenta kada je pacijent primljen, pa do otpusta. Ovakve slučajeve prepuštamo pravosuđu, a ostalo je na njima...", „tri dana pošto je u Ministarstvo zdravlja stigao izveštaj spoljnih nadzornika, dostavljen je i prigovor bolnice. U prigovoru klinike iznete su neke nove činjenice i zahtevaju dodatne kontrole koje će obaviti spoljni nadzornici. Za taj posao je potrebno da prođu još dve ili tri nedelje, dok se slegne medijska prašina". Šta kažete na ovo, jedva 40 godina posle napisanih Mendelsonovih reči? Da li i dalje želite da vam se kćeri, sinovi i unuci rađaju u porodilištima gde niko ne odgovara za ubistvo vašeg deteta?

[112] Department of Health, Education and Welfare (HEW)

Ne možemo stvarno da očekujemo da hramovi Moderne medicine ostvare ove reforme, jer je sama ideja da pacijent ima bilo kakva prava, prosto u suprotnosti sa operativnim konceptom institucije. [113]Dalje, kada bi se zaista brinulo o pravima pacijentima, bolnice bi sve već bile zatvorene! Već duže vreme znamo da imamo suvišan broj bolnica te da ljudi ni približno ovoliko koliko sada rade ne bi trebalo da provode po čekaonicama. Brojne studije su tokom godina pokazale da je većina dužih boravaka u bolnici nepotrebna. Pet dana, tri dana, pa čak I pola dana u bolnici zbog porođaja je i u najboljem slučaju suvišno. Redovno se pokazuje kao nepogrešivo štetno i za majku i za bebu. Dužina bolničkog boravka za srčane bolesnike koja bi se pokazala korisnom, sudeći po naučnoj literaturi, se sve više smanjuje. Nekada su lekari mogli da citiraju radove po kojima je minimum boravka u bolnici bio mesec dana, dok današnja istraživanja pokazuju da nema razlike između tronedeljnog i dvonedeljnog ležanja u bolnici, a da je nedelju dana još bolje, dok se najbrže oporavljaju pacijenti koji *su kod svojih kuća, na nogama!* Čak i Američko udruženje bolnica priznaje da imamo mnogo više bolničkih kreveta nego što nam je potrebno, tako da možete samo da zamislite kako očigledno jadno izgleda taj višak bolnica u očima onih koji mogu da vide šta se stvarno događa.

Naravno, AUB i druge crkvene agencije čine sve što je u njihovoj moći da spreče javnost u otkrivanju onog što se zaista dešava. Komisija za profesionalnu i bolničku delatnost[114], finansirana iz privatnih fondova (od novca koji vi plaćate bolnicama), poseduje kompjuterizovanu banku podataka o tome šta se događa u američkim bolnicama, uključujući uporedne stope smrtnosti za procedure, nesreće, infekcije, greške – sve ono od čega treba da strepite kad ste u bolnici. Samo pokušajte da zavirite u ove podatke. Komisija ih čuva sa takvom osvetoljubivošću, da bi joj i država pozavidela. Sasvim opravdano. Kada objašnjavaju zašto je neki podatak "poverljiv",

---

[113] Pokušajte danas da recimo na Institutu za onkologiju tražite od medicinske sestre svoj karton na uvid. Ili da odbijete da primite hemioterapiju.Ili da tražite posebnu ishranu.Ili da promenite lekara koji vam se ne dopada. Sve su to vaša neprikosnovena prava, ali osim malog plakata u hodniku koji niko ne čita, niko ni ne zna da ima prava da odlučuje o svom lečenju, i svom telu. Uostalom, sam pogled na ulaz u institut gde odmah s desne strane stoji mala kapela za molitve, daje vam jasnu poruku: pomolite se, jer vas samo Bog može da spasi! M.V.

[114] Commission on Proffessional and Hospital Activities

portparoli Komisije i AUB-a će vam reći "da se informacija može da se zloupotrebi i time da obeshrabri analize koje bi išle ka poboljšanju stvari" . Time oni žele da kažu kako bi ljudi mogli tako "loše da protumače" bolničke nedostatke pa da pomisle da su bolnice toliko opasne da tamo ni u snu više ne bi kročili. A to bi naravno, "obeshrabrilo poboljšanja" jer ne bi imalo šta da se poboljša: bolnice bi bile zatvorene! Moje mišljenje je da ta banka podataka ima potencijal Votergejt afere i Pentagonskih dokumanata zajedno!

Opšte je poznata činjenica da Moderna medicina ne radi po naučnim saznanjima dok god javna svest nije na takvom nivou da to od nje *zahteva*. Istraživanje predtsvalja *molitvu* u religiji Moderne medicine. Istraživanje je OK dok god ne treba delovati u skladu sa njim. Doktor koji sprovodi istraživanje može da upropasti svoju karijeru u očima Moderne medicine, ako samo pokuša da *zagovara* implementaciju rezultata njegovog istraživanja!

Sasvim je nebitno da li ono što se dešava u hramu čini nekome zlo ili dobro. Ono što je važno je da verujući ostanu verujući i da pokažu snagu svoje vere tako što će primiti svete tajne, koje se prodaju ne na osnovu onog što jesu već na osnovu onog što treba da budu. Njihove namere su možda dobre, ali svi znamo da je put do pakla popločan dobrim namerama.

Osim toga, možete da računate na to da su *namere* Moderne medicine takođe i korumpirane. Kada su bolnice malo olabavile režim poseta bolesnicima, nije to učinjeno zato što su shvatili da ljudi treba da budu duže sa svojim porodicama. To je učinjeno zato što je pedijatrija umirala, a kreveti na dečjem odeljenju su zvrjali prazni. Učinili bi sve samo da dovuku decu u bolnice – pustite majke, očeve, braću, sestre, pse, mačke u posetu! Akušerstvo je umiralo takođe. Ljudi žele da im se deca rađaju u kući, a ne u bolnici. Zato danas dozvoljavaju da svako prisustvuje porođaju, od muža, sestre, majke, do dečka ili ...*bilo koga*! Samo da prihod stiže redovno.

Ono na šta se računa je da će ljudi biti uljuljkani u pomisao da je bolnica zaista pravo mesto za njih, da će ih upravo Hram uspeti da spase. Naravno da neće. Hram nema nikakve veze sa zdravljem. U bolnici ne postoji nikakva oprema za zdravlje ili za bilo šta što može da pridonese zdravlju. Hrana je grozna, kao u najgorem restoranu brze hrane. Nema opreme za vežbanje. Svi lični faktori koji bi mogli da vas održe u zdravlju bivaju uklonjeni – porodica, prijatelji i osećanje *sopstva*. kada ušetate u bolnicu, vi se predajete bezuslovno:- "evo me, potpuno bespomoćnog u nameri da sebi pomognem. Vi morate da me spasete. Ja nemam moći. Sva moć je u vama." Troškovi bolničkog lečenja su najveći pojedinačni elemenat u državnoj kasi medicinske "brige". Ta kasa se puni sve brže, preteći da nadmaši troškove odbrane, i postaje predmet Broj Jedan u državnom budžetu. Kada zdravstvo pretekne vojsku, niko više neće moći da zaustavi Inkviziciju. Niko ni ne postavlja pitanje koja je to institucija broj jedan u budžetu. Ono što košta više nego sve drugo daje birokratskoj inerciji takve proporcije da počinje da upravlja sudbinom zemlje. Tada će san Moderne medicine biti konačno ispunjen: cela zemlja će postati bolnica. Svi ćemo biti pacijenti u Hramu propasti.

Prva stvar koju treba da učinite kako bi se zaštitili od opasnosti moderne bolnice je da rešite kako da izbegnete nepotreban boravak. Kako je većina ljudi po bolnicama zato što ih je tamo uputio njihov lekar, jednostavno nemojte da dozvolite svom lekaru da vas tamo smesti. To znači da ne uzimate lekove osim ako je to apsolutno neophodno i da ne pristajete na operacije osim u neizbežnim okolnostima. (pročitajte predhodna dva poglavlja).

Mnogo je uobičajenih procedurakoje doktori ne žele da rade van bolnice – ako vi ne insistirate na tome. To je prilika da opet uradite domaći zadatak I suočite lekara sa znanjem šta može a šta ne može da se uradi. Više od devedeset pet procenata zdravih žena može i treba da se prirodno porodi kod kuće. Pa opet, lekari još uvek plaše mlade žene i očeve pričama strave i užasa o mogućim "komplikacijama", uterujući ih u porođajno-operacione sale, dok su te komplikacije zapravo statističke fantazije ili komplikacije *izazvane* akušerskom intervencijom. Kako ove priče nisu uspele da uguše pokret za kućni porođaj, vidimo kako se po porodilištima pojavljuju "sobe za porođaj" u sve većem broju.

Ne zavaravajte se mišlju da soba za rađanje, udešena kao prava spavaća soba (nekog motela) može da porođaj učini drugačijim. Jednom kada dopustite da vas zavedu bolničko trkalište, gotovi ste. Ponekad sanjam isti san, kako mlad bračni par stiže u sobu za rađanje, istu kao u Masonskoj bolnici Ilinoisa – opremljenu kolor televizorom i mesinganim krevetom. Doktor se smeši I ponaša kao dobroćudni ujak.

Ali kada jednom majku strpaju u mesingani krevet, doktor pritiska dugme na tajnom panelu i papirni zidovi nestaju zajedno sa nameštajem, a soba se preobražava u operacionu salu, gde pod bljeskom reflektora stoji hirurg sa skalpelom u ruci, spreman da je raspori.

Ova maštarija i nije toliko daleko od istine. Sobe za rađanje nisu sasvim izolovane od operacione sale, a mesingani krevet se začas dokotrlja do sale, pre no što se mladi roditelji osveste šta se događa. Ako ste na doktorovom terenu, onda imate da igrate po njegovim pravilima.dok, ako ste kod kuće, doktor je taj koji mora da uradi svoj domaći zadatak. Ako vam je bolnička oprema potrebna, upotrebite je. Ako možete da se porodite u sobi za rađanje, onda možete da se porodite i u sopstvenom krevetu.

Kako bi se zaštitili od doktorove namere da vas bez ikakve potrebe smesti u bolnicu, upotrebite taktiku koju sam opisao u slučajevima izbegavanja lekova ili izvođenja operacije. Obrazujte sebe, istražite mogućnosti, alternative i posledice.ako to podrazumeva konsultacije sa drugim lekarima, učinite to. Ako to znači odlazak iscelitelju koji nije medicinski doktor, učinite i to. Ne plašite se da lekaru predočite saznanja do kojih ste došli. Ono što vi tada u stvari radite je traganje za pravim lekarom. A na isti način ćete tragati i za pravom bolnicom,- ako odlučite da vam je to neophodno. Konvencionalna mudrost propoveda da je najbolja bolnica ona koja je ozbiljno upletena u medicinsku nastavu, gde ima puno studenata, puno naučnih istraživanja, puno domaćih glavešina. To je važilo možda za bolnice od pre trideset ili četrdeset godina, kada su se prilično neobične stvari dešavale u državnim bolnicama. Ali to je danas čista glupost – osim ako ne želite da se osećate kao žaba, pacov, rak, ili prase na času biologije. Ako želite danas da pronađete bolnicu u kojoj ima najviše nosokomejskih (medicinski žargon za bolnički izazvano) infekcija[115], gde se najviše greši u laboratorijskim testovima i davanju lekova, gde se pobrka najviše pacijenata i gde se nanosi najviše psihološke štete – idite u kliniku medicinskog fakulteta ili institut za istraživanje. Ako želite da vas upotrebe u tuđe svrhe- bilo

---

[115]Izraz nosokomejski dolazi od dve starogrčke reči: "nosus" što znači bolest i "komeion" što znači "pobrinuti se". Otuda, izraz nosokomejski se odnosi na sve bolesti koje pacijent zadobije dok je pod medicinskim nadzorom. M.V.

da pokazuju pravi (ili pogrešni) način kako se izvodi određeni zahvat, ili testiraju kako deluje ovaj ili onaj lek – nema boljeg mesta od bolnice medicinskog fakulteta.

Postojala je i druga vrsta konvencionalne mudrosti koja je tvrdila da ukoliko imate vrlo retku ili ozbiljnu bolest biće vam bolje u bolnici medicinskog fakulteta. Ni ovo više nije tačno. Bolnice medicinskih fakulteta postoje, ne zaboravite, da bi se učili pravoverni tretmani. Ono što ćete tamo dobiti je pravoverni tretman, bez obzira da li on deluje ili ne. Ako želite da primite najnoviji, neuobičajeni tretman, moraćete da odete u manju bolnicu ili čak neku koja je izvan dohvata crkve, u inostranstvu. Nemojte uopšte da odabirate bolnicu, jer, bolnice ne leče pacijente, doktori to čine. Birajte lekara. Ako izaberete pravog doktora, šanse postoje da će on odabrati odgovarajuću radionicu za svoju veštinu. Većina doktora koje poznajem, koji pripadaju ovoj kategoriji dobrih doktora, provode vrlo malo vremena po univerzitetskim klinikama ili institutima za istraživanje.

Mitski tronožac medicine, istraživanje, učenje i lečenje nije uopšte tronožac, jer mu noge nisu jednake. Kada doktori i bolnice postavljaju svoj mitski tronožac, briga o pacijentu uvek dobije kraću nogu. Ako mi neko kaže da je odabarao univerzitetsku bolnicu, kažem mu da bude na oprezu, jer je u ozbiljnoj opasnosti. Bez obzira ko je vaš doktor ili u kojoj ste bolnici smešteni, vi ste *uvek* u smrtnoj opasnosti, zato budite na oprezu. Ali to ne znači da treba da budete pasivni. Vaš posao je da pravite probleme. Probleme medicinskim sestrama, doktorima, probleme svima. Minirajte sistem koji bi vam inače oduzeo dostojanstvo, a možda i život, ukoliko mu to dozvolite.

To nije uvek jednostavno učiniti. Ako ste u društvu na visokom položaju, to će biti prilično lako. Kada recimo žena predsednnika upravnog odbora bolnice bude primljena, onda će i on dobiti apartman odmah do njenog. Ako niste na vrlo visokom položaju, morate da radite sve na mišiće. Treba da budete pripremljeni, lukavii vešti.

Volim kada su majke i očevi zajedno sa decom u bolnici. U jednoj od bolnica u kojoj sam radio, roditelji su mogli da borave sa decom jedino ukoliko su ona u kritičnom stanju. Zato sam svu decu stavio na listu kritičnih slučajeva! To su mi tolerisali duže vreme, sve dok se nije dogodio circus.

Vreme poseta se završavala svake večeri u 7.30. Jedna majka me je pozvala, rekavši da joj dete plače, a da će prestati da plače jedino ukoliko ona ostane sa njim do 8.30. Rekao sam joj da slobodno ode u njegovu sobu. Ubrzo me je pozvala medicinska sestra, rekavši da gospođa mora da napusti bolnicu jer njeno dete nije u kritičnom stanju a vreme poseta je završeno. Upitao sam je šta bi ona učinila ukoliko bi majka odlučila da ostane. Odgovorila mi je da bi u tom slučaju pozvala nadzornicu. Ja sam nadzornicu pozvao i postavio joj isto pitanje, a ona mi je odgovorila da bi pozvala upravnika bolnice.

Upravnik me je ubrzo pozvao a ja sam ga pitao šta planira da radi. Rekao mi je da će da pozove policiju da primora ženu da napusti bolnicu. Zamolio sam ga da mi učini uslugu i ne zove policiju još 15 minuta, dok ja ne vidim šta mogu da učinim. Pomislio je da sam ja neki fin čovek i da ću umesto njega rešiti problem, pa je pristao. Pozvao sam lokalnog TV novinara, aktivistu, i rekao mu da imam jednu majku koju će najuriti iz bolnice jer želi da ostane sat duže nego što je dozvoljeno, sa svojim detetom koje plače, dok dete ne zaspi. Zamolio me da ih zadržim dvadesetak minuta, da bi mogao sa kamerama da dojuri na mesto događaja. Odgovorio sam da ću videti šta mogu da učinim i da ću mu se opet javiti. Onda sam pozvao upravnika i njega zamolio da pričeka još 20 minuita jer stiže tv ekipa sa kamerama, da zabeleže izbacivanje žene iz bolnice. Upravnik je tada rekao: "u redu, Bobe, pobedio si. Opozovi svoje pse, a ja ću svoje, ali sutra želim da te vidim u svojoj kancelariji." Sledećeg jutra otišao sam u njegovu kancelariju, a on mi je rekao da bi mogao da me izbaci iz bolnice zbog onoga što sam učinio. Rekao sam mu da ja to znam, ali da takođe znam da on to neće učliniti. Jer ako to učlini, ja odlazim odmah do novinara i pravim najveću moguću frku koju je ikada video. On se s tim složio. I sklopili smo dogovor:" Posetioci tvojih pacijenata mogu da ostanu koliko god oni žele, ali to važi samo za tebe. Ne želim da tu ideju širiš drugim lekarima".

Tako je i bilo.Neke medicinske sestre su me se plašile, ili bile prosto besne, jer sam zahtevao da moji pacijenti primaju samo ono što ja smatram da treba,i to pre svih drugih. Sestra bi mi rekla: "Ali doktore Mendelson, na ovom spratu ima još 27 drugih pacijenata. Zašto bi vaši bili važniji od drugih?" A ja bih joj odgovorio da su moji pacijenti važniji, jer da nisu, ja bih napravio veliki cirkus, kakav one još nisu videle. Moji pacijenti su zaista uglavnom bili na prvom mestu. Kršio sam bolnička pravila sve vreme. A to je upravo ono što vi treba da radite da bi ste se zaštitili kadadođete u bolnicu. Ne možete to sami. Potreban vam je neko blizak ko će biti uz vas sve vreme. Ne mislim na privatnu medicinsku sestru. Neko iz porodice, ili dobar prijatelj, mora da bude uz vas. Naučio sam da su siromašne porodice obično jake, a bogate porodice često slabe, jer sam za siromašnog pacijenta gotovo uvek imao člana porodice da bude uz njega. Kada bih imao pacijenta Iz srednjeg ili višeg staleža, morao sam da angažujem privatnu sestru, jer su u porodici svi radili i nisu imali vremena ni volje da budu sa njim. To je bila velika lekcija o relativnosti snage siromašnih i bogatih porodica.

Naravno, nije izvesno da ćete uvek imati prijatelja ili rođaka da bude uz vas sve vreme. Moraćete opet nešto na mišiće. Kada se prijatelju ili rođaku kaže da je vreme da ode, on ili ona ne sme da ode. Ubacite reč *advokat* više puta, jer se doktori plaše advokata. Na primer, "moj zet je advokat i on kaže da mogu da ostanem". Ovo ponekad može da upali. Druga tehnika je da dovedete grupu rođaka opasnog izgleda. Na jugu Čikaga, lečio sam Cigane. Jednog dana, ciganski princ je pao kroz prozor i povredio glavu. Naravno preživeo je i dobro se osećao. Ali, njegov otac, kralj Cigana doveo ga je u bolnicu u pratnji dve stotine drugih Cigana. Došli su karavanom vozila, svi sa malim zastavicama na antenama. To je zaista bio dramatičan prizor. Sva kola su stala, a Cigani su ušli na glavni ulaz. Njih dvadesetak je ispratilo dečaka do njegove sobe. Vreme poseta je bilo davno prošlo, ali nijedna sestra ni doktor se nije usudio da ode do sobe i kaže im da napuste bolnicu.

Prva odgovornost prijatelja ili rođaka je da vodi računa o vašoj pravilnoj ishrani. Ako mislite da preživite boravak u bolnici a da ne umrete od gladi, morate da preuzmete odgovornost za vašu ishranu. Ako bolnička hrana ne zadovoljava vaše standarde, neka vam donose hranu od kuće (ako bolnička hrana vama odgovara, onda ste ili u nekoj izuzetnoj bolnici ili treba da ozbiljno preispitate svoje navike u ishrani). [116]Vaš rođak mora da bude spreman da spreči medicinsku sestru ili

---

[116] 1992.strašne godine, bila sam u Torinu, u bolnici dominikanskih sestara, gde je moja trogodišnja Teodora primila tretman živih ćelija zbog oštećenja sluha i provela jednu noć u bolnici. Imale smo prostranu sobu sa kupatilom i ormanima, a Dominikanke, u belim odorama, su

tehničara u pokušaju da vam prekine ili otkaže obrok zbog laboratorijskog testa ili neke druge procedure. U slučaju da ste suviše slabi ili nezainteresovani da se sami hranite, vaš prijatelj je tu da to učini za vas. On ili ona mogu da nadgledaju vaše obroke i obaveste doktora šta ste jeli ili šta niste. U slučaju da ste na posebnom režimu ishrane, on ili ona morada proveri da ta hrana odgovara preporučenoj dijeti.

Vaš prijatelj ili rođak treba da zna koji su vam lekovi prepisani, kako ne biste dobili lekove namenjene pacijentu koji leži do vas. Vaš prijatelj takođe mora da vodi računa da vas ne pobrkaju sa pacijentom predviđenim za sledeću operaciju. Vaš partner mora da bude siguran da nećete nestati. On ili ona mogu da idu sa vama na preglede i laboratorijske testove. Ako treba da idete na rendgen, on ili ona treba da provere da ste na pravom mestu, da ne sedite u hodniku na promaji ceo dan te da se pobrine da vam snime ono što treba da se snimi. Vaš partner je tu da postavlja pitanje i uopšte, da diže galamu. Prijatelj treba da pita sestru kojom brzinom treba da kaplje infuzija, kako je ne biste primili suviše brzo. On ili ona treba da se pobrinu da niste smešteni u istoj sobi sa nekim ko ima zaraznu bolest.

Vaš partner treba da traži od lekara da opere ruke pre nego što vas pregleda.[117]Jedna od posledica toga što lekari više ne leče po kućama je to što više ne peru ruke. Sećam se, dok sam obavljao kućne posete, ljudi bi mi ljubazno rekli kada bih ušao, "doktore, kupatilo je ovamo". Odveli bi me do kupatila, a tamo bi stajao čist peškir i sapun. Od mene se očekivalo da operem ruke pre no što uđem da vidim pacijenta. Naučio sam da perem ruke tek kad sam krenuo u kućne vizite. Ako posmatrate doktora koji ide iz sobe u sobu, od pacijenta do pacijenta, videćete da on nekad opera ruke, a nekad ne. Ponekad samo ceremonijalno plahne rukom vodom, ali ne kako treba. Vaš partner mora da se pobrine da lekar pre no što vas dotakne, temeljno opere ruke. Ko zna šta je imao u rukama pre vas. Ako ni zbog čega

---

za ručak i večeru imale dva menija. Kako ja nisam bila bolesnik,već pratnja, jela sam savršene makarone sa parmezanom, uz čašu crnog vina, na rukom vezenom, uštirkanom stolnjaku. Noć u toj bolnici bila je 500 nemačkih maraka, što je ekvivalent današnjim 500 eura. Smeštaj u najskupljem hotelu na Havajima ne košta toliko. Ali, čaša vina u bolnici? Wow, za to je vredelo platiti. Sledećeg puta smo naravno bili u kući, a doktor je došao i tamo dao tretman.M.V.
[117] Ha, ha! Da li iko ovo može u Srbiji da izgovori? M.V.

drugog, dobro je da neko bude uz vas da vas zaštiti od priholoških opasnosti, "vudu prokletastva" boravka u bolnici. Prijatelj ili rođak predstavlja izuizetno važnu vezu sa vašim realnim životom, identitetom, dostojanstvom, koje vas snaži i drži u životu, kad vas sustignu i napadnu bolničko osoblje i procedure. Čak i najbolje bolnice su zastrašujuće i opasne. Prosto zdrav razum nalaže da imate prijatelja ili rođaka da vas odbrani ili podrži onda kada vam je to najpotrebnije. Ako imate sreće da imate nekog ko će udruženim snagama sa vama stalno da pravi probleme medicinskom osoblju i sestrama, tako da se oni neprestano žale na vas dvoje kako ste nesaradljivi i pravite probleme, tada ću znati da ste dobro zaštićeni i voljeni.

5

SVETI RAT PROTIV PORODICE

Ako ste naumili da uništite porodicu, boljeg načina nema do Moderne medicine. Da se porodica raspada, poznata je činjenica već godinama.Svako šesto dete danas podiže samo jedan roditelj. Svaki drugi brak je osuđen na propast. Čak se promenilo i osnovno značenje pojma "porodica". Kada *ja* kažem porodica, mislim na celu grupu krvnih srodnika: decu, majke, očeve, babe i dede, tetke, ujake, stričeve i dalje rođake. Time što kažemo "proširena" porodica, pokušavamo da ignorišemo štetu koja se nanosi time što samo jedna od dvadeset porodica danas živi sa više od dva odrasla člana pod istim krovom. S druge strane, eksperti su nam podarili izraz "nuklearna porodica" kako bi evocirali sve pozitivne slike koje su povezane sa nuklearnom energijom. Ta slika nikad nije bila dobra. Šta to treba da bude u središtu atomske porodice? Roditelji? Deca? Ništa? Nazivajući porodicu nuklearnom, kao da se pripremamo za nestabilnosti i eksplozivnost koja je karakteristična za slobodne atome u prirodi. Kada nuklearna porodica počne da vrti i gubi svoje pojedine članove, osećamo kao da ona istinski ispunjava svoju sudbinu, umesto da je izbegne.

Ponekad za rasturanje porodice krivimo škole i nastavnike, ali iako su nastavnici i profesori svakako deo armije profesionalaca koji napadaju i sakate naše porodice, generali su im ipak - *lekari.* Doktori su pravi lideri, jer bez njihovih kazni, bez blagoslova crkve Moderne medicine, ni jedna od agencija za uništavanje porodica ne bi mogla ni da *postoji*, a kamoli da bude uspešna.dalje, lični krstaški pohod Moderne medicine na porodicu, nanosi daleko više štete i zla, nego što će ikada škole biti u stanju da učine.

Porodična medicina, na primer, treba da znači *zdravi uticaj na porodicu.* Doktoru, s druge strane, porodična medicina znači neophodnu lekarsku intervenciju unutar porodice radi ispunjavanja obrednihdužnosti. Svaki uticaj koji bi porodica mogla da ima dolazi daleko na drugo mesto: on je bezvredan i treba ga izbeći.Većina ljudi misle da su lekari prestali da leče po kućama, kako bi mogli da više pacijenata prime u svojoj ordinaciji. Činjenica je da lekari ne žele da se susretnu sa porodicama svojih pacijenata na njihovom tlu. Ne samo da u ordinaciju možete da ugurate veći broj pacijenata, već možete lako I da ih izolujete od uticaja porodice. Mnogo je teže doktoru da ima kontrolu nad situacijom i razori porodične veze ako je gost u vašoj kući. Da bi njegov "lek"delovao, doktor mora da nametne svoju etiku i svoja uverenja,umesto porodičnih. Mora da preuzme ulogu koju tradicionalno imaju neki članovi porodice. Ne samo da doktori ne dele ista osećanja, kulturnu tradiciju, niti lojalnost članova porodice, njima nije ni *stalo* do toga šta se dešava. Ako pacijent umre, to nije tragedija, jer je on ili ona *pacijent* – a ne član porodice, dete ili sin ili ćerka, ili majka, ili ujak ili tetka ili rođak. Lekare brižljivo podučavaju veštini distanciranja od njihovih pacijenata.

Distanciranje može da bude vrlo praktično u slučajevima kriza ili stresa, kada lekar treba da kroči i "preuzme vlast". Sve religije imaju obrede ili rituale za određene stresne momente u životu, kao što su rođenja, punoletstva, venčanja I konačno umiranja. Tamo gde druge religije stvaraju rituale kao *podršku* porodici, namera Crkve Moderne medicine je da je poremeti.

Već sam pomenuo koliko su bolnice opasna mesta. Moderna medicina je toliko arogantna da bolnički garnizon naziva bolničkom "*porodicom!*" Nema šanse da se i jedna moderna religija izvuče čineći ono što moderna medicina radi rutinski svakoga dana. Ni jedna moderna religija više ne traži krvnu žrtvu, dok, da bi ste se *venčali* sa doktorovom kaznom, morate prvo da date krv. Testiranje krvi pre braka, ima samo ceremonijalnu vrednost. Čim neki process postane rutinski, više niko ne pobraća na to nikakvu pažnju. Laboratorije toliko greše, a mnogi doktori zaborave I da pogledaju rezultate. Po jednoj naučnoj studiji, laboratorija je namerno slala pozitivne rezultate na venerične bolesti. Samo je mali broj lekara tražio da se test ponovi.

Ta krvna žrtva koja se prinosi pre no što se porodici uopšte dozvoli da krene sa radom, je relativno bezopasan simbol zloslutnih rituala koji slede. Kada *treći* član porodice stupi na scenu, kampanja se pojačava. E sada, tamo gde se druge religije zadovoljavaju relativno nenasilnim ceremonijama, Moderna medicina razvija celu skalu napada, tako što od normalne situacije *izmišlja kriznu*. Tako što rađanje tretira kao bolest, akušer svoju intervenciju čini *nezamenljivom*. Kada bi akušeri prihvatili činjenicu da devedeset pet

114

procenata porođaja može da prođe bez ikakvih komplikacija, pokazalo bi se da je devedeset pet posto njihovih usluga bezvredno I nepotrebno. To bi značilo mnogo manji broj akušera – kao i mnogo veći broj zdravih porodica. Umesto toga, nama se porođaji odvijaju u operacionoj sali. Naravno, nije to sasvim loša ideja da se svi medicinski porođaji odvijaju u istoj operacionoj sali, s obzirom da kod bolničkih porođaja preti mnogo više opasnosti. Deca rođena u bolnici imaju šest puta veću šansu da dožive neku neprijatnost prilikom porođaja, osam puta veću šansu da se zaglave u porođajnom kanalu, četiri puta veću šansu da će biti oživljavana, četiri puta da će zaraditi neku infekciju, i trideset puta veću šansu da će biti trajno povređena. Njihove majke imaju tri puta veće šanse da će jače krvariti.

Tamo gde primitivni narodi od porođaja prave događaj u kome na neki koristan način učestvuje cela porodica –čak idu i do toga da muž ili majka porađaju ženu – moderna medicina dopušta prisustvo samo doktora i njegovih medicinskih pomagača. "Reforme" kao što su sobe za rađanje, muževi u porođajnoj sali, i prenatalni razgovori o tome šta buduća majka želi ili ne želi, su samo nešto više od marketinških navlakuša. Jednom kad vas akušer primi na svoj teren, on ima kontrolu. Svoju moć će da pokaže –ili da zabrlja- tako što će ženu da podvrgne seriji ponižavajućih manevara. Prvo će morati da svoj vaginalni prostor obrije, iako se zna još od 1930. godine, da se brijanjem pre porođaja, ni na koji način ne samo ne smanjuje, već i prilično *povećava* broj prisutnih bakterija. Onda žena stavlja noge u uzengije i zauzima ležeći položaj, samo da bi zadovoljila doktorovu želju. Intravenozna tečnost koja se ubrizgava u ženino telo omogućava lekaru da doda anesteziju onda kada *on* proceni da treba.uveliko odvojena od porodice i van kontrole sopstvenog tela, (doktor će možda i sam da proceni *kada* treba da se desi porođaj)budućoj majci će biti uskraćen i sam doživljaj rađanja, jer će biti pod lekovima, drogirana i bez sećanja. Naravno, lekar će možda "biti primoran" da je uspava kako bi mogao da izvede svoj *coupe de grace:*[118]carski rez.

---

[118] Čin milosrđa, fr.

Jedna od posledica carskog reza koja se ne pokazuje odmah, čak ni posle nekoliko nedelja ili meseci posle porođaja je sledeća: deca rođena na ovaj način su mnogo češće žrtve porodičnog nasilja.[119] Majke koje su rodile carskim rezom, obično ne mogu da provedu vreme sa svojom bebom u prvim satima i danima bebinog života, jer je potrebno vreme da se oporave od anestezije. Takođe im nije ni prijatno posle operacije. Ne samo da je zbog procedure propušteno dragoceno vreme za uspostavljanje majčinske veze sa detetom, već su i sva majčinska osećanja potisnuta ili zamagljena njenim bolom i razočarenjem.

Naravno, i majkama koje normalno ili prevremno rađaju uskraćuju pravo na uživanje u prvim vitalnim satima i danima provedenim sa bebom. Ako majka ne podigne paklenu galamu i ne bori se kao lavica – što nije tako lako kad ste u bolu, iscrpljeni posle porođaja, epiziotomije i anestezije – njena beba će brzinom munje otići u koncentracioni kamp, poznatiji kao soba za novorođenčad.

Bolnička pravila idu i dalje u ograničavanju porodice u učešću u rođenju novog člana. U poseti novoj majci mogu da budu dve, najviše tri osobe, tako da se porodica razdvaja i cepa. Ja ne znam za goru dilemu nego kada treba da izabereš između muža, oca, majke, svekrve, svekra, tetaka, ujaka i rođaka. Povrh svega, bolnice gotovo nikad ne dozvoljavaju posete braći ni sestrama, a kada dozvole, ne daju im da priđu dalje od staklenog prozora sobe. Toliko o zajedništvu!

Pedijatri su podjednako uporni u slabljenju porodice kao i akušeri. Počinju tako što mladu mamu dovode u situaciju da se oseti sasvim nedorasla zadatku podizanja i brige o detetu. Pre no što doktor uopšte i kroči na scenu, pozornica za predaju je nameštena zahvaljujući vodu medicinskih sestara koje bez prestanka gnjave mamu sa ovo sme, ovo

---

[119] Naježila sam se i kriknula: ja sam rođena carskim rezom, a tukli su me od malena, godinama i otac i majka. Nedavno, kad sam se konačno usudila da pitam svog oca, zašto me je toliko tukao, ljutito mi je odgovorio : seti se šta si radila. Setila sam se i te kako dobro: jednom sam smogla snage da za nešto kažem „neću" (nisam htela da obučem kožnu suknju koju mi je majka namerila za šetnju sa drugaricom po Kalemegdanu, imala sam 15 godina) i tukli su me satima. Zar je moguće da je za to kriv carski rez izveden na silu, mojoj majci? M.V.

ne sme, vezano za brigu o bebi. Naravno, one samo izvršavaju naređenja. [120]

Prvi udarac s boka, koji pedijatar zadaje odnosu nove mame i njene bebe je njegov "savet" u vezi ishrane bebe. Kao da je Bog pogrešio što nije majčinske grudi napunio Similakom, mladoj mami se kaže da je bebi formula, koju je izmislio čovek, podjednako hranljiva kao i majčino mleko. U mojoj ranoj pedijatrijskoj praksi, učili su me da kada majka postavi pitanje da li da doji ili da hrani veštačkim mlekom svoju bebu, kažem sledeće: "To je apsolutno vaša odluka. Ja ću vam pomoći bilo koji metod da odaberete."

Naravno, ovaj odgovor je bezočna laž. Hranjenje na bočicu – baka i preteča grozne brze hrane – nikada nije, niti je bilo, niti će biti, "podjednako dobro" kao sisanje majčinog mleka. Humano mleko je dizajnirano za ljude, a kravlje za tele. Struktura i sastav svakog mleka odgovara posebnim potrebama onog kome je namenjeno. Kod životinja, ako se zameni mleko, recimo teletu umesto kravljeg, da krmačino – posledica će biti bolest, a ne retko i smrt novorođenčeta.

Ljudska beba hranjena veštački na bočicu, je vidno izložena većem riziku od celog košmara boleština: dijareja, kolike, gastroenterološke I respiratorne infekcije, meningitis, astma, osip, druge alergije, upala pluća, ekcem, debljina, povišen krvni pritisak, arterioskleroza, dermatitis, problemi sa rastom, nedostatak kalcijuma, neonatalni hipotiroidizam, crevna gangrena, sindrom iznenadne smrti odojčeta. Sa stanovišta nauke, biologije, veštačka ishrana ne može da se prihvati kao dobra zamena za dojenje- pogotovo što je dedeset pet procenata majki sposobno za doji. [121]

---

[120] Divna Miljković, babica koja već godinama jedina u Srbiji radi prirodni, kućni porođaj, ne samo da je uz ženu u njenoj kući danima pre porođaja, svevreme dok traje porođaj, već i nekoliko dana, ako treba i nedelja, dok se majka ne oseti sasvim sigurna u svom materinstvu. Ovih dana me obučava u tome kako da asistiram mojim ćerkama, kada se budu porađale u svojoj kući, okružene voljenima i najbližima. Jedna Subotičanka, koja se porodila u kući, samo mi je jednom rekla, „ja bar znam da je dete moje", aludirajući na i danas prisutne slučćajeve zamene dece po porodilištima.

[121] Avaj, moja mama je bila žrtva američkih medicinskih knjiga iz pedesetih godina dvadesetog veka. Celog života mi je citirala tadašnje vodeće američke pedijatre koji su govorili da primitivna žena treba da doji, jer ona ne ume da sterilizuje bočicu. Moja mama je odlučila da ne doji, jer je to smetalo njenom poslu (plašila se da će mleko da upropasti pozorišne kostime u kojima je igrala) ali je trebovala u dispanzeru majčino mleko iz laktarijzuma svakoga dana, tako da sam ja na bočicu pila humano, ali prokuvano mleko. Laktarijumi su vremenom nestali iz svih naših porodilišta, pa litre i litre humanog mleka odlaze u bolničke lavaboe, umesto u bebeća usta. M.V.

Čak i nedonoščad treba da dobijaju majčino mleko. Kada sam pre nekih dvadesetak godina bio na specijalizaciji iz pedijatrije, posebno i jako je (srećom) uticala na mene jedna od najboljih medicinskih sestara u oblasti prevremeno rođene dece, Evelin Landin.[122] Gospođica Landin ne samo da je ohrabrivala, već je *insistirala* da majke daju majčino mleko svojim prerano rođenim bebama,čak i onima od jedva kilogram težine.sećam se muževa koji su donosili bočice sa mlekom koje su ispumpale njihove žene. U mojoj glavi nema trunke sumnje da je majčino mleko daleko bolje za nedonoščad, nego veštačko mleko za nedonoščad. Pustio sam iz bolnice mnogo dece čija je težina bila ispod dva i po kilograma, svu naravno prirodno dojenu, jer više ne primam za pacijente decu majki koje ne želi da ih doje.

Time što savetujem majke da doje svoju decu umesto da ih veštački hrane bebi formulom je moj recept za ukidanje pedijatrijske prakse. Ako bi pedijatar rekao majci istinu da je dojenje dobro, a hranjenje na bočicu loše, to bi izazvalo osećanje krivice kod majke koja bira da ne doji. Ta kriva mama će onda otići pedijatru koji će je osloboditi krivice time što će joj reći da nema razlike između bočice i dojenja. S druge strane, žene koje doje imaće decu koja se neće razboljevati. I eto kraja pedijatrijskoj praksi!

Nećete naći mnogo pedijatara koji insistiraju da žena doji svoju bebu. Umesto toga, naćićete ono što ja nazivam Pedijatrijskim dvostrukim aršinom, izjavu da jeste dojenje najbolje, ali i da je bebi formula *podjednako dobra.*Naićićete i na pedijatre koji dele besplatna pakovanja veštačke hrane za bebe; pedijatre koji insistiraju da dete troši zalud energiju i refleks za sisanje na bočicama sa zaslađenom vodom; pedijatre koji zatrpavaju majke koje doje besplatnim pakovanjima veštačke hrane; pedijatre koji će obeshrabriti u dojenju majku čija beba ne napreduje u kilaži I savetovati joj veštačku dohranu, kako je napisao proizvođač na paketu veštačkog mleka. Naćićete pedijatre koji zaboravljaju da obaveste majku da se u veštačkom mleku nalazi od deset do hiljadu puta više olova nego u majčinom; pedijatre koji zaboravljaju da majci kažu kako će im dete dojenjem biti zaštićeno od svih zaraznih bolesti koje je ona preležala i

---

[122] Evelyn Lundeen

koje su prošle kroz njen imuni sistem; one koji zaboravljaju da kažu majkama da dojenje pospešuje sazrevanje i rast kostiju, kao i intelektualni razvoj; ione koji zaboravljaju da kažu da će samo dojenje zaštititi i majke od raka dojki. Dojenje je takođe bolje i za *porodicu*. Veza između majke i njenog deteta je dojenjem osigurana i zdravija. Ne samo da sisanje bebe stimuliše hormone koji smanjuju postnatalno krvarenje, fizičke nelagode te čini da se materica što pre skupi, već pruža majci i svojevrsno senzualno zadovoljstvo. Hranjenje na bočicu, s druge strane, ne daje majci takvo zadovoljstvo. Ono samo omogućava – i čini upravo *neophodnim* – sveti četvoročasovni program hranjenja, koji svima nanosi neopisivu štetu, u ime "pravilnosti".

Odlazak iz bolnice kući sa novom bebom neće tek tako zaštititi majku I porodicu od razornog I žestokog napada doktora. Savet koji na odlasku obično daju doktori I sestre je nešto poput ovoga: "Upamtite, ako beba plače, pustite je da plače jer će plakanje da ojača njena ili njegova pluća, a osim toga, vi želite da ga naučite da ne plače kada nešto traži." E sada, ovakva vrsta saveta – osim što je u potpunoj suprotnosti sa zdravim razumom – ignoriše instinkte ne samo bebine, već svake majke sa kojom sam imao prilike da razgovaram. Bog je izgleda opet pogrešio kada je bebama dozvolio da plaču kada nešto žele!

Sve vreme doktor će koristiti svoj autoritet da porodicu sukobi sa njenim sopstvenim instinktima i običajima. Umesto da veruje mudrosti stečenog iskustva, porodica gubi poverenje u sopstvena osećanja i pada pred nogama doktorovog "obrazovanja", njegove "sertifikovane pameti" čiji su simboli diploma i potvrde o specijalizaciji. Ako pitate doktora gde to piše da je muškarac pedijatar koji verovatno nije nikad odgojio dete kao otac a sigurno ne kao majka, bolji izvor informacija o potrebama deteta koje plače nego bebina mama ili baka, on će najverovatnije da vam pokaže svoje uramljene diplome na zidu.

Čak iako mlada mama provede nekoliko minuta mesečno sa pedijatrom, banda eksperata podržana od strane lekara – kao što su doktori Spok, Salk, Gino, i Betelhajm[123]- je spremna da je zbuni svojim

---

[123] Doctor Spock, Salk, Ginott, Bettelheim

oprečnim stavovima i mišljenjima iznetim u raznim knjigama i studijama. Mlada mama je sasvim bespomoćna pred baražnom paljbom saveta, s obzirom da nema poverenja u svoje misli i osećanja, a pri tom još naučena od doktora da majčine ili bakine savete odbaci kao "babske priče". Umesto toga, ona se okreće starim doktorskim pričama, od kojih joj se samo sve više vrti u glavi!

S obzirom da je mali broj američkih porodica koje žive sa ili blizu svoje rodbine, majka je *fizički* udaljena od utehe ili podrške koju bi joj pružila majka ili baka . Moj recept za stvaranje u najboljem slučaju neurotične, a u najgorem, lude majke, je da je ostavite nasamo u kući, oči u oči sa novorođenčetom i sa jatom neusaglašenih eksperata da je vode kroz prve krizne mesece bebinog života. Ova situacija – koja je I najuobičajenija u našoj zemlji – može da majku učini neurotičnom još pre prvog bebinog rođendana. (otac u sličnoj situaciji ne bi izdržao ni mesec dana). Kako pomoći nema *u* kući, žena se spasava time što beži *od* kuće. U velikom broju slučajeva, pritisak koji trpe muž i žena je toliko velik kada imaju istovremeno i kao uzrok i kao rešenje problema samo jedno drugo, da se brak često okonča razvodom. Ili, manje drastično, žena ne gubi vreme već nalazi posao van kuće koji će je "više ispuniti". U svakom slučaju, dete će biti šutnuto u jaslice ili obdanište.

Vizija ispunjavajućeg posla van kuće koju žene imaju, često nije ništa više od puke iluzije. Većina poslova – uključujući i one pretežno muške – ni na koji način nikog ne ispunjava, jer su to prilično dosadni, rutinski, mehanički zadaci koji imaju samo jednu svrhu: mesečnu platu. Malo je poslova koji donose toliko zadovoljstva kao što su roditeljstvo i briga o svom domu. Žena svakako treba da neguje i podstiče one poslove u kući i van nje, koji će joj pomoći da izgradi svoj lični identitet. Ali malo je takvih dragocenih plaćenih poslova. Čak I sa najboljim poslom, zaposlena žena na kraju će da žonglira sa bezbrojnim ulogama koje su joj date, I videće da će joj ostati malo ili ni malo vremena za ono do čega joj je najviše stalo. Ne samo da mora da radi, već mora da prihvati i muške stavove okrenute cilju i postizanju uspeha kroz takmičenje, što je već samo po sebi nezdravo – i za žene i za muškarce.

Ciljevi zbog kojih se radi van kuće mogu da budu iluzija, ali njihovo dejstvo na porodicu nije. Tamo gde su nekada deca odlazila od kuće u školu sa šest godina, sada, uz obdaništa koja niču kao pečurke posle kiše i majke koje čim uzmognu, decu tamo daju na čuvanje, sada imamo decu čije "školovanje" počinje već u prvoj godini!pod obdaništem ne mislim na one starinske predškolske ustanove gde su deca provodila par sati dnevno. Tamo nije bilo obroka, a dete je veći deo dana provodilo kod svoje kuće. To nije slučaj u modernim obdaništima.[124]

U Evropi, vrtići često postoje u blizini ili samoj fabrici gde majka radi, pri radnjama ili kancelarijama, ili bar toliko blizu majčinog posla, da ona može da skoči i obiđe dete tokom pauzei možda podeli s njim ručak. U našoj zemlji međutim, obdaništa su smeštena toliko daleko da bi majka i dete delili išta više od brzog pozdrava, dok ga ona požuruje i juri na posao sa koga će se vratiti, iznurena i namrgođena, osam, devet ili čak deset "ispunjenih"sati kasnije.

U obdaništima, decu hrane stranci, a ne njihove mame. Ono što je priroda stvorila kao suptilni mehanizam u kome dete hrani njegova ili njena porodica, preokreće se u situaciju gde je u tom ključnom uzrastu, dete sada izloženo uticajima stranaca. Naravno, kako bi se nakalemile krunice školovanja na dečije odvajanje od porodice, imamo studijske programe koji daju diplome stručnjacima iz oblasti "rane edukacije dece".

Mnoga obdaništa služe doručak, ručak i večeru. Mogu da se setim kako većina osnovnih škola od pre dvadeset godina nije imala blagovaonice gde bi hranile školarce, dok je danas pravilo da ih svaka škola ima.[125]Kako se sada ručak služi u samoj školi, vreme za obrok je skraćeno, kako bi se sprečilo da ona deca koja žele da jedu kod kuće,

---

[124] Meni su deca tek skoro, u svojim dvadesetim godinama počela da prepričavaju horore iz doba kada su bili primorani da idu u obdanište, jer smo mi roditelji mislili da je tako najbolje za njih, da se socijalizuju, nauče red, a mi da malo danemo dušom. Samo oni znaju istinu. Jedna od prvih reči koje je moja ćerka naučila u obdaništu, bila je „cevanica" jer su je šutirali u tu kost druga deca, nije htela da se žali, jer bi završila u kazni – kazna je kad vas pošalju u jaslice, kod beba. Teranje dece na spavanje i da jedu ono što ne jedu kod kuće je drugi veliki problem. Ni jedno dete ne voli da spava u obdaništu.leže tako, učeći prve lekcije o nepravdi, kazni. Kada je moja Milena pobegla iz obdaništa, svi smo je grdili, i niko nije postavio pitanje, šta je to tamo, što natera dete od pet godina da pobegne iz vrtića?

[125]Čuveni mladi engleski revolucionarni kuvar Đejmi Oliver plakao je pokušavajući da promeni groznu školsku ishranu po američkim školama, zaključivši kako je upravo to razlog tolikih bolesti, debljine, i komplikacija u mladim ljdima. Pokazivao je školskoj deci krompir i paradajz i ni jedno dete nije znalo šta je to. Školski odbori su probali da ga najure, spreče svim silama da izmeni bilo šta u „pravilnoj" ishrani koja je određena zakonima u SADu.

to i učine, čak I kad im je majka kod kuće. Na kraju dobijamo da deca sve više i više svog dragocenog vremena provode sa ljudima sa kojima inače ne dele ništa zajedničko, ni vrednosti, ni tradiciju, niti etiku porodice iz koje dolaze. Kako deca provode sve manje i manje vremena svog najvažnijeg perioda razvoja sa svojim porodicama, odrastaju zaista "nezavisni" od svega, dobrog ili lošeg, što njihove porodice smatraju bitnim i dragocenim - udaljeni i od same porodice.

Sve ovo ne bi bilo izvodljivo da doktori nisu kažnjavali I ohrabrivali nezdrava gledišta "nezavisnosti". Prisećam se priče jedne mlade njujorške porodice. Muž mi je rekao da je žena našla posao pošto je on dobio otkaz, ali da je on upravo dobio drugi posao. Žena namerava da nastavi da radi, ali sada na novom mestu direktora sedmospratnog dnevnog boravka. Njihov trogodišnji sin ide u obdanište u istoj zgradi. Rekao sam mu da je to dobro rešenje, jer će majka moći da ga obilazi tokom dana I provodi vreme sa njim. "O, ne" zavapio je otac. "Ja ne želim da se on uteši, već da bude nezavistan" Otac i majka su toliko zastranili u želji za detinjom nezavisnošću da su se postarali da majka i sin isu različitim autobusima do dnevnog boravka.

Pitam se da li će se taj otac jednog dana pokajati što je sina učinio toliko nezavisnim. Konačno, zar nije zavisnost, odgovarajući posao za jednog trogodišnjaka? Iza tog luckastog mladog čoveka čujem prizvuk nekog pedijatra, koji ga tera da uvede nezavisnost u porodicu – počev od onog opominjućeg "pustite ga da plače"- ali da pri tom *ne bude* nezavistan od svog doktora i njegovog *uplitanja* u odgovornosti porodice. Zavisnost deteta od majke je srž i model buduće zdrave međuzavisnosti unutar porodice. Članovi porodice *i treba* da se oslanjaju jedni na druge. Mi treba da slavimo porodični Dan zavisnosti *svakog dana.*

Kada dete krene u školu, Moderna medicina angažuje profesionalce u nastavi kako bi pomogli da se porodica drži podalje. Ne samo da se uloga roditelja kao učitelja dovodi u pitanje, već su roditelji šutnuti u stranu, tako što im je dozvoljeno da učestvuju u besmislenim poslovima oko organizacija proslava, pečenja kolača i karnevala.[126]

---

[126] Tek kada sam ja preuzela na sebe u srednjoj školi da učim decu svim predmetima koje su zamrzli zahvaljujući nastavnicima, oni su nešto naučili i pri tom me tužno pitali: zašto ti ne predaješ sve, kad to mnogo bolje radiš? Zato što sam ja vaša mama i dobro vas poznajem. Od

Roditelji su povučeni sa poprišta glavne bitke koja se bije za umove njihove dece. Pametna taktika kao što je promena stila učenja – nova matematika za jednu generaciju, stara maetematika za drugu – onemogućavaju roditeljima da igraju iole značajniju ulogu u školovanju svoje dece. Čak nisu u stanju da pomognu ni oko domaćeg zadatka![127] Seksdualno obrazovanje koje dobiju u školi više se kosi nego što se slaže sa porodičnim vrednostima. Roditeljski sastanci uzimaju roditeljima dragoceno večernje vreme koje bi da provedu sa porodicom. Deca ostaju van kuće sve duže I duže, zauzeti vanškolskim aktivnostima. Malo po malo, jaz među roditeljima i decom se produbljuje.[128]

Kada dođe trenutak da se rešava neki problem, roditelji su suviše zubunjeni I udaljeni od svoje dece da bi bili efikasni. Oduzeto im je svako samopouzdanje koje su možda na početku imali. Hajdemo onda psihijatru! Uspešno su regrutovani za psihoterapiju ili aktivnost u nekoj drugoj odaji crkve Moderne medicine.

Ovaj novi tim eksperata daje porodici baš ono što njoj nedostaje u rešavanju problema: rečnik. Roditeljima se daje čitava gomila izraza i reči kojima mogu da opišu rođenu decu: neodgovoran, nezreo, neprijateljski raspoložen, ozleđen. Deci se daje vreća izraza kojima mogu da opišu svoje roditelje: inhibirani, suzbijenih osećanja, suviše zaštitnički, koji me odbacuju. Ne moram da istaknem kako se ovim rečima gađaju ukućani kao ciglama. Umesto da roditeljima i deci daju alatke za popravljanje poremećenih odnosa, bačene definicije zamrzavaju procese mišljenja, kojima bi ljudi došli do međusobnog razumevanja.

Psihijatrija je po svojoj prirodi, neprijatelj porodice. Psihijatri hrabre svoje pacijente da govore ružno o članovima svoje porodice. Ako se ovo pažljivo sprovodi, takve terapije mogu da smanje napetost

---

tada se zalažem za kućno učenje, ukidanje kazamata koje zovemo školama, jer škole nisu napravljene da bi se sticalo znanje, već da bi se vaspitali dobri i poslušni građani.

[127] Ja ne znam ni jednog roditelja koji je u stanju da odmah reši matematički zadatak iz petog osnovne, čak i kad je u pitanju matematičar po profesiji.

[128] 1985 i 1986. Godine boravila sam u Australiji i jedan od poslova mi je bio i posao predavača u jugoslovenskoj školi u Sidneju. Vrlo brzo mi je postalo jasno zašto ta škola uopšte postoji – ne znbog patriotskih razloga , već zato što roditelji ne razumeju svoju decu. Roditelji ne govore engleski, a deca ne govore srpski. Roditelji su po ceo dan na poslu, a deca po australijskim školama. Deca se stide svojih emigrantskih roditelja, i dve generacije su upropašćene jer je porodica razorena.

među i u ljudima, tako da se postigne veća emocionalna pokretljivost i mentalno zdravlje. Ali samo je mali broj toga što se pažljivo i uspešno sprovodi, jer svakodnevno viđam ljude koji idu na terapiju ali ne izlaze zdraviji sa nje. Kako da uopšte budeš zdraviji kad te psihijatar zakuca pre no što si i otvorio usta? Ako zakasniš na tretman, proglasiće te neprijateljski raspoloženim. Ako si poranio, mora da si anksiozan. A ako dođeš na vreme, onda si kompulsivan! Tu nema pobede! Kada vidim da mladi bračni par ide u bračno savetovalište psihijatru, mogu da predvidim sa tačnošću kladioničara konjskih trka, da će sve da se završi razvodom.

Garnizoni na porodicu navalentnih "eksperata koji pomažu", zapravo je sakate. Oni nude jako malo alatki za očuvanje porodice. Zato što se krade od porodice njeno oruđe, porodica ostaje bez izvora efikasne pomoći. Nije ni čudo što deca, čim dođu do uzrasta za odlazak na koledž, ne mogu da dočekaju dan kada će napustiti kuću. Ko bi još poželeo da ostane u kući gde su ukućani bukvalno nesposobni za drugačije međusobne odnose, osim za mehaničke, psihijatrijski pomodarske odnose koje preporučuju eksperti po raznim časopisima?

Danas koledž i nije neki koledž ako nije udaljen od studentovog doma bar jedan dan puta. Za nas je ideal da svi sa jedne obale studiraju na drugoj. Stanovnici središnje teritorije imaju dve obale da biraju. Ovakvo masovno razdvajanje porodica uklanja svaku mogućnost uticaja i ostavlja dete potpuno "slobodno" na milost i nemilost profesora, dekana i rektora.[129]Kada bi neko uspeo da mi dokaže kako je ovo korisno i za roditelje i za decu, ja bih odmah prestao da pričam o ovoj temi. Ali iz mog iskustva znam da je broj obolelih među brucošima daleko veći nego u svim drugim društvenim podgrupama.[130] Oni češće oboljevaju od depresije, smanjenog rada štitne

---

[129]Opra Vinfri je pre desetak godina radila emisiju o silovanjima među brucošima. Iznela je zapanjujuće podatke o tome šta se radi na žurkama, kako se devojke prvo opijaju a zatim iskorišćavaju, kako to ne ulazi u domen zvaničnog silovanja, o tome se ćuti celog života, jer postoji jako osećanje krivice. „Sloboda" kojoj su prepušteni mladi ljudi odsečeni od svojih kuća je nešto zastrašujuće, o čemu se vrlo malo ili ni malo ne govori. M.V.

[130] Dodala bih ovo: posmatram decenijama svoje studente, a imam sreću da predajem upravo brucošima. Svi u oktobru dođu nasmejani, puni velikih očekivanja, a onda energija pada, da bi negde u aprilu, u prvom ispitnom roku, svi bili bolesni, uglavnom od alergija, respiratornih infekcija, mračni, bez energije, iscrpljeni, nenasmejani. I niko neće da im kaže da su alergični na fakultet koji pohađaju. Sistem školstva je nasleđen iz 19.Veka i ništa se bitno nije promenilo.

žlezde, tuberkuloze, reumatske groznice, infektivne mononukleoze i menstrualnih tegoba. I kao malo čudo, stopa samoubistava među brucošima je na drugom mestu, odmah posle indijanske dece koju iz rezervata šalju u srednje škole. Ništa od ovoga ne bi bilo moguće da nema blagoslova Moderne medicine. S jednog kraja života na drugi, Crkva se uplice i svojim praznim ceremonijama zamenjuje porodične veze i običaje. Život je iščupan iz korena. Kada dozvolite da samo jedan prirodni proces bude prekinut ili "poboljšan" postupkom koji ga tretira kao bolest, čitav organizam prirodnih procesa počinje da truli. Deca su nekada imala korisnu funkciju u kući. Danas se njihova funkcionalnost ogleda isključivo u vankućnim aktivnostima. Ista sudbina čeka ljude kad ostare. Na stare ljude gledamo sa prezirom i teramo ih od kuća u divne "staračke" domove ili odmarališta za stare ljude. Zašto bi se oni motali po kući? Njihov savet niko ne poštuje, niti iko ceni njihove talente i veštine koje su razvijali celog života. Moderna medicina će radije da vidi stare ljude odvojene od njihovih porodica, nihovih talenata i njihovog poštovanja. Na taj način, oni postaju bolji kandidati za potencijalne pacijente. Češće se razboljevaju pod vudu prokletstvom koje propagira Crkva, kletvom da će neminovno zanemoćati u starosti, kletvom da ih čeka samo dugo propadanje na putu ka smrti. Ne samo da je osoba izolovana od porodice u poslednjim trenucima života, vezana i prikopčana na žice na odeljenju za intenzivnu negu, nego još i porodični lekar sprečava ožalošćene da izraze osećanja plačem, tako što ih na pogrebu kljuka sedativima i sredstvima za umirenje. Čak će i tada Moderna medicina da se umeša, starajući se o lepom ponašanju umrtvljavanjem čula, čime prisutnima krade doživljaj dragocenih životnih momenata.

Kako Moderna medicina jača, sve nasilnije metode se koriste u napadu na porodicu. Morate da se povinujete Crkvi kako biste se

---

Zlostavljanje tela dugim i zamornim sedenjem i slušanjem ex katedre predavanja, ponižavajući robovlasnički odnos više klase profesora prema nižoj klasi studenata, ubijanje samopouzdanja, ubijanje svake kreativnosti teranjem na šablone, bubanje i ponavljanje naučenog, ucena, kazna i nagrada kao jedina sredstva discipline – ako imaš dobar prosek, ideš dalje, ako dolaziš, dobiješ potpis, ako položiš, ideš dalje, sve je to uslovljavanje a ne odgovornost, sloboda i kreativnost niti podsticanje sticanja znanja. Počinje sa entuzijazmoma pretvara se u nasilje. I tako decenijama, generacijama. Iako osećamo da škole ne valjaju, i dalje teramo decu da se prilagode školskom sistemu, umesto da miniramo taj sistem. M.V.

upisali u školu. Neće vas pustiti na vrata ako ne pružite dokaz da ste primili pričest vakcinacijom. Pre ili kasnije, lekari i školski autoriteti će se svom silinom okomiti na one roditelje koji ne žele da vakcinišu decu. Rećiće jednostavno da su deca žrtve kućnog nasilja i odvešće ih silom od kuće.

Ovakvo zlostavljanje je već u toku. Od nedavno, kao lekar sam uključen u sve veći broj slučajeva gde moram da spasavam decu iz bolnica. Uobičajeni scenario je sledeći: dete ima povišenu temperaturu od 39 ili 40 I možda neku infekciju uha ili grla. Dovode ga u bolnicu, gde lekar primećuje nekoliko modrica na njegovom telu. Odmah stiže socijalni radnik, i posle par pitanja, prst se uperi u roditelje. Dete je hospitalizovano, navodno, radi svoje sigurnosti. Onda roditelji moraju da nađu svedoke koji će potvrditi da nije nikako reč o kućnom nasilju, te da su modrice posledice nečeg drugog.

Svojevremeno, doktorima je bilo lako da utvrde kućno nasilje. U pitanju su bila deca sa višestrukim lomovima kostiju. Danas se ta definicija proširila do te mere, da ako dete stigne u ambulantu sa još par modrica, socijalni radnik će vas odmah ispitati. Sa hiljadama praznih kreveta na dečjim odeljenjima bolnica, ide u korist svima - pokušaj da se podigne optužnica za moguće kućno nasilje.

Poznajem jednu majku koja je htela da pre vremena napusti bolnicu posle porođaja, jer joj se nije dopadala bolnica a htela je da doji svoje dete. Otišla je kući I otprilike mesec dana kasnije, došla je u bolničku ambulantu na redovni pregled. Beba nije dobila dovoljno na težini. Lekar joj je rekao da je to zato što doji I nema dovoljno mleka, te da odmah prekine I pređe na veštačku ishranu. Ona je ipak odlučila da to ne radi I nastavila je sa dojenjem. Na sledećem pregledu – a zaista ne znam zašto se uopšte tamo i vraćala - beba je napredovala, ali nedovoljno po mišljenju lekara. On je rekao da je reč o majčinoj nebrizi i zadržao dete u bolnici. [131]

---

[131]Danas imamo suptilnije optućbe. Malo malo pa se u novinama pojavi suluda vest, kako je dojena beba majke veganke umrla jer mleko nije bilo kvalitetno, sa manjkom vitamina B 12. Ili kako vegetarijanka majka nije mogla da zatrudni, a čim je počela da ponovo jede meso, odmah je ostala u drugom stanju. Ovakav lov na veštice, samo zatošto su zdrave i time van sistema medicine, uz pomoć medija je očajnički i opasni udarac zdravlju od strane farmaceutske, medicinske, prehrambene, mesne i mlečne industrije. Šta da vam kažem, ne padajte na podmukle provokacije! Veganska, nevakcinisana deca se nikad ili veoma retko, razboljevaju. M.V.

Majka se obratila prijateljima u La Leche ligi koji su je prvi i savetovali da doji. Oni su me pozvali , pošto sam ja njihov medicinski savetnik. Pogledao sam slučaj I utvrdio da je žena odradila odličan posao dojenjem. Ono što je nju posebno sada brinulo je to što je ne puštaju da bude uz svoju bebu. U trenutku kada su me pozvali, dete je bilo odvojeno od majke nekih pet, šest sati. Njene grudi su natekle od mleka. Postajalo joj je neprijatno, ali u bolnici niko nije Mario za to. Bebu su veštački dohranjivali. Stvari su stigle do tačke eksplozije, pa sam ja zvao državnog tužioca i u roku od jednog sata, majci je dozvoljeno da se popne na sprat i nahrani svoju bebu. Sledećeg jutra, na hitno sazvanom sastanku, odlučeno je da dete bude otpušteno iz bolnice.

Ovo nije redak slučaj. Dok god Moderna medicina pomaže državi tako što blagoslovi državni napad na porodicu, država će osigurati da medicina ima svu moć koja joj treba da nametne svoje zakone. Sada upozoravam roditelje da budu izuzetno oprezni kada dovode decu na urgentno odeljenje, jer nikad se ne zna šta može da se dogodi prilikom lekarskog pregleda.

Pitam se da li su neki elementi američkog društva *oduvek* bili tu s namerom da ubiju porodicu. Samo *postojanje* Amerike razbilo je milione porodica širom sveta kada su veliki talasi emigranata počeli da plave naše gradove. Mnogi od tih emigranata su se međutim, oslanjali na rođake koji su ovde ranije pristigli, kako bi se snašli u prvim mesecima života u Novom svetu. Pionirske porodice su svakako morale da se drže jedni drugih, - mada je prvobitni proboj u divljinu rastavljao mlade roditelje od starih rođaka koji su ostajali iza. Kako stari rođaci – nosioci, a istovremeno i simboli, običaja donetih iz "stare zemlje"- nisu bili tu da neguju tradiciju, naredne generacije su izgubile dodir sa "starinskim načinom" života. Kotao za topljenje nije bio nikakav kotao za topljenje: bio je to sterilišući kazan u kome su prokuvavane porodične veze i običaji. Kada je emigracija bila presečena Prvim svetskim ratom, pozornica je nameštena tako da počne nemilosrdni rat protiv porodice. Bez svežeg dotoka emigranata koji bi sačuvali veze sa porodicama i tradicijom, ljudi su počeli ne samo da beže od svojih običaja, već i da zaboravljaju da su oni uopšte i postojali.

Moderna medicina je ovu situaciju iskoristila u svoju korist tako što je pogurala razvoj pedijatrije, koja je i moja specijalnost. U prve četiri decenije ovog veka, pedijatrija je brojala ne više od par hiljada doktora. Ali, kada je izbio drugi svetski rat, žene su bile potrebne u fabrikama da rade umesto muškaraca koji su otišli na front. Nije bilo šanse da ove žene uspeju da istovremeno podižu decu i rade, kao što su to činile pre rata. O da, jaslice su *mogle* da budu u krugu fabrike, kako bi majke mogle da ispune svoju patriotsku i biološku dužnost istovremeno. Ali umesto toga, lekari su jednostavno otpisali biološku dužnost. Reči kao što su "bebi siterka", "nuklearna porodica", i "surogat majka" ušle su u modu tokom rata. Umesto da kažu da je svakom detetu majka potrebna, doktori su govorili da je svakom detetu potrebna majka ili zamena za majku. Tako su milioni Ružica Zavrtnjić[132] mogle da stupe u rat, bez trunke griže savesti što ostavljaju decu strancima. [133]

Kako ove majke nisu mogle da provode više od par sati na kraju dana sa svojim bebama, dojenje je postalo nepraktično. To ne znači da je na bilo koji biološki način to postalo manje značajno ili manje vrhunsko kada je u pitanju bebino zdravlje. Ali, pošto je bilo nepraktično, doktori su proglasili veštačko hranjenje na bočicu ne samo kao pravi odgovor za dilemu, manje od dva zla (drugo zlo je da se beba uopšte ne hrani) već *podjednako* dobrom alternativom onom jedinom naučno opravdanom načinu ishrane.

Poput sveštenika koji "blagosilja" viršle kako bi spasao parohijane od moralne zabrane uzimanja mesa na crkvenom karnevalu petkom uveče, doktori su dali svoj blagoslov veštačkom hranjenju na bočicu. Da su govorili istinu, uputili bi žene na rezultate brojnih studija koje su pokazale veću stopu smrtnosti kod beba koje su veštački hranjene. Ženama bi govorili o dobrim stranama dojenja u odnosu na loše strane veštačke ishrane. Mogli su patriotski, da dignu ruke I priznaju dilemu pred kojom su žene, ali da im pruže šansu da same izaberu na osnovu

---

[132] Ružica Zavrtnjić-Rosie the Riveter, američka ikona, simbol feminizma i žena koje su radile u američkim fabrikama municije dok su muškarci bili na frontu. Njihove slike, sa cvetnim maramama u kosi, muškim košuljama uvučenim u farmerke i alatkama u rukama bile su na svakom bilbordu, kraj drumova, puteva, naslikane na kućama.

[133] Isti slučaj je bio i u Velikoj Britaniji, gde su porodice potpuno čerečene, deca odvođena u Škotsku, majke i očevi na drugu stranu, pa su im bile potrebne godine posle završetka rata da lociraju i pronađu jedni druge.

istraženih informacija. Umesto toga, odabrali su politiku i moć umesto prirode. Čak su ženama govorili da one nisu odgovorne prema zakonima prirode i biologije. Kako je rasla moć i popularnost pedijatara, proizvođači veštačke bebi hrane – od kojih su neki proizvodili i lekove – prerasli su u multi nacionalne super korporacije.

Moderna medicina se udružila sa ovim korporacijama na poslovima izvoza tehnologije proizvodnje dečje hrane za ceo svet. Zapravo, oni sprovode ljudsko žrtvovanje dece kod ogromnog broja ljudi koji nemaju načina da se od toga odbrane. 1952.godine, devedeset pet procenata Čileanki dojilo je svoju decu više od godinu dana. Do 1969 taj broj je pao ne samo šest procenata, a samo je dvadeset procenata beba bilo dojeno do prva dva meseca. Do ovog opadanja u dojenju – a slični pad je zabeležen u celom svetu – došlo je zahvaljujući doktorima koji su dozvolili trgovcima proizvođača veštačke hrane da uđu u porodilišta I prodaju majkama "moderan" način ishrane beba.[134] Naravno, delili su besplatne uzorke. Doktori su obazrivo govorili majkama da je formula podjednako dobra ako ne i bolja od majčinog mleka. Ni jedna majka ne želi da je optuže za konzervativizam kada je u pitanju zdravlje njene bebe, pogotovo kada prodavci nose iste bele mantile kao i doktori.

Mnoge od ovih novih mama – zapravo većina njih – ne mogu sebi da priušte dodatni luksuz kupovine veštačkog mleka za bebe. Možda nemaju ni odgovarajući prostor za pripremu ove hrane. U priručniku za bebe, kompanije Nestle, stoji: "Dobro operate ruke sapunom pre no što počnete da spremate bebi hranu. " Formula takođe mora da se mesa sa čistom vodom. U SADu ili Evropi, gde svako domaćinstvo ima tri ili četiri sudopere sa relativno čistom vodom, ova uputstva ne

---

[134]Moja mama je avaj, bila žrtva američke propagande.Čitala je sve tadašnje studije i knjige koje su savetovale majkama da ne doje. Argument koji je njoj prijao bio je sledeći: „samo primitivne žene treba da doje, jer one ne umeju da prokuvavaju bočice. Intelektualka ne treba da doji, jer je ona savesna i odgovorna za sterilnost." Tako je moja mama s ponosom uzimala sanduk leda, jer nije bilo frižidera, prokuvavala 6 bočica dnevno i punila ih prokuvanim majčinim mlekom trebovanim u dispanzeru, (srećom da još nije bilo u prodaji veštačko mleko u prahu) i mene hranila na bočicu. Kada sam ja dojila svoje prvo dete (sve sam ih dojila), mom ocu se činilo kao „gubljenje vremena". Dojenje je ozbiljan posao, šest puta po pola sata, plus vreme za negu dojki.Moji intelektualni roditelji su to videli kao gubitak dragocenog vremena koje bi moglo biti utrošeno u pisanje naučnih knjiga. Čitajući ove redove Dr Mendelsona, vidim da nisu bili oni krivi što su podlegli propagandi modernog vremena. Oprostila sam im taj sasvim nepotreban zločin koji su izvršili nadamnom.Nisu znali.

predstavljaju problem. Ali u nerazvijenim zemljama gde se sprovodi najžešći marketing, sasvim je druga priča. Po jednom istraživanju u Čileu, osamdeset procenata pregledanih bočica bilo je zagađeno velikim brojem bakterija. U glavnom gradu Malavija, šezdeset šest procenata domaćinstava nema nikakvo snabdevanje vodom. Dalje, kada se potroše prvi besplatni uzorci, majkama su dojke već presušile, a novčanik ispražnjen. Ona ne može da kupi više kutija formule, pa će možda pribeći još goroj hrani. Kada se hvalimo kako smo među zemljama sa najmanjom stopom smrtnosti odojčadi na svetu (što inače, uprkos svim hvalospevima, nismo), treba da zastanemo i razmislimo kakvu ulogu Moderna medicina ima u veštački održavanoj visokoj stopi smrtnosti dece u nerazvijenim zemljama.

Moderna medicina napada porodicu iz prostog razloga, što kada želiš da preobratiš osobu iz jedne religije u drugu, prvo ideš na njene veze sa porodicom. *Ne slušaj ono što ti savetuju tvoja majka ili baka. To su bapske priče. Slušaj nas.* [135]Uče nas da se ne oslanjamo ni na koga osim na profesionalce – doktore. [136] Kada sasvim oslabi uticaj porodice, ono što ja nazivam vertikalnim prenošenjem vrednosti sa jedne generacije na drugu, takođe nestaje. Sve što vam preostaje je horizontalan prenos vrednosti kroz uticaj vlastodržaca i ostalih savremenih izvora informacija, kao što su naučne studije, medijske vesti i industrija reklame i zabave. I doktori.

Domovi zdravlja,[137]su dobar primer vrste medicinskih institucija koje služe za podrivanje porodice. U Domu zdravlja, ljudi plaćaju određenu sumu mesečno i imaju praktično neograničen pristup svoj

---

[135] Ježim se od strašne i podmukle reklame za neki lek protiv kijavice koji se cele godine reklamira na svim našim televizijama: dete je bolesno, baka mu menja obloge, u zamračenoj je sobi, inhalira se i pije čajeve. Onda dolazi mlada mama sa posla, otvara prozore i grdi svoju majku, a detetu daje lek i ono odmah ozdravljuje dok se baka pokunjeno povlači sa scene. Horor! M.V.
[136] Nedavno sam radila na zdravlju moje drugarice koja nije znala ni gde joj se pojedini organi u telu nalaze, a kamoli da misli o njima i da ih neguje odgovarajućom presnom ishranom. Mirno mi je rekla, „ja sam uvek mislila da ima ko o tome brine, to su lekari, oni znaju, šta ja ima da znam. Moje je da se bavim drugim stvarima." Odbijajući da preuzme odgovornost za svoje bolesti i za svoje zdravlje, postala je sasvim zavisna od milosti i nemilosti lekara čije „lečenje" ju je bacalo u sve dublju depresiju. To je išlo dotle da je sebe ubedila kako pati od Alchajmerove bolesti, samo zato što joj je pamćenje ponekad bilo blokirano. Još uvek se borim da je sačuvam od kandži medicine koja će jedva dočekati da krene sa detaljnim i materijalno iscrpljujućim pregledima. M.V.
[137] Health maintenance organizations - HMO

crkvenoj opremi namenjenoj "zdravstvenoj zaštiti." Pored činjenice da teško da će ta oprema moći da održi i zaštiti zdravlje, stoji i činjenica da je *samaporodica* zapravo najbolji mogući dom zdravlja koji postoji! Gde cvetaju domovi zdravlja? Tamo gde porodica ima malo ili nimalo uticaja. [138] Pitajte Henrija Kajzera[139], koji je otvorio svoj Kajzer-Permanent Dom zdravlja u Kaliforniji, gde ne postoje porodice, jer su svi došli od nekud drugde.ako želite negde da otvorite svoj dom zdravlja, najbolje da to učinite u blizini univerzizteta ili fakulteta, jer tamo opet nema porodica, pošto su i studenti i profesori došli od nekud drugde. Ili otvorite jedan u nekoj zabiti, udaljenom predgrađu, gde su i veličina i stabilnost porodice klimavi. Mnogo će vam teže biti da otvorite dom zdravlja u mestima gde su porodične veze jake. Ne samo da jake porodice pronađu najbolje lekare i drže ih se, nego jake porodice uspevaju i da održe odlično zdravlje svojih članova bez uplitanja profesionalaca, hvala lepo.

Naravno, baš zbog toga, Moderna medicina teži da upropasti porodicu. Jake porodice nemaju potrebu za lekarima i drugim zanatlijama "koji pomažu". Nije slučajno što prostituciju radije zovemo najstarijim *zanatom (profesijom)* na svetu, a ne najstarijim *poslom*. Za razliku od poslovnih transakcija, za koje je karakteristična razmena usluga, zanatlije ili profesionalci daju *sebe* kroz izvođenje usluge koja se plaća. Daleko češći je slučaj da bi te usluge idealno činio neki clan porodice, prijatelj ili sama osoba.Prostitutka zamenjuje ženu, kao što doktor zamenjuje celo sazvežđe porodice. Što je porodica slabija, to su veće mogućnosti za profesionalce. Zdravo društvo karakterišu jake, pozitivne porodične veze, pa je shodno tome, *minimalna potreba za lekarima*. Sveti rat protiv porodice, Moderne medicine je bitka za opstanak protiv suparničkog sistema

---

[138] E moj doktore Mendelsone....danas je porodica ta koja vas uteruje u domove zdravlja i vrišti ako nešto radite prirodno. Ja ne mogu da vam opišem bitke koje vegani, zagovornici prirodnog porođaja,protivnici vakcinacija, zagovornici kućnog podučavanja ili sličnih revolucionarnih ideja iz zdravo razumske prošlosti imaju sa svojim porodicama, koje će radije da stanu na stranu lekara nego da budu podrška svojim članovima. Žena koja se odlučina kućni porođaj u Srbiji biva razapeta od strane majke, babe, svekrve, muža, koji će svi u glas vrištati, „moraš u bolnicu! Tamo je sigurno, tamo si pod kontrolom lekara! Ako se nešto desi, bude komplikacija, tu su doktori!" Ne daj bože da pomisli da ne vakciniše dete, rodbina će je rastrgnuti. M.V.
[139] Henry Kaiser

zdravlja i isceljivanja.[140] Dok god je neprijatelj sve ono što može da izgradi, zadrži ili obnovi zdravlje, padaće kao žrtve individualne dobrobiti svakog bespomoćnog pojedinca koji odlazi lekaru.

Da bi zaštitili porodicu od napada doktora i drugih "za pomoć" raspoloženih profesionalaca, prvo što treba da uvidite je da profesionalci retko kada imaju bolju ideju od vas o tome šta je "ispravno". To postaje očigledno samo ako pogledate šta su eksperti u prošlosti propovedali kao božju istinu. Na primer, standardni pedijatrijski priručnik Iz dvadesetih godina 20.veka je savetovao: "običaj da se sa detetom igra, da ga slikama, zvucima i pokretima uzbuđuju dok ne vrisne od očiglednog zadovoljstva je obično štetno i to treba zabraniti. Nikada ih nemojte grliti i ljubiti. Nikada ne treba da vam sede u krilu. Ako morate, poljubite ih u čelo, za laku noć. Sa bebama mlađim od šest meseci ne treba uopšte da se igrate. Što se poljubaca tiče, što manje, to bolje. Ljuljanje je zabranjeno. Kao I umirujuća sredstva. Ako dete pokuša da se smiri sisanjem palca, na laktove treba staviti udlage za gips, kako ne bi mogao da ih savije. Noću ruke treba da su vezane sa strane".

Naravno, mi danas znamo da su ovi saveti idiotski. Ali pitam se koliko li je majki išlo protiv svog prirodnog osećanja da zabavi istimuliše svoju bebu da bi odgojile porodice tikvana?[141]

Ako razmišljate o zasnivanju porodice, počnite od toga da sami odlučite koliko ćete dece imati. Nemojte da slušate savete onih koji zagovaraju nultni natalitet, ili savet bilo kog samozvanog eksperta na temu idealne veličine porodice. Ne postoji ni jedan dokaz da su deca iz

---

[140]Latinska izreka – Medicus curat, natura sanat, lek leči, priroda isceljuje, upravo pokazuje tu bitnu razliku između lečenja i isceljivanja. Prim.prev- Doktor Mendelson je vrlo precizan kada koristi glagol to cure, lečiti, a kada to heal, isceliti.

[141] Moja mama je sledila ta pametna američka uputstva, koja su bojim se, stigla i do naših dana. Mene namerno nisu mazili da se ne bih „iskvarila", ljubav nije bila bitna, koliko je bilo važno vaspitanje, što je dovelo do dubokih psiholoških trauma sa kojima se dan danas svakodnevno borim. Kao novopečenu mamu, i mene su savetovali da bebu koja plače ne uzimam u ruke, jer će se razmaziti i stalno će hteti na ruke. Sa drugim i trećim detetom nisam više imala snage da slušam bebeći plač pa sam ih uzimala odmah i ljuljala i nosala, i bili smo svi mnogo srećniji. Najgore je što ponekad svekrve i majke koje su pogrešno vaspitale svoju decu, sada to nameću snahama i kćerima.

132

brojnih porodica manje uspešna od onih iz manjih porodica. Ne smete da dopustite da politički manifesti određuju veličinu vaše porodice. [142]
Kada zasnivate porodicu, nađite lekara koji je obučen za kućni porođaj. Kućni porođaj eliminiše rizik boravka u bolnici a vama omogućava da odmah uživate u novom članu porodice, a ne da se branite ili krijete od upada bolničkog osoblja. [143] Ako akušer pokuša da vas odvrati od kućnog porođaja, navodeći vam listu mogućih komplikacija, a da vas još nije ni pregledao, onda znate da on očigledno nije kvalifikovan. Ginekolog ili babica, obučeni za kućni porođaj, podržaće vašu želju da se porodite kod kuće tako što će vas vrlo pažljivo pregledati i utvrditi da li postoje neki posebni rizici zbog kojih bi kućni porođaj mogao da bude opasan. Za veliku većinu porodica, mnogo je manje rizično da se žena porodi kod kuće nego u bolnici.

Ako niste u mogućnosti da nađete lekara koji bi obavio kućni porođaj (na kraju ove knjige, navodim izvore svojih istraživanja)[144]; onda treba da pribegnete sledećoj dobroj stvari, a to je bolnički porođaj sa brzim odlaskom kući. Osim ako su u pitanju neke ozbiljne komplikacije, ne postoji razlog zašto vi sa bebom ne biste bili odmah pušteni kući,čim se osetite sposobnom za to – što je sve negde od dvadesetak minuta do nekoliko sati posle porođaja. Moja omiljena priča o doktoru neprijateljski raspoloženom prema ideji kućnog porođaja tiče se jednog mog bivšeg studenta. Kada je njegova žena izrazila akušeru želju da muž bude prisutan na porođaju, doktor je

---

[142] Uzmimo samo idiotski zakon koji je donet u Srbiji kako bi manje motivisao Albance da imaju velike porodice, tako što treće dete ima beneficije države, besplatno obdanište na primer, dok četvrto, peto, nema. To nije ni malo sprečilo Albance da se umnožavaju, a Srbe je destimulisalo. Znam slučaj čoveka koji je u jednom braku imao dvoje dece, u drugom jedno, a razlog što su nisu imali još jedno je upravo to, što bi to bilo preskupo, bez beneficija države.

[143] Boravak i prvo iskustvo rađanja definitivno određuje broj naredne dece. Kada sam se drugi put porodila u gradskoj bolnici u Beogradu, sa mnom je bila jedna mlada kršna Crnogorka koju su prilično namučili na porođaju. Mladi tata je došao pod prozor da vidi šta je dobio, a ona mu je mrko viknula: „Dobio si sina jedinca!" Posle kućnog porođaja ili manje traumatičnog prirodnog porođaja, gde je iskustvo prijatno, žena poželi da ima još dece. U uslovima naših porodilišta, ta se želja ubija samim kročenjem u bolnicu. Nisu Srpkinje krive za mali natalitet, već lekari, bolnice i porodilišta gde s evrši nasilje ne samo nad majkama, već i na bebama – rađanje u buci, sa reflektorima, u operacionoj sali, na tvrdom stolu od koga kičma otpada, bebe se veštački dohranjuju, majčino mleko odlazi u lavaboe, grudi otiču, mastitisi se javlkjaju, itd, itd. M.V.

[144] Pored tih američkih izvora, ja sam dodala naše izvore, kao rezultat mog istraživanja, i oni se nalaze na kraju knjige. M.V..

rekao da je porođaj suviše ličan doživljaj da bi muž tome prisustvovao. Ona je odmah kao iz puške odgovorila, da ako je to toliko ličan doživljaj, onda ne želi ni doktor da tu bude prisutan! Na kraju su pristali da se porodi u porodilištu, ali su napustili bolnicu posle dvadeset minuta. Sve naredne bebe su im rođene kod kuće, a muž je postao specijalista i vodeći autoritet za kućni porođaj.

Kako je Medicina započela svoj napad na porodicu time što je muža razdvojila od žene prilikom porođaja, treba da insistirate na tome da muž bude prisutan. Naravno, njegova dužnost nije samo da bude tu i posmatra. Njegovo je da svojoj ženi i detetu pruži pomoć, zaštitu i podršku.[145]

Sve vreme ovog puta, morate da učite kako da prepoznate i preispitate pravila kojima se porodica razdvaja. Na primer, posle porođaja, sestra će odneti nju ili njega, osim ako izričito ne kažete pre, tokom ili posle porođaja, kako želite *odmah* po rođenju, svoju bebu u svom ili muževljevom naručju. Vaša beba je vaša, a ne bolnička. Zadržite je što duže kod sebe u tim prvim, dragocenim minutima posle rođenja.

Čak i ako su vam u porodilištu obećali da će beba da bude u istoj sobi sa vama, treba da ste svesni činjenice da su bolnice ponekad u stanju da ukinu privilegije bez upozorenja. U jednoj bolnici, apartmanski smeštaj porodilja se ukida svakog leta kad pedijatrijske sestre idu na godišnji odmor!

---

[145]Znam slučaj kada se dete rodilo pre vremena, i težilo je jedva kilogram i po.Strpali su ga u inkubator, i mada je otac prisustvovao porođaju i video zdravo dete čije su oči normalne, lekari su ga uništili terapijama i to pokušali da zataškaju. Išli su dotle da su roditeljima savetovali da ostave dete u bolnici, jer će imati još potomstva, praktično su ih terali na ubistvo rođene bebe. Roditelji su bukvalno oteli i kidnapovali bebu iz porodilišta i time mu spasli život. Danas je to predivan dečkić, bistar i pametan, koji ne vidi na jedno oko ali ljubav porodice i briga za njegovo zdravlje i dobrobit, koja je podrazumevala i ogromnu bitku protiv specijalista, profesionalaca i medicinara, borbu protiv obavezne vakcinacije, borbu za kućno podučavanje je ono što će od njega učiniti da se razvije u veličanstveno ljudsko biće. Drugi slučaj mi je ispričala fiziterapeutkinja koja je izašla iz sistema zvanične medicine: mladi bračni par je dobio bebu, ali su je na porođaju u bolnici toliko vukli forcepsima, da su joj uništili motoriku. Beba se rodila gotovo nepokretna. Ista priča je bila kao u prvom slučaju, da bi sebe zaštitiuli, lekari su savetovali da roditelji ostave dete u bolnici i prave novo. Roditelji su ga kidnapovali, i obratili se fizioterapeutu Ljiljani Katunac, koja radi baby handling na sasvim prirodan način, tako što namešta bebu u položaje gde ona svojim refleksima reaguje i sebe stimuliše. Godinu dana kasnije, beba nastavlja normalan razvoj, sa povraćenom motorikom. M.V.

Sledeće što morate da uradite je da zaštitite sebe i bebu od lekarskih predrasuda protiv dojenja dece. I ovde ćete morati da pribegnete malim lažima. Kada vam doktor kaže da je bočica podjednako dobra kao i dojenje, ne samo da ništa nećete postići ako se sa njim prepirete, već će vas on uzeti na zub i dodatno će podrivati vaše napore. Najbolje što možete da uradite je da neodređeno klimate glavom i da ga ignorišete. Jednoj mojoj poznanici lekar je rekao da joj dete ne napreduje u težini onoliko brzo koliko bi trebao. Dao joj je besplatno pakovanje od šest paketa formule rekavši joj da bebu uz dojenje, veštački prihranjuje. Ona se s njim nije prepirala, a paket formule završio je u prvoj kanti za đubre na koju je naišla po izlasku iz ordinacije.

Pre više od dvadeset godina, kada je u Čikagu žena poimenu Marijana Tompson[146] rodila svoje prvo dete, nije znala kome da se obrati za savet u vezi dojenja. Njen doktor nije znao ništa o dojenju. Zato je ona, sajoš šest drugih žena, osnovala grupu pod nazivom Mlečna liga (La Leche league), koja je imala za cilj da majke uputi i nauči kako da doje svoju decu. Od svog osnivanja, međunarodna Mlečna liga pomogla je stotinama hiljada žena širom sveta, da ne pominjem i decu ovih žena. Za podršku i ohrabrenje u dojenju, pridružite se Mlečnoj ligi.

Ima par "malih" stvari koje doktori savetuju ženama da rade sa svojim bebama, a za koje verujem da su vrlo škodljive po porodicu. Prvo, kažu im da je dojenje OK, ali da sa uvođenjem čvrste hrane treba početi posle šest nedelja. To je budalaština. Nema potrebe da se detetu uvodi čvrsta hrana pre napunjenog šestog *meseca* života. Pravilo od šest nedelja dovodi do svakodnevne urnebesne rutine, gde majka pokušava da progura, utera, i nagura u bebu nešto, *bilo šta*, što iole naliči na "čvrstu" hranu. Ne postoji bolja hrana za bebu od majčinog mleka.[147]

---

[146] Marian Tompson
[147] Razlike u školama bebeće ishrane u nekadašnjoj Jugoslaviji, a i danas u Vojvodini i užoj Srbiji su oduvek bile toliko velike da su gotovo u suprotnosti jedne s drugima. Prvo dete sam rodila u Hrvatskoj, tamo su preporučivali ribu već od šestog meseca, a meso tek od godinu dana. U Srbiji je obrnuto, brani se riba do godinu dana, a meso gura već od šestog meseca. Novosadska škola kreće sa voćnim sirovim sokovima već od trećeg meseca života, a negde se predlaže da beba samo sisa do godinu dana. O zašećerenoj vodi i njenoj upotrebi odnosno neupotrebi, da ne govorim! U mojoj knjizi Živa hrana za živu decu i živahne roditelje, dala sam predlog veganske

135

Ne plašite se da podignete svoje dete kada ono plače. Da njemu ili njoj niste potrebni, ne bi ni plakali. Ideja da bebu treba "utrenirati" kako ne bi plakala za roditeljima tako što ćete da je ignorišete je patentirana glupost koja ignoriše instinkte. Ako se beba probudi tokom noći, možda joj treba dodatno osećanje sigurnosti koje će joj dati roditlelji, tako što će dopustiti da spava u istoj sobi sa tatom i mamom – ili čak u istom krevetu. Pravilo da deca treba da spavaju odvojena od roditelja je jedno od onih pravila koja razdvajaju porodicu iz pogrešnih razloga. Ja ne poznajem veliki broj odraslih kojima je zaista prijatno da *sami* spavaju. Kako očekujete od deteta koje je znalo samo za toplu unutrašnjost maminog tela, da se svikne na hladnoću, prazninu i mrak "svoje sopstvene sobe".

Kada krenete da hranite bebu čvrstom hranom, ignorišite reklame proizvođača bebi hrane – kojima nikako da ponestane univerzitetskih istraživačkih instituta gde se rade studije koje dokazuju kako je hrana pripremljena u kući manje zdrava od obrađenih stvari koje trpaju u teglice.[148]Ako je hrana koju pripremate kod kuće loša po zdravlje, onda ste vi i cela vaša porodica u velikom problemu. Hranite bebu onim što vi jedete. Seckajte, meljite, blendirajte, pravite pire.pazite samo da uvodite po jednu namirnicu u određenom vremenskom periodu, kako biste mogli da uočite neku potencijalnu alergijsku reakciju čim se ona pojavi.

Trudite se da obroci budi deo zajedničkog iskustva. To znači da cela porodica treba da se okupi oko stola. Kada se porodica okupi za stolom oko nekog ukusnog jela, odmah požele da međusobno pričaju i razmenjuju iskustva.

Ostanite u bliskom kontaktu sa rođacima koliko god duže možete. To naročito važi za starije, jer vi ste njima potrebni a i oni vama.

---

ishrane za odojčad, po kojoj izbegavajući termički obrađenu hranu, meso, mleko i mlečne proizvode, brašno, šećer i druge mrtve, grozne, ubitačne namirnice, možete odgojiti dete na prirodnoj ishrani i omogućiti mu vitalnost, trajno zdravlje i dugovečnost. Ishrana dece industrijskom hranom, sa veštačkim bojama, aditivima, konzervansima dovodi danas do gotovo epidemije autizma, agresije, sindroma poremećaja pažnje, hiper aktivnosti. Ne dozvolite da upadnete u tu zamku ubijanja hranom.Budite slobodni i kreativni, a ne dobri i poslušni. Konačno, prva čvrsta hrana koja se daje bebama je sirova – banana! M.V.
[148]Koje su uz to i vrlo bljutave.m.V.

Zovite rođake da vam čuvaju bebu. Što više rođaka sa kojima su deca bliska i osećaju se prijatno, to bolje.[149] Kad god ste u prilici, izbegavajte da se razdvajate. Majke i očevi treba da insistiraju da budu uz svoju decu u bolnici. Takođe razmotrite alternativna rešenja umesto jaslica. Posao od kuće, kad se svi faktori uzmu u obzir, može da bude mnogo bolji i više da ispunjava nego posao van kuće. Ako ne možete da izbegnete posao sa punim radnim vremenom, trećinom ili polovinom, napravite neki dogovor sa rođacima ili komšijama. Možda vam pođe za rukom da pokrenete među komšijama i zajedničko kooperativno obdanište u kraju. Smeštaj u kućnim uslovima uvek je bolji od institucionalizovane atmosfere obdaništa. Ako ste zbog škole ili posla odvojeni od vaše porodice tokom dana, nemojte još i da učestvujete u radu nekih noćnih ili večernjih foruma, kada to dragoceno vreme treba da provedete sa svojima.

Provodite praznike sa rođacima, prijateljima i susedima. Psihijatri nikada ne idu na odmor oko Božića, jer u tom periodu pacijenti pate od velike depresije i povišena je stopa samoubistava. Praznici su i zamišljeni kako bi se ljudi skupili i zajedno proslavljali i obnavljali veze koje su doprinele njihovom životnom uzrastanju. Ljudi koji su dopustili da ih rat protiv njihovih porodica odvoji od porodica, su prirodne žrtve frustriranih zakonitih potreba.

Posetite svoju decu koja studiraju daleko od kuće. Ohrabrite ih da se vrate kući kad im to raspored dopusti a ponekad i kad im ne dozvoli. Postarajte se da dobro znaju da ste vi tamo kada ste im potrebni, jer *bićete* im potrebni. Koledži i fakulteti postaju sve usamljenija mesta gde raste osećanje konkurencije.

Sve vreme moraćete da učite kako da se nosite sa profe-sionalcima. Nekad će to značiti da ćete morati da budete praktičniji a ne samo čistunci. Na primer, krenite od predpostavke da će vas lekar gnjaviti i pritiskati ako mu to dozvolite, naročito ako ste žensko. E sada, ovo svakako nije prirodan raspored stvari. Ali dok god je situacija takva kakva je, savetujem ljudima, naročito ženama, da lekare posećuju u paru. Žene treba da idu sa svojim muževima, jer je izvesno

---

[149]Ništa kao tetke i ujaci.mislim da sam kao tetka bila mnogo bolja nego kao majka. Pitajte moju „prvu" decu, bratanicu i bratanca iz Novog Sada koji su kad su bili mali, govorili, „mi smo na tetku". Moja deca na žalost, nisu imala tetke koje su se s njima igrale, jer smo i muž i ja jedinci.

da će doktor posvetiti više pažnje ženinom problemu, ako je ona u pratnji muža. Naravno, ne bi trebalo doktori da žene tretiraju kao drugorazredna ljudska bića, ali oni to čine, tako davi ne treba da žrtvujete svoje zdravlje u ime apstraktnih principa. Nama su potrebni uspešni jeretici, a ne mučenici.[150]

Nešto duhovitija – i sa manje političkog naboja – situacija u kojoj treba da ste više praktičari a manje čistunci, je kada vaše dete krene u obdanište. Sećam se kako me je jedna majka usplahireno zvala u 11 uveče jedne noći, rekavši da je problem hitan. Kada sam je upitao kakav je to hitan slučaj, rekla mi je da stanuje na osamnaestom spratu solitera te da će da skoči kroz prozor ako joj ne kažem šta da radi. Složio sam se da je u pitanju hitan slučaj.

Odavno savetujem mamama dece koja se još nisu navikla na nošu da slažu negovateljice kada šalju dete u obdanište tako što će da kažu da je dete naviknuto. Sasvim misteriozno, dešava se da mnoga deca koja nisu naučila da idu na nošu, to nauče već prvog dana u obdaništu. U drugom slučaju, negovateljica će obično isfrustrirana da zove majku posle nedelju dana i da joj kaže, "zar niste rekli da je dete naučilo da ide na nošu?"

Majčin odgovor treba da je sledeći: "Šta ste to uradili sa mojim detetom?"

Ponekad, kada imate posla sa doktorima, sestrama i ostalim profesionalcima, morate da pokažete kakao ste prosto neuništivi. Ili nepopustljivi, kao kada sestra pokuša da vas udalji od bolničkog kreveta vašeg rođaka. Pre svega, umirućim rođacima treba da se dopusti da umru kod svojih kuća. Ljudi nisu bolničko vlasništvo ni na početku ni na kraju života. Ako je rođak smešten na odeljenje za intenzivnu negu, morate da se izborite da budete kraj njega, uprkos bolničkom pravilu od deset minuta. Vaš prvi korak je da jednostavno ne mrdate. Nemojte da svojim ponašanjem utvrđujete njihova pravila. Kada vas sestra zamoli da odete, pitajte zašto. Ako ona kaže da je za vašeg rođaka vaše prisustvo suviše veliki napor, recite joj da vi bolje od

---

[150] Opra Vinfri je jednu emisiju tome posvetila, dokazavši uz pomoć stručnjaka, kako lekari vrlo olako sve ženske tegobe proglašavaju da su „na nervnoj bazi", lečeći sve ženske bolesti sredstvima za smirenje. Druga varijanta je da je za sve kriva ili menstruacija ili menopauza. Zbog toga je ovaj savet doktora Mendelsona itekako koristan, iako je prošlo 40 godina od kad je napisan. M.V.

nje poznajte svog rođaka i možete da procenite da li mu vaše prisustvo smeta ili ne. Onda zatražite od sestre da vam da dokaz svoje tvrdnje. Onda će ona možda da promeni taktiku: pravila bolnice nalažu da odete. Tražite joj odštampan primerak pravilnika gde to piše. Sledeći korak je da se pozove doktor. Postavite mu identična pitanja. Kako znate da je moje prisustvo opterećenje za mog rođaka? Kako znate da je prisustvo rođaka za pacijenta automatski loše a prisustvo nepoznatog bolničkog osoblja automatski dobro?

Dok tako štitite svoju porodicu od Svetog rata protiv porodice Moderne medicine, treba da uvidite da porodica nije tu samo da vas štiti, već treba da je *iskoristite* i kao najbolji izvor zdravlja. U kriznim vremenima, savet i pomoć tražite od porodice i prijatelja. Kada ostalim članovima porodice treba pomoć ili podrška, *budite tu* za njih. Jer ako vi ne možete, budite sigurni da će doktor moći i to dovoljno brzo.

6

DOKTOR SMRT

Moderna medicina je idolatrijska religija, jer ono što je za nju najsvetije, nisu živa bića, već mehanički procesi. Ona se ne hvali time koliko je duša ili života spašeno, već koliko je puta ova ili ona nova mašina upotrebljena i koliko je para pri tom potrošeno. Ono što se nalazi u srcu svake religije, srž odakle nada zrači, kada svi ljudski pokušaji u bavljenju zemaljskim poslovima propadnu, je Božanstvo, Onaj koji sve nadilazi. Da bi se probili do središta Moderne medicine, morate da plivate kroz okean ljudskom rukom napravljenih lekova,i da se probijate kroz beskrajne tone mašinerija i opreme. Ako ni tada ne shvatite zašto je Crkva divljački idolatrijska te mora da se uništi, shvatićete kad se nađete licem u lice sa njenim Božanstvom. Bog Moderne medicine je Smrt.

Zapravo, nedavno je dr Kventin Jang[151] skovao novu reč, kako bi opisao jednu aktivnost Moderne medicine: jatrogenocid.[152] Jatrogenocid (iatros je grčka reč za doktora) znači sistematsko uništavanje velike grupe ljudi od strane doktora. Primer jatrogenocida je recimo žrtvovanje dece u nerazvijenim zemljama, što sam opisao u predhodnom poglavlju. Široko rasprostranjeno oglašavanje veštačke bebi hrane među siromašnima koji ne mogu da je priušte niti imaju uslove za njenu bezbednu upotrebu, dostiže razmere krstaškog pohoda doktora na bezazlene, nemoćne nevernike.

Koliko je Crkva odista smrtonosna vidi se po neumoljivom kontrastu kad god lekari stupe u generalni štrajk. 1976, u Bogoti, Kolumbija, lekari su u period od 52 dana prosto nestali sa dužnosti, radeći samo hitne slučajeve. Novine "National Catholic Reporter" opisale su "niz neuobičajenih posledica" štrajka. Stopa smrtnosti pala je za trideset pet procenata. Portparol Nacionalnog udruženja pogrebnika je izjavio: "to može biti slučajnost, ali jeste činjenica" Pad stope smrtnosti od osamnaest procenata desio se u oblasti Los Anđelesa 1976, kada su doktori organizovali štrajk u znak protesta što su skočile premije osiguranja za slučajeve nesavesne prakse. Dr Milton

---

[151] Dr Quentin Young
[152] Iatrogenocide

Remer[153], profesor na predmetu Administracija zdravstvene brige na univerzitetu UCLA, nadgledao je rad 17 velikih bolnica i ustanovio da je rađeno 60 procenata manje operativnih zahvata. Kada se štrajk završio a medicinske mašine krenule ponovi da melju, stopa smrtnosti vratila se na početni nivo pre štrajka.

Ista stvar se dogodila u Izraelu 1973.godine, kada su lekari smanjili broj ambulantnih prijema pacijenata sa 65000 na 7000 dnevno. Štrajk je trajao mesec dana. Prema podacima izraelskog Pogrebnog udruženja, izraelska stopa smrtnosti opala je za pedeset procenata u tom periodu. Takav duboki pad stope smrtnosti nije se desio još od poslednjeg štrajka lekara, dvadeset godina ranije! Kada su lekari zamoljeni da objasne ovaj fenomen, rekli su da, pošto su morali samo da rade hitne slučajeve, svoju energiju su uložili u bolji tretman zaista bolesnih ljudi. Kada nisu morali da slušaju svakodnevne, navodno nevažne jadikovke običnih pacijenata, mogli su da se posvete delotvornijem spasavanju života.

To i nije tako loš odgovor.Ja već godinama zagovaram da je ono što je potrebno ovoj zemlji, jeste trajni štrajk lekara. Kada bi lekari smanjili za devedeset procenata kontakt sa ljudima i posvetili se samo hitnim slučajevima, u mojoj glavi nema trunke sumnje da bi to bilo daleko bolje za sve nas.

Ali jednostavno ne možemo da se otrgnemo od činjenice da je uznemirujuće velika količina doktorske energije usmerena na smrtonosne radnje. Svojim studentima govorim da ako žele da uspeju u Modernoj medicini, sve što treba da urade je da pronađu neko polje koje podstiče smrt ili se bavi smrću i briljantna karijera je pred njima. Što se tiče Moderne medicine, smrt je industrija u porastu. Ne postoji modecinski časopis u kome nećete pročitati nešto o najnovijoj kontracepciji, abortusima, sterilizaciji, genetskom savetovalištu i analizama, amniocintezama, nultom rastu populacije, "dostojanstvenoj smrti", "kvalitetnom životu" i eutanaziji. Sve ove aktivnosti imaju za cilj sprečavanje ili okončavanje života. Stvari kao što su masovna genetska ispitivanja i obavezna amniocintezasa

---

[153] Dr Milton Roemer

141

mogućnošću abortusa su za sada samo u preliminarnom stadijumu, ali razgovor je već uvod u radnju.[154]

U svojoj žurbi da prigrlimo ove aktivnosti –sa entuzijazmom koji mogu jedino da uporedim sa verskom groznicom – guraju nas ne samo da ignorišemo njihovo dehumanističko dejstvo već i da zatvorimo oči pred nedostatkom naučnog opravdanja. Oni su konačno, obred.Obred smrti.

Na primer, zahvaljujući blagoslovu Moderne medicine, ono što se nekad smatralo za greh, više nije uopšte grešno. Tako se sada homoseksualnost naziva "alternativnim životnim stilom". Ovo kao i ostali oblici seksualne aktivnosti bez mogućnosti rađanja dece se podstiču, promovišu, čak i glorifikuju.[155] Tokom svog života, uočio sam na primer, tri jasno definisane faze odnosa društva prema masturbaciji. Kada sam bio mlad, masturbacija se smatrala opasnom i grešnom. Od nje biste ili oslepeli ili bi vam izrasle dlake na dlanovima ruke. Naravno, naučnici nisu ni pokušali da otkriju da li je ovo tačno ili nije. Kasnije, dok sam bio na koledžu, masturbacija se smatrala neutralnom radnjom, ni škodljivom ni korisnom. Sada smo međutim u trećoj fazi masturbacije: Ne samo da je masturbacija OK, već je i normalna, zdrava i dobra. Ako je *ne upražnjavaš*, nešto nije u redu sa tobom. Aako ne znaš kako da to radiš, postoje ljudi koji će te tome *naučiti* – pogotovo ako si žena.

Ovaj radikalni pomak u svesti u samo jednoj generaciji, vidim u vezi sa odnosom društva prema natalitetu. Kada je bila dobra stvar imati decu, masturbacija je bila više nego loša. Kada se klima prome- nila a rađanje dece postalo loše, masturbacija, homoseksualnost – i

---

[154]Sve se već obistinilo.Amniocinteze su često vrlo invanzivne i mogu da ugroze plod, a rezultat nije toliko vidljiv da bi je opravdao kao tehniku.najnoviji aistraživanja pokazuju da je uzrok mongoloidnosti dece ne stara jajna ćelija majke već njeno duigogodišnje pijenje kafe, koja je strahovito opasan i štetan napitak.zar nije bolje da se umesto skupih genetskih ispitivanja, vodi kampanja protiv braon pića, koka kole, kafe, crnog čaja i drugih napitaka punih kofeina, koji dovode do deformiteta u plodu? M.V.

[155] Neću ulaziti u Mendelsonov odnos prema homoseksualnosti, ali ću reći ovo: radila sam istraživanje dramaturgije domaćeg filma, (film kao moćan medij uvek ima ulogu modela za pojedina ponašanja) i uočila da sve trudne devojke u domaćem filmu abortiraju, osim u Dragojevićevoj komediji Nismo mi anđeli. Amerika se od liberalizma dr Mendelsonovih dana, okrenula konzervativizmu i dizanju nataliteta, a to se u holivudskoj produkciji vidi po tome, što je poslednja pozitivna junakinja na filmu koja je abortirala bila u Kabareu, Boba Fosa, i ni jedna više. Deca se daju na usvojenje, dok abortiraju samo loše, negativne devojke. Njihov natalitet je skočio, naš je opao.M.V.

sve drugo što je moglo da nam pomogne u tome da nemamo decu – postalo je dobra stvar.[156]

Mi smo na vrlo dubokom nivou naše prirode programirani za život. Naši najjači porivi su ka rađanju novog i održavanju starog života, ali upravo su to instinkti I radnje koje Moderna medicina napada. Tako, opasni oblici kontrole rađanja – abortus na zahtev, masturbacija, svi oblici kontraceptivne seksualne aktivnosti - kao rezultat imaju smanjenje nataliteta. Ovi "alternativni stilovi života" koji ne promovišu život su prihvatljivi, a stvari koje ljudi hiljadama godina rade kako bi *promovisali* život, više nisu.

Jedini "alternativni stil života" koji nije prihvatljiv je onaj koji ide protiv učešća u Crkvi. Greh je ako rodite bebu kod kuće a nije greh ako abortirate. Greh je ako poštujete tuđeg boga odlazeći kod kiropraktičara, ali nije greh ako odete u jednu od bogomolja Moderne medicine na operaciju promene pola. Svaka vrsta biološkog stresa koje ovi zahvati mogu da imaju na dušu i telo je potpuno nebitna.

Šta ovde nije u redu je preterano zagovaranje neživotnih radnji od strane crkve i njeno opet preterano omalovažavanje života. Zdravorazumski, humaniji pristup je prosto pregažen. Moderna medicina, recimo kaže da svaka žena ima pravo na abortus. Bez obzira da li je to politički korisno, važno je da shvatimo da je sa stanovišta biologije, u pitanju nešto više od samo slobodnog izbora. Neki tradicionalni etički sistemi, kao što je Jevrejski zakonik, *nalažu* abortus kada je život majke u opasnosti. Odlučeno je da je život majke važniji od života deteta. Ali u onome kako radi Moderna medicina, zagovarajući abortus, nema nikakve brige za život bilo majke, bilo deteta, - glavni interes je samo u primeni njene tehnologije.

---

[156] 1999, bila sam član žirija na mneđunarodnom filmskom festivalu u Troji, Portugalija. Vodeći filmski kritičar britanskog Gardijana (Guardian) mi je s prezirom tada rekao „zar vas nije sramota da kao doktor nauka imate troje dece, kao neka Turkinja?" odgovorila sam mu „ja to sebi mogu da priuštim, a vi?" Mladi bračni par u Italiji, na moje pitanje da li planiraju decu, mi je mirno odgovorio, „već nas ima suviše, čemu to?". Prenaseljena Evropa je spas videla u nultom natalitetu. Španija je za jednu generaciju pala sa proseka 3,5 na nulu. Koliko god iz ove perspektive reči dr Mendelsona deluju konzervativno i nazadno, mislim da treba da uočimo vezu između odnosa društva prema natalitetu i svih ovih drugih stvari. Naravno da sam za to da čovek ili žena imaju puno prsavo da odlučuju o svom potomstvu, ali kada bi društvo radilo malo više na inspiraciji a manje na kaznama, svet bi bio daleko lepši i radosniji. Za početak, da se u porodilištima prave sobe sa kupatilima i da se ona peru dva puta dnevno. Umesto one grozne kampanje, bitka z abebe i kupovinu još inkubatora koji će oslepljivati sirotu nedonoščad. M.V.

Jedna od svetih katastrofa u proteklih dvadeset godina je crkvena promocija sredstava za kontracepciju *po svaku cenu*. Ovde se najbolje vidi razlika između "biološkog" i "moralnog" greha. Kontrola rađanja, sama po sebi, nije moralno pogrešna. Pojedina sredstva za kontrolu rađanja su međutim, *biološki* pogrešna jer je njihovo dejstvo na korisnika negativno.da su doktori odbili da rade sa vrlo štetnim metodama kao što su pilula i spirala, ili da su pri tom govorili ženama o pravim opasnostima upotrebe čime bi im omogućili mogućnost informisanog izbora, bilo bi vrlo malo problema. Ali doktori nikada ne prepuštaju izbor pacijentima da li da izaberu procedure ili ne na osnovu vaganja koliki je biološki rizik kojim žena želi da dovede svoj život u opasnost. Oni jednostavno ignorišu biologiju, ignorišu činjenicu da određena procedura može da donese više štete nego koristi. Toliko je duboka njihova posvećenost ovakvom neznanju, da je jedino prihvatljivo objašnjenje za to da se crkvi Moderne medicine lojalno služi upravo tim procedurama.

Kada sam ja studirao medicinu u kasnim četrdesetim i ranim pedesetim godinama, mislio sam da medicinu najviše zanima isključivo spasavanje i produžetak života. Gotovo da ne mogu da se prisetim ni jednog razgovora na temu "kvalitetnog umiranja". Naučio sam odbijam smrt kada se suočim sa njom, tako što održavam nadu. Negiranje je danas loša reč, uprkos činjenici da je veliki broj naučnih radova dokazao kako pacijenti koji odbijaju da prihvate ozbiljnu bolest, boreći se sa njom, duže žive od pacijenata koji se pomire sa sudbinom i "prihvate" je. U Britanskom medicinskom žurnalu[157] (22 novembar 1975) pojavila se ova pikanterija: "Dokazi na osnovu istraživanja sigurno idu u prilog gledištu da psihološki faktori igraju ulogu u dužini preživljavanja. Vajsmen i Vorden[158] su nedavno poredili pacijente obolele od raka koji su živeli duže nego što statistika predviđa saonima koji su živeli kraće od predviđenog. Oni su pronašli da je motivacija za životom, izražena kroz "povećano odbijanje" kako bolest napreduje, kao i pozitivan odnos prema lečenju, povezana sa dužim preživljavanjem. Obrnuto, pacijenti koji su pokazivali želju za smrću ili bili spremni da prihvate smrt, umirali su pre vremena. Slično

---

[157] The British Medical Journal
[158] Weisman, Worden

tome, nekoliko studija sugeriše da pacijenti sa koronarnom trombozom, koji su skloni depresiji ili su posle infarkta pali u depresiju, imaju manje šanse da prežive od onih koji nisu tako melanholični. Sve u svemu, izgleda da stav odlučnosti i nade produžava život, dok prihvatanje smrti ili stanje utučenosti i snuždenosti skraćuje život."[159]

Nedavno sam prisustvovao medicinskom simpozijumu gde je doktor koji leči obolele od raka hemioterapijom priznao da koliko god bio zainteresovan za spasavanje života i otkrivanje novih tretmana lečenja, toliko ga zanima i da njegovi pacijenti smrt dožive sa određenim stepenom "prihvatanja i spokoja". Njegovo osoblje i on su najveći deo vremena i sredstava trošili na savetovanje umirućih pacijenata, i to ako je moguće, bez prisustva njihovih porodica. Za mene nije nikakva misterija zašto ovi Prodavci Smrti insistiraju na "savetovanju" pacijenata u odsustvu njegove porodice. Ceo smisao porodice, što znači i njen *uticaj* je usmeren ka *životu*, a ne smrti.

Ovaj doktor – i mnogi poput njega koji proučavaju smrt – rade pod predpostavkom da osoba treba da prihvati smrt. To zapravo znači da oni "leče" pacijenta do smrti, s obzirom da nisu u stanju da nju ili njega leče za život.Oni tvrde da na izvestan način, odbiti smrt nije mentalno zdravo. Tanatolozi govore da ako odbijete da se suočite sa smrću, govorite o njoj, ili da joj se predate, sami ćete sebe da razbolite!

Što se mene tiče, tanatolozi i svi drugi koji savetuju predavanje smrti idu naopačke. Doktor koji kaže osobi da u njegovom ili njenom životu nema više nade, ne čini ništa dobro svom pacijentu. Najpre, doktor čini ogromnu grešku misleći da moć za obnovu zdravlja leži samo u njegovim rukama. To što govori njemu ili njoj da će umreti, jednako je bacanju prokletstva. Pacijent u to veruje, što znači da će se kletva i obistiniti.

Mi tek počinjemo da razumemo kako um deluje na sopstvene isceliteljske moći tela. Naravno, doktor je poslednja osoba koja će priznati da telo uopšte poseduje bitnu samostalnu moć da sebe popravi. Ali jasno je da održavanje optimizma treba da bude prioritet broj jedan. Umesto da objavljuje izvesnu kob, doktor treba sa pacijentom da učestvuje u planiranju budućnosti. Jedna je stvar reći

---

[159] I za ovo se zna skoro četrdeset godina! M.V.

pacijentu da boluje od smrtonosne bolesti koju medicina svojim čudima još nije u stanju da izleči. Ali sasvim je druga stvar reći pacijentu da je kraj neizbežan.

Naravno, kada bi doktor priznao da on nema moć nad pacijentovom boljkoma da druge sile – bilo one drugih iscelitelja ili samog pacijenta- imaju, on bi izgubio kontrolu nad pacijentom. Šta više, kako rituali Moderne medicine postaju sve manje i manje uspešni a sve strašniji i smrtonosniji, nije loše da pacijent bude obavešten o neizbežnom rezultatu doktorovog rada. Jednom kada smrt prigrlite kao "još jedan deo života" , naćiće se već za nju odgovarajuće mesto na bolničkom jelovniku.

Moderna medicina je danas bolje opremljena za ubijanje ljudi nego za njihovo lečenje. Ovo se najbolje vidi sa oba kraja životnog ciklusa, tamo gde je život delikatniji, smrt bliža i lakše ju je pripisati "prirodnim uzrocima". Na primer, sve je veća opasnost da će mongoloidno novorođenče rođeno sa opstrukcijom creva, završiti u bolnici. Iako vezana creva mogu da se operišu, vrlo je izvesno da će mu biti uskraćena nega i da će ga ostaviti da umre.[160] To isto važi za retardiranu decu po državnim bolnicama, koja nisu imala tu sreću da zakače neku ozbiljnu bolest.

Na drugom kraju života, "neželjenima" je dozvoljeno ili će ih čak ohrabrivati da umru. Stari ljudi u staračkim domovima, uprkos cvetnim dekoracijama koje ukrašavaju takva mesta, tamo su smešteni samo da bi se sklonili sa puta "normalnim" ljudima. Tamo su ostavljeni da umru i mislim da oni to uglavnom kapiraju. Ne treba mnogo da shvatiš da je na tebe bačena kletva.

Doktori upravo i ohrabruju stare ljude da se sklone u stranu i odu negde da umru. Njihov odnos prema starim ljudima i njihovim problemima može da se sažme u osudu na dugu, sporu smrt. Rečenice kao što su "Prosto naučite da živite sa tim", ili "Šta drugo očekujete u vašim godinama?" poručuju staroj osobi da su njegove ili njene tegobe

---

[160]Setite se moje priče o bebi u plavom Radionu, ostavljene da umre u Tiršovoj. U Španiji, kada su zabrljali na porođaju i izazvali bebi mentalne smetnje, savetovali su našu poznatu dizajnerku da dete ostavi u bolnici da umre. Ako svi mi znamo za bar jedan takav slučaj, govorim o milionima ili stotinama hiljada slučajeva....

očekivane. I shodno tome, stari ljudi te tegobe i očekuju. I dobiju ih.[161]

Zato što doktor ne priznaje da problemi koje obično vezujemo za poodmaklo dobauopšte nisu neizbežni te da mogu da se spreče i izleče prirodnim putem, pacijent je sasvim priemčiv za celu mrežu palliative – i smrtonosnih – lekova. U kulturama gde još uvek ne vlada smrtonosna kletva Moderne medicine, ljudi žive vitalno i punim plućima do vrlo ozbiljnih godina.[162] Ali Moderna medicina proglašava stare ljude nesposobnim, pa umesto da im produži životni vek, radije će se potruditi da umiranje učini dužim i težim.

Uvek sam verovao u to da ako želiš da pronikneš u istinsku bit nekog društva, najbolje je da pogledaš moto ili sagledaš šta je zabranjeno u tom društvu.ako razgledate novčić, uočićete natpis " U Boga verujemo". E sada, da li postoji društvo u kome se manje veruje u Boga, od Sjedinjenih država, ja zaista ne znam. Moto medicinske profesije oduvek je bio "Prvo ne nanesi zlo". Kao što smo već videli, ovaj moto poštuju jedino oni koji krše pravilai niko drugi, ali gotovo da ne služi ničemu.medicina je u stanju da gomilu užasa sakrije pod maskom "ne nanesi zlo".

Prva stvar koja se menja kada jedna kulturna sila nadvlada drugu i preuzme društvo je jezik. Kada kontrolišete način kako ljudi opisuju pojedine stvari, kontrolišete i način kako da se sa tim stvarima izbore.

Sada imamo "eksploziju" rađanja, što navodi na pomisao da je veliki broj beba koban i štetan. Imamo "planiranje" trudnoće i "okončavanje" trudnoće kako bi se abortus klinički odvojio od života i smrti. Kažemo "eutanazija" umesto "ubistvo iz milosrđa" , jer je ovo drugo nekako odviše precizno u izrazu, čak i pored nežnog prideva.

---

[161] Jedan moj poznanik je imao bol u levom kuku, a lekari, pošto su sve živo isprobali, slegli ramenima i rekli mu, „to su ipak godine."Na to je on rekao, „izvinite, i moj drugi kuk je isto toliko star, a ne boli. Znači da to nema veze sa godinama."Promenio je ishranu, počeo da vežba, i bol je nestao. M.V.

[162] Na Kavkazu, gde se ljudi više cene što su stariji, sasvim je uobičajeno videti živahnog čoveka od 115, 117 godina kiji dolazi iz lova jašući na konju, skače sa konja i dočekuje ukućane s osmehom - i ulovom. Deo Kine, provincija Nindža takođe obiluje cenjenim dugovečnim ljudima, koji jedu godži bobice i poseduju mudrost i smirenost kojoj se teži.Japan takođe. U našoj lepoj zemlji, ideja da sve starije od 50 treba pobiti, najbolje se vidi po reklamama i kafanama, gde su svi sadržaji namenjeni mladoj populaciji. Kastilja, koja je u Evropi oblast sa najdugovečnijim ljudima, obiluje živahnim starim ljudima koji igraju karte u klubovima, uče salsu, ručaju i večeravaju u malim hotelima i planiraju safarije. Pri tom jedu puno ribe i troše veliku količinu hladno ceđenog maslinovog ulja, a porodice ih ne eksploatišu kao radnu snagu i stajanje u redovima. M.V.

Najstravičniji pokušaj da se prikrije istina promenom rečnika je izraz "dostojanstvena smrt". Tako svaka smrt postaje prihvatljiva pod bilo kojim okolnostima, samo ako je "dostojanstvena". Što je najsmešnije, ova fraza se najčešće upotrebljava u situaciji gde nema mogućnosti ni za trunku dostojanstva, onda kada se čovek "skida sa aparata". Mene sve te radnje koje se vrte oko smrti zastrašujuće podsećaju na Naciste. Medicina u Nemačkoj neposredno pre Drugog svetskog rata je upravo skliznula ka ovim aktivnostima. Nemački lekari su dragovoljno pristajali da se otarase "beskorisnih ljudi" kao što su teško retardirana ili deformisana deca. Posle liberalizacije abortusa i eutanazije, došla je "dostojanstvena smrt" za stara lica – drugim rečima, oni su ohrabrivani da se prepuste smrti. Ubrzo je usledilo ubijanje Cigana; onda skupljanje anti nacista i Jevreja. I Nacisti su vodili svoj sveti rat.

Kako se pojačava rat Moderne medicine protiv Života, bolnice ubrzo postaju pretrpane i nesposobne da to reše. Tako da iznova moramo da gradimo "centre za smrt" – nanovo koristeći udoban i prijatan termin u nameri da se prikrije istina – dom za stara i nemoćna lica. Savetnici za umiranje se useljavaju u bolnice, koje sam već nazvao Hramovima zle sudbine, kako bi pripremili pacijente za glavni proizvod institucije. Naravno ovo nije ništa drugo do dobra marketinška strategija. Sve što treba da uradite u nameri da prodate nešto je da stvorite *želju* i *prihvatanje* vašeg proizvoda. Kako je proizvod Moderne medicine smrt, prvo treba da omekšamo, navikavajući se na izraz "ideja o ne životu". Kada se udaljimo od naših sopstvenih instinkata za životom, postaje lakše da prihvatimo dehumanizovane, opasne procedure. Konačno, kad je budućnost pred nama samo čistilište polu života pod jakim lekovima, sa radošću ćemo dočekati prodavca smrti kada dođe da nas posavetuje o odlasku na onaj svet.

Kada dođe taj trenutak, puna pažnja Crkve usmerava se na vaše učešće u Glavnoj Misteriji. Kao što katolička crkva slavi Uskrs, vaša smrt na odeljenju za intenzivnu negu predstavlja najviši oblik pričesti. Toliko su svete preliminarne ceremonije, da vi morate da budete odvojeni od porodice, kao što sam siguran da su radili sa posvećenim žrtvama u ranim religijama, ne dozvoljavajući rođacima da prisustvuju obredu jer bi ovi mogli da se umešaju u mahinacije vračeva i sve-

148

štenika. Umesto da vas za ruku drži neko iz porodice, priključeni ste žicama za najnaprednije i najbolje elektronske drangulije.[163]Konačno, u svetim dubinama hrama, tamo gde je svetinja nad svetinjama, ispuniće vam se obećanje tako što ćete se ujediniti sa Bogom Moderne medicine.

Kada nova religija poželi da diskredituje staru, ona to čini tako što krivicu za ljudske probleme svaljuje na njihovog starog boga. Moderna medicina će reći da je vašu bolest izazvao virus. Ko je stvorio virus? Pa stari Bog. I tako dalje. Niste vi ni mi uzročnici vaše bolesti, nego prirodne stvari kao što su virusi i bakterije, tendencija ćelija da se nekontrolisano množe, ili nasledni faktor,ili... stari Bog je kriv za to - Bog života.

Moderna medicina može da vas razreši od veza sa starim Bogom. Moderna medicina će vam pružiti novog Boga koji će se obračunati sa svim nesnosnim oblicima života koji se nađu na putu, kao što su bakterije, virusi, nekotrolisano deljenje ćelija, neodgovarajući fetusi, retardirana ili deformisana deca, i stari ljudi.

Srećom, ti isti prirodni procesi koje Moderna medicina napada, izgleda da za saveznika imaju breme istorije. Ako pogledate glavne verske grupe koje su najduže preživele – Jevrejsku, hrišćansku, muslimansku i budističku religiju – sve imaju etičke sisteme koji se međusobno vrlo malo razlikuju. One sve podstiču velike porodice, daju prednost starijim generacijama nad mlađim, - unutar svojih granica, naravno. Sve one vrednuju društva prema njihovom odnosu prema marginalnim grupama kao što su prevremeno rođene bene, retardirana deca i stari ljudi. Oni se ne slažu sa praktikovanjem seksualnih radnji koje ne vode stvaranju dece. Svakako,među njima ima razlika, ali ne u toj meri u kojoj se razlikuju od zagrobnih religija koje nisu preživele. Antička Grčka i Rim su verovali u kontrolu rađanja, abortuse, čedomorstva, ubijanje starih, homoseksualnost i druge oblike seksa bez začeća –sve u ime boljeg kvaliteta života.

Pa opet, kvalitet života je jednostavno u funkciji kvantiteta života. Razlog zbog čega želim da dugo živim je taj što želim da

---

[163]U poslednjim satima života moje mame, moj otac je bio uz nju.onda ga je doktorka zamolila da izađe, da bi mu pola sata kasnije javila da je mama izdahnula. Zašto je bilo potrebno da je on ostavi u poslednjim minutima života, tek sada mi postaje jasno, čitajući ove potresne redove doktora Mendelsona. M.V.

doživim veliki broj unuka.[164] Kvalitet mog života zavisi od toga koliko ću doživeti unuka da vidim kako rastu. Hoću da živim koliko god duže mogu. Ako sam zaista *živ* dok god živim, onda će kvalitet života doći sam po sebi. Ne treba mi gomila profesionalaca da me savetuje o kvalitetu mog života.

Naravno, profesionalci – na čelu sa doktorima – su agresivni kad se mešaju u kvalitet i kvantitet naših života. Ono što je nama potrebno su doktori okrenuti životu, doktori koji dele naše poglede na život i koji će da upotrebe svoje veštine i znanja da bi zaštitili taj život.

Postići to će možda biti i najteži od svih poslova na svetu.

---

[164] Moje najlepše fantazije su o tome kako moji čukun unuci preuzimaju i nastavljaju moju školu trajnog života u selu Babe, preko puta Kosmaja. M.V.

7

ÐAVOLJI SVEŠTENICI

Uvek se nasmejem kada čujem nekoga iz Američkog lekarskog društva ili nekog sličnog udruženja kada kaže kako lekari nemaju neke posebne moći nad ljudima. Kad se dobro ismejem, pitam koliko to ljudi ima koji ti kažu da se skineš, a ti to bez pogovora učiniš?

Pošto su lekari sveštenici crkve Moderne medicine, većina ljudi im neće uskratiti onaj dodatni uticaj na njihove živote. Konačno, većina lekara su pošteni, posvećeni, inteligentni zdravi, školovani, i sposobni ljudi, zar ne? Doktor je stena na kojoj počiva crkva moderne medicine, nije li tako?

Na dugu stazu to i nije baš tako. Doktori su samo ljudi – na najgori mogući način. Kako možete da pomislite da vašeg lekara krase sve gore navedene osobine kada se ispostavi da je nepošten, korumpiran, nemoralan, bolestan, slabo obrazovan i pri tom gluplji, mnogo češće od ostalih članova društva.

Moj omiljeni primer kako su lekari manje inteligentni nego što to situacija zahteva tiče se objavljenih sudskih zapisa. Na ročištu pred zdravstvenim podkomitetom Senata, senator Edvard Kenedi se prisetio i slučaja kada je u mladosti, povredio rame na skijanju. Otac je pozvao četiri specijaliste da dečaka pregledaju i predlože terapiju. Tri su savetovala operaciju. Poslušali su savet četvrtog doktora, koji nije bio za operaciju. On je imao podjednak broj diploma i zvanja kao i druga trojica. Povreda je prošla. Kolege senatora Kenedija prešle su potom na ispitivanje dr Lorensa Vida[165] , profesora medicine na univerzitetu u Vermontu, i rodonačelnika tako popularnog sistema bolesničkih kartona po bolnicama. Doktor Vidov odgovor je bio da bi "rame senatora Kenedija verovatno podjednako dobro zacelilo i da je operacija bila izvršena."

Kada se doktori formalno testiraju, rezultati nisu mnogo ohrabrujući. Na nedavnom testu gde se ispitivalo prepisivanje antibiotika, polovina ispitanih lekara koji su se samostalno prijavili za test imalo je rezultate od 68% uspešnosti ili manje od toga.već smo videli u predhodnim poglavljima koliko je opasno kada dozvolite lekaru da

---

[165] Dr Lawrence Weed

radi na vama. To ne znači da svaka opasnost dolazi samo od rizika neraskidivo vezanih za same procedure. Doktori jednostavno ošljare te procedure. Kada se *ja* susretnem sa doktorom, uglavnom pomislim da imam posla sa osobom koja je skučenih shvatanja, puna predrasuda, i prilično nesposobna za dublje razmišljanje i zaključivanje. Mali je broj doktora koji su me uverili u suprotno.

Takođe, ne možete da računate na to da su doktori sasvim moralni. Dekan Medicinskog fakulteta na Harvardu, dr Robert H.Ebert, idekan Medicinskog fakulteta na Jejlu, Dr Luis Tomas[166] bili su plaćeni konsultanti korporacije Skvib[167] u isto vreme kada su pokušali da ubede Američko ministarstvo hrane i lekova da se skine zabrana sa prodaje Misteklina[168], jednog od Skvibovih najisplativijih lekova. Dr Ebert je izjavio:"Pružio sam najbolji mogući savet. To je bilo moje iskreno mišljenje." Ali takođe je odbio da kaže preciznu sumu "skromne nadoknade", koju je po priznanju Skvibovog podpredsednika Normana R. Ritera, primio zajedno sa doktorom Tomasom. Dr Ebert je kasnije postao plaćeni direktor farmaceutske kompanije i vlasnik deonica procenjenih na 15000 dolara.

1972.godine, dr Samjuel Epštajn[169] tada zaposlen na Univerzitetu Kejs Vestern Rizerv[170], jedan od vodećih svetskih autoriteta u oblasti hemijskih uzročnika kancerogenih bolesti i defekata na rođenju, izjavio je pred Komitetom za ishranu i ljudske potrebe Senata[171] da "državnu Akademiju nauka razdiru sukobi interesa." Izvestio je kako panelima koji odlučuju o ključnim problemima kao što su sigurnost prehrambenih aditiva, često dominiraju oni koji su naklonjeni ili

---

[166] Dr Lewis Thomas

[167] Squibb Corporation, velika farmaceutska kuća, na čijem sajtu danas piše: „Mi pružamo i ulažemo u izvanredna naučna dostignuća u biofarmaceutskim istraživanjima i razvoju, kako bi stvorili inovativne, visoko kvalitetne lekove namenjene za one potrebe teško obolelih pacijenata sa kojima se medicina još nije srela. Mi primenjujemo naučnu temeljitost kako bi proizveli klinički i ekonomski opravdane lekove koji će poboljšati živote pacijenata. Težimo ka tome da informacije o komercijalizovanim lekovima budu dostupne javnosti i široj potrošnji."

[168] Mysteclin F, kombinacija nekoliko antibiotika, povučen je sa tržišta 1969. godine jer je izazivao dodatne tegobe i infekcije. Lekari su ga masovno prepisivali, jer im je bilo lakše da prepišu jedan, nego više lekova odjednom. Skandal oko dekanovog učešća dospeo je do novina, studenti su pisali peticije, i na tome se sve završilo. Misteklin F je i danas u upotrebi, kod nas pod imenom Tetraciklin. M.V.

[169] Dr SamuelS.Epstein

[170] Case-Western Reserve University

[171] Senate Select Commitee on Nutrition and Human Needs

direktno povezani sa interesima koje navodno treba zakonski da regulišu. "U ovoj zemlji, mogu da se kupe podaci koji će podržati određeni slučaj", rekao je. Prevare u naučnim istraživanjima su već toliko uobičajene da više ne dospevaju na naslovne strane novina. Ministarstvo za hranu i lekove su otkrile takve finese kao što su predoziranje ili poddoziranje pacijenata, prepravke rezultata, kao i nestanak lekova u istragama eskperimentalnih probnih testova. Naravno, u ovim slučajevima, lekari koji rade za farmaceutske kompanije imaju za cilj da stvore rezultate koji bi ubedili Ministarstvo za hranu i lekove da odobre upotrebu određenog leka. Ponekad, kako bitka za novac iz fondova postaje sve žešća, doktori jednostavno stvaraju odgovarajuće rezultate koji će uticati da novac iz fondova i dalje stiže. Kako su svi "dobri stari" istraživači u istom čamcu, izgleda da postoji velika tolerancija kada su u pitanju aljkavi eksperimenti, rezultati koji ne mogu da se potvrde, i nehat u tumačenju rezultata.

Dr Ernest Borek, mikrobiolog sa Univerziteta u Koloradu, izjavio je kako "sve veći broj lažiranih podataka, ili manje flagrantno, podataka sa svesnim uticajem utisnutim u njih, stiže do naučnih časopisa" . Salvadore E. Luria, dobitnik Nobelove nagrade, biolog u Tehnološkom Institutu u Masačusetsu, rekao je sledeće: "Znam za najmanje dva slučaja gde su visoko cenjeni naučnici morali da povuku svoje rezultate dobijene u laboratorijskim ispitivanjima, jer su utvrdili da su njihovi saradnici lažirali iste."

Još jedan klasičan primer prevare desio se u Sloun Ketering Institutu[172] gde je istraživač dr Vilijam Samerlin[173] priznao kako je *farbao*miševe kako bi izgledali kao da je presađivanje kože uspelo! Pre dr Samerlina, u oblasti farbanja životinja istakao se austrijski genetičar Pol Kamerer[174], koji je ranih dvadesetih godina dvadesetog veka, obojio nogu žabe kako bi dokazao Lamarkijanovu teoriju prenošenja stečenih osobina. Kada je kasnije razotkriven u knjizi Artura Keslera, *Slučaj babice žapca,* Kamerer se ubio hicem iz pištolja.

---

[172] Sloane-Kattering Institute
[173] Dr William Summerlin
[174] Paul Kammerer

Dr Ričard V.Roberts[175], direktor Nacionalnog biroa za stan-dardizaciju je izjavio da je "više od polovine numeričkih podataka koje su naučnici objavili u svojim člancima po časopisima neupotrebljivo jer nema dokaza da je istraživač tačno izmerio ono što je mislio da meri, niti postoje dokazi da su preduzete mere za eliminaciju mogućih grešaka niti da su moguće greške uzete u obzir. " Kako je za prosečnog čitaoca naučnih časopisa gotovo nemoguće da odredi koja polovina članaka je upotrebljiva a koja nije, postavlja se pitanje da li medicinski žurnali postoje za razmenjivanje informacija ili za zbunjivanje čitalaca.

Jedan od načina da ispitate validnost nekog naučnog članka je da u fus notama potražite odakle dolazi novac za finansiranje projekta ili istraživanja. Podaci koje nađete o farmaceutskoj kući koja je zainteresovana za istraživanje, svojim sjajem teško da mogu da oboje naučnim integritetom garanciju kojoj se može verovati. Pokazalo se da doktorima nije ispod časti da muljaju, čak i lažiraju rezultate istraživanja kada su ulozi veliki. Dr Leroj Volins[176] psiholog sa državnog Univerziteta u Ajovi, dao je studentima zadatak da kontaktiraju trideset sedam autora naučnih izveštaja i zatraže sirove, neobrađene podatke na osnovu kojih su ovi doneli svoje zaključke. Od trideset dvoje koji su odgovorili, dvadeset jedan je rekao da su podaci ili slučajno uništeni ili nestali. Dr Volins je analizirao sedam setova podataka koji su stigli, i u tri slučaja pronašao tako krupne greške koje apsolutno diskredituju ono što je prikazano kao naučna činjenica.

Naravno, naučna prevara nije ništa novo. Sirila Barta[177], pokojnog britanskog psihologa koji se proslavio izjavama da je najveći deo ljudske inteligencije određen nasleđem, razotkrio je kao prevaranta psiholog sa Prinstona, Leon Kamin. Izgleda da "saradnike" odgovorne za Bartove rezultate istraživanja niko nije mogao da pronađe niti utvrdi da su ikada postojali! Postoje dokazi da je Gregor Mendel, otac genske teorije nasleđa, verovatno frizirao rezultate dobijene eksperimentima sa razmnožavanjem graška kako bi savršenije odgovarali njegovoj teoriji. Mendelovi zaključci *jesu* isrpavni, ali statističke analize njegovih objavljenih podataka pokazuju da je

---

[175] Dr Richard W. Roberts
[176] Dr Leroy Wolins
[177] Cyril Burt

154

mogućnost jedan prema deset hiljada da su oni plod eksperimenata koje je Mendel obavljao. Neetičko ponašanje doktora nije ograničeno samo na medicinske poslove.

Doktor čije je ime prosto sinonim za razvoj glavnog hirurškog zahvata je bio osuđen u pet tačaka za izbegavanje plaćanja poreza, jer je utajio više od 250000 dolara u periodu od 1964 do 1968. Godine.[178]Pre nekoliko godina, predsednik borda Američkog lekarskog društva bio je optužen, proglašen krivim i osuđen na osamnaest meseci zatvora jer je priznao da je bio učesnik u zaveri da se zloupotrebi 1.8 miliona dolara iz fondova banke. Prema izveštaju FBI, on i njegovi saučesnici su skovali plan "da dobiju posredne pozajmice od banke na osnovu lažnih zahteva, a za svoje lične potrebe...uz plaćanje fondovima banaka čekovima koji nisu imali dovoljno finansijskih sredstava za pokriće...i varanje države...."

Imajte na umu da su ovi lakrdijaši u samom vrhu medicinske profesije. Ako ovakva vrsta nepoštenja, prevare i lopovluka postoji među biskupima i kardinalima Moderne medicine na Jejlu i Harvardu i nacionalnoj Akademiji nauka i Američkom lekarskom društvu, zamislite šta se sve dešava na nivou lokalnih sveštenika na drugim medicinskim fakultetima i medicinskim društvima![179]

---

[178] Dr Volton Lilhaj (Walton Lillehai) njujorški hirurg koji je bio pionir u operacijama na otvorenom srcu, profesor i mentor dr Kristijanu Bernaru, osuđen je za utaju poreza o pet osnova. Jedan od svedoka optužbe bila je i prostitutka koja je izjavila kako je doktor pokušao da 100 dolara plaćenih za njen usluge prikaže kao odbijanje od poreza na ime lečenja!

[179]Trideset pet godina kasnije, 2010, vesti na udarnim stranicama novina su:

Hirug dr Lazic,direktor „Torlaka", potrošio samo 3 miliona evra do sada na renoviranje,član 1. Louisiana Orthopedic Surgeon Sentenced for Healthcare Fraud: Ortopedski hirurg iz Nju Orleansa, dr Vindzor Denis, osuđen je na godinu dana kućnog pritvora uz novčanu kaznu od 750,000 dolara jer je prevario državni program za kompenzaciju radnika.

2. Five Physicians, Six Others Charged in Sacramento-Based Medicare Fraud Scheme: Pet lekara i još šest drugih optuženo je pred velikom porotom za učešće u prevari vrednoj 5 miliona dolara, u vezi zdravstvene zaštite starih lica, u Sakramentu, Kalifornija
.

3. Houston Internist, Two Drivers Convicted in Medicare DME Fraud Scheme: Hjustonski lekar, Dr Hauard Grant, (Howard Grant, MD), I građani Hjustona, Klinton Li (Clinton Lee) i Obisike Nwankwo su osuđeni pred saveznom porotom, zbog svojih uloga u multi milionskoj prevari zdravstvenog osiguranja, koja se tiče trajne medicinske opreme.

4. New Jersey Neurologist Indicted for Healthcare Fraud: Dr Magdi Elamir iz Nju Džersija (Magdy

Možda je najrečitija karakteristika profesije koja navodno treba da osigura zdravlje ljudima ta što izgleda da su lekari kao grupa, bolesniji od ostatka društva.

Konzervativne procene govore da psihijatrijski poremećenih doktora u Americi ima 17000 ili jedan na svakih dvadeset, broj alkoholičara lekara premašuje 30000 a broj narkotičkih ovisnika je 3500, ili jedan procenat od ukupnog broja.

Tridesetogodišnja komparativna studija koja je uporedo pratila lekare i profesionalce sa sličnim društveno ekonomskim i intelektualnim statusom, pokazala je da je do kraja studije, skoro polovina doktora bila razvedena ili u nesrećnom braku, nešto više od trećine njih je bilo

---

Elamir, MD), je optužen za prevaru zdravstevnog osiguranja, i pisanje recepata za nepotrebne lekove.

5. Florida General Practitioner Charged as Part of Healthcare Fraud Sting: dr Horhe Dž. Đepa (Jorge J. Dieppa, MD), lekar opšte prakse, zajedno sa još 24 drugih osumnjičenih na Floridi, optužen je za prevaru zdravstvenog osiguranja, koja je deo veće zavere na saveznom nivou , gde je upleteno 94 ljudi u pet gradova, sa planom da se zdravstveno osiguranje ošteti za 251 milion dolara.

6. Oral Surgeon Physician Pleads Guilty to Fraud: Dr Ali Maki (Ali Makki, MD), lekar iz Dirborna, Mičigen, priznao je krivicu za tri odvojene krivične prijave, između ostalog za prevaru zdravstveog osiguranja, falsifikovanje dokumenata, i utaju prihoda. Itd, itd.

A evo šta je prvo izašlo kada sam na Guglu ukucala "prevare u zdravstvu" :
"Prevare lekara odnose 500 miliona godišnje. BEOGRAD-korupcija u zdravstvu uzima sve više maha, a slučaj nezavršene obnove četiri kliničko.bolnička centra u Beogradu I činjenica da je Evropska investiciona banka u to uložila 200 miliona evra, koje će građani Srbije morati da vraćaju, govori sama za sebe, tvrdi profesor doktor Dragana Jovanović, bivši sekretar za zdravstvo i član organizacije "Doktori protiv korupcije"."
Među komentarima na društvenim mrežama, povodom ovog napisa, našao se i ovaj komentar:
"podsetite doktorku Jovanović sa kim radi, izgleda da je zaboravila:
Dr Bajeca,partijski šef svih šefova,do sada potrošio 6 miliona evra na renoviranje KBC „Dragisa Mišović" ,koja je potom zapaljena,kontroliše sve partijske poslove u zdravstvu.
Hirurg dr Vuksanović,direktor fonda zdravstva,prijatelj dr Bajeca i njegov zamenik u KCS,kupio direktnom pogodbom citostatika za 25 miliona evra,pošto su prethodno pokradeni iz bolnica.
Hirug dr Lazic,direktor „Torlaka" , potrošio samo 3 miliona evra do sada na renoviranje,član upravnog odbora Instituta za onkologiju-lovac na krabe,partijski predstavnik u Savetu medicinskog fakulteta u Beogradu,dopunski rad-dežura sa dr Bajecom..
Anestezilog dr Pandurovic,lični anesteziolog dr Bajeca,predsednik nadzornog odbora Instituta za onkologiju-lovac na krabe,partijski predstavnik u savetu medicinskog fakulteta u Beogradu.
Hirurg dr Pesko,jedan od direktora KCS,predsednik upravnog odbora „Torlaka",u dopunskom radu zaradio nekoliko nekretnina dok je letovao na Karibima
Dr Đukić,direktor Urgentog centra za vreme Bojića i sada Bajeca,gde svi ovi lovci dežuraju,prijatelj ministra policije,predsednik upravnog odbora Instituta za onkologiju-lovac na krabe..."

156

na drogama kao što su amfetamini, barbiturati ili na drugim narkoticima, a trećina je patila od emocionalnih problema dovoljno dubokih za bar deset seansi kod psihijatra. Kontrolna grupa ne doktora nije ni upola tako loše prošla.

Doktori imaju šansu trideset do sto puta veću od laika da će da zloupotrebe narkotike, zavisno od određenog leka. Na šestome-sečnom sastanku američkog lekarskog društva, 1972.godine, prikazani su izveštaji sa podacima da je skoro dva procenta doktora u Oregonu i Arizoni kažnjeno od strane državnih organa za davanje licence lekarima, zbog upotrebe droga. Još je procentualno veći broj stradao zbog teškog pijanstva. Čak i Američko lekarsko društvo priznaje da jedan i po procenat od ukupnog broja svih doktora u Americi upotrebljava narkotike.[180] Razne reforme i mere rehabilitacije primenjene tokom godina, nisu uspele da smanje ovaj procenat. Ne zaboravite, da je ovde reč samo o registrovanim slučajevima. Na primer, dr Džejms Vest [181], predsednik Panela Medicinskog društva za lekare sa oštećenjem, izvestio je da su u Ilinoisu pre četiri nego dva procenta lekara ovisnici o drogama. Još je dodao da ima jedanaest i po procenata alkoholičara – svaki deveti.

Samoubistva među lekarima nadmašuju broj smrtnih slučajeva od automobilskih i avionskih nesreća, davljenja i ubistava *zajedno*. Stopa samoubistava među lekarima je u proseku dva puta veća nego kod svih belih Amerikanaca.[182] Svake godine, oko stotinu doktora izvrši samoubistvo, što je jednako broju diplomiranih lekara u jednoj godini na prosečnom medicinskom fakultetu. Nadalje, broj samubistava među lekarkama je skoro četiri puta veći nego kod drugih žena starijih od dvadeset pet godina.

Zagovornici medicinske profesije navode nekoliko razloga za ovako veliki broj obolelih među lekarima. Lekovi su im lako dostupni; moraju da provode mnogo sati na poslu pod velikim stresom; njihovo obrazovanje i psihološka maska su predispozicija da guraju do granica

---

[180]Mislim da o ovome i te kako treba dobro razmisliti kada sledeći put krenete da skupljate dobrotvorne priloge za neki skupi hirurški zahvat u Americi. (ili bilo gde drugde). M.V.

[181]Dr James West

[182]U doba kada je pisana ova knjiga, nisu postojali izrazi Kavkaski (caucaisan) za američke belce, ni afričko američki (african american) za crnce , tako da ne treba rasistički shvatati Mendelsonovo korišćenje izraza belac i crnac. M.V.

svojih moći; a njihovi pacijenti, kao i okolina traže od njih i suviše mnogo. Naravno, čak i ako prihvatite ove razloge, oni ne umanjuju činjenicu da doktori *jesu* vrlo bolestan deo društva.

Pa ipak, ja ću radije videti neke druge razloge. Prevara i korupcija u naučnim istraživanjima ne predstavljaju veliko iznenađenje za onoga ko je imao prilike da vidi dokle i šta su u stanju da urade farmaceutske kompanije da bi primamile doktore na svoju stranu. Besplatne večere, kokteli, razgovori, sponzorstva i stipendije za istraživački rad su ipak samo površna objašnjenja. Kada ispitate psihološku i moralnu klimu koja vlada Modernom medicinom, počećete bolje da razumete zašto su doktori toliko nezdravi.

Medicinska politika, na primer, je koljačka igra moći najprimitivnije vrste. Daleko više mi odgovara *politička* politika, jer tu postoji veština *mogućeg*, što znači da morate da nađete kompromis. Medicinska politika je veština čiste sile. Nema kompromisa: idete pravo na vratnu žilu, pre no što je vama preseku. Nema mesta za kompromis jer crkve ne prave kompromise sa kanonizovanim zakonom. Umesto relativno otvorenog procesa gde se sastaju ljudi različitih interesa kako bi izvukli iz date situacije ono što najviše mogu, u medicinskoj politici vlada čvrsta autoritarna struktura moći, koju može da pokrene samo igra u kojoj dobitnik uzima sve. Istorijski gledano, doktori koji su se usudili da sprovedu značajne promene, bili su izopšteni, tako da su morali da se odreknu svojih profesija kako bi bili dosledni svojim idejama. Još uvek je mali broj onih koji se i danas spremni na to.

Drugi razlog zašto su lekari manje spremni na kompromis je taj što se oni uglavnom međusobno druže. Bliska prijateljstva između lekara i onih koji to nisu nisu ni približno toliko brojna kao kod drugih profesija. Shodno tome, doktori retko kada moraju da brane svoja mišljenja pred ljudima koji nisu iz njihovog miljea ili koji misle drugačije od njih. Doktori svoju filozofiju razvijaju u relativnoj privatnosti, izlazeći povremeno u javnost kako bi promovisali ove ideje, a zatim se brzo povukli u sigurnost okruženi drugim lekarima koji će podržati njihove zajedničke stavove. Ovaj luksuz ne važi za druge koji su na uticajnim mestima u javnom životu.

Naravno, doktori obilaze svoje pacijente. Ali ne gledaju na njih kao na ljude. Odnos lekar-pacijent je nešto nalik odnosu gospodara i roba, pošto doktor zavisi od poptune predaje pacijenta. U ovakvoj klimi, teško da može da dođe do razmene ideja u nadi da će se lekarev stav promeniti. Profesionalna nepristrasnost svodi se na prikazivanje lekarevog odnosa lišenog ljudskih uticaja ili vrednosti. Lekari se retko kad dodiruju sa laicima osim ako je u pitanju profesionalan odnos. Nadalje, kako doktora ambicija gura ka višoj klasi, tamo leže i njegove simpatije. Doktori se poistovećuju sa višom i čak još višom klasom. Oni sebe zaista vide kao istinsku elitu u društvu. [183] Stil života lekara i profesionalno ponašanje, vode ka autokratskom načinu razmišljanja, tako da je lako da se predvidi njihovo konzervativino razmišljanje u pitanjima politike i ekonomije. Većina doktora su belci, muškarci, i bogati – teško da su u poziciji da mogu da imaju neke istinske veze sa siromašnima, obojenima ili ženama. Čak i oni lekari koji dolaze iz ovih grupa retko kad se opredeljuju da služe ili "da budu" u njihovom društvu. Oni tako postaju belci, muškarci i bogataši iz svih могућih praktičnih razloga a svojim kolegama se obraćaju sa onom istom dozom očinskog prezira koju imaju i drugi doktori. [184]

Kada bi me pitali gde doktori stiču te loše navike, obično bih odgovorio, na studijama medicine. Danas znam da su te loše navike doktori stekli i mnogo ranije. Do trenutka kada stasaju za predmedicinsku obuku, već su naučili da varaju, da se takmiče, da više rizikuju radi sticanja pozicije – što su sve trikovi neophodni za upis na studije medicine. Konačno, naš univerzitetski sistem je pravljen po modelu medicinskih fakulteta, a naše srednje škole su oblikovane po modelu naših univerziteta.

Prijemni ispiti i politika medicinskih fakulteta prosto garantuje da će od primljenih studenata postati loši doktori. Kvantitativni testovi, test ze prijem na koledž medicine, [185] oslanjanje na prosek ocena,

---

[183]Zato je moja mama s prezirom govorila kako oni dolaze na pozorišne premijere, koncerte, u želji da budu visoko kulturni, a pri tom nemaju vremena da pročitaju pošteno ni jednu dobru, ozbiljnu knjigu. Po literaturi koja danas kola među beogradskim lekarkama, apsolutno tvrdim da im je nivo poimanja kulture vrlo nizak. One obožavaju Kuelja, američke bestselere, domaće kvazi spisateljice regrutovane iz ekipe tv voditeljki, glumičica, modnih kreatorki ili estradnih zvezda. Gledaju i obožavaju turske i latino serije. Čast izuzecima. M.V.

[184]Dovoljno je da gledate neku od američkih tv serija o doktorima. Žene hirurzi se potpuno ponašaju kao macho muškarci u borbi za vodeći skalpel u bolnici. Sve je podređeno njihovom takmičarskom duhu, i svako je svakom neprijatelj. Pacijenti su pioni u igri moći, poligon za isprobavanje oružja. M.V.

[185]Medical College Admission Test

prosejava određeni tip ličnosti koja je nesposobna ili ne želi da komunicira sa ljudima. Oni koji su odabrani su upravo najprijemčiviji na uticaj autoriteta sveštenika Moderne medicine. Oni poseduju poriv za uspehom, ali ne i integritet i volju za pobunom. Hijerarhija na vlasti želi studente koji će pasivno proći kroz školovanje i postavljati samo ona pitanja na koje je profesorima komforno da odgovore. To obično znači, da je dozvoljeno samo po jedno pitanje. Jedna od stvari kojima podučavam svoje đake u nameri da prežive studije medicine je da postavljaju samo jedno pitanje, nikako dva.

Medicinski fakulteti čine sve što mogu da pametne studente načine glupim, poštene korumpiranim, a zdrave bolesnim. Nije tako teško pretvoriti pametnog žaka u glupog. Pre svega, na prijemnom ispitu će se pobrinuti da profesori dobiju za rad studente sa slabom voljom i pokorne autoritetima. Onda im daju kurikulum predmeta koji su sasvim besmisleni što se tiče isceljivanja i zdravlja. Najbolji profesori medicine će i sami reći da su četvorogodišnje studije medicine tek polovina medicinskog školovanja. A za tih četiri godine, polovina naučenog je pogrešno. Pa je u onom ostalom tokom četiri godine, polovina opet pogrešno, i tako dalje i tako dalje. Problem je samo što niko studentima ne kaže koja polovina čega je pogrešna! Njih teraju sve da uče. Pod budnim okom supervizora. Ne postoji fakultet ni škola u zemlji gde je broj studenata u odnosu na broj profesora tako mali kao na studijama medicine. Tokom završnih par godina na medicinskom fakultetu, često ćete naići na klase od dva ili tri studenta po jednom doktoru. Taj doktor ima neverovatan uticaj na te studente, što zbog stalnog prisustva, što zbog njegove moći da njihovim budućim karijerama presudi život ili smrt.

Studenti medicine će nadalje oslabiti još više, jer ih podlo iznuruju radom. Način kako da čoveku slomite volju je da ga naterate da naporno radi, naročito noću, a da mu nikada ne date dovoljno vremena da se oporavi. Učite pacove da trče u trci. Kao rezultat, dobijete osobu suviše slabu da se odupre najmoćnijem instrumentu koje medicinski fakultet poseduje za upravljanje studentima: strah.[186]

---

[186]Na žalost, strah nije samo privilegija medicinskih fakulteta, već celokupnog sistema visokog obrazovanja (uostalom, kao i srednjeg i osnovnog). Dobri i poslušni đaci su i najcenjeniji đaci za dalji ostanak na fakultetu kao asistenti, koji će kasnije prerasti inercijom u redovne profesore i krug je zatvoren. Kada je profesor Dragoslav Grujičić predavao studentima psihologije u Nišu,

Kada bih morao da opišem doktore, rekao bih da je njihova glavna psihološka osobina, strah. Oni imaju poriv da budu sigurni – ali su uz to uvek nezadovoljni zbog svog tog straha koji im je nagruvan na studijama: strah od neuspeha, strah od greške, strah od pogrešne dijagnoze, strah od nesavesnih postupaka, strah od primedbi nadređenih, strah od toga da li će naći pristojan posao. Nedavno se pojavio film koji počinje sa scenom takmičenja u plesnom maratonu[187]. Oisle nekog vremena svi takmičari su eliminsani osim jednog. Svi su morali da propadnu da bi jedan pobedio. Upravo u to se pretvorilo studiranje medicine. Kako ne mogu svi da pobede, svi pate zbog gubitka samopoštovanja. Po yavršetku studija, svi se loše osećaju.

Doktorima daju *jednu* nagradu, za takvo dobrovoljno gutanje pilule straha i žrtvovanje isceliteljskih instinkata i ljudskih emocija koje bi im pomogle u praksi: *aroganciju*. Da bi sakrili svoj strah, uče ih da prihvate autoritaran stav i ponašanje svojih profesora. Sa svim tim guranjem na jednu i vučenjem na drugu stranu, nije ni čudo što su lekari glavni izvor bolesti u našem društvu. Proces koji započinje tako što varate na ispitu iz biologije pomerajući slajd pod mikroskopom tako da drugi student vidi pogrešan uzorak, pa se nastavlja time što ubacite šećer u uzorak urina da bi se promenili rezultati za one koji polažu posle vas, pa preko toga da angažujete druge da vam pišu radove i polažu ispite umesto vas, kroz "suve laboratorijske" eksperimente i lažiranje rezultata, završava se   lažnim naučnim izveštajima da bi se odobrio određeni lek. Ono što počinje sa strahom i premorom oko ispita i ocena završava se sa alkoholizmom i narkomanijom. A ono što počinje arogancijom prema drugima završava se time što doctor savetuje smrtonosne procedure ne mareći ni malo za život i zdravlje svog pacijenta.

---

predmet Uvod u razvojnu psihologiju, uveo je sistem da studenti stalno moraju da ga prekidaju, da na ispitima profesoru postavljaju pitanja, ocenjuju svaki čas i slobodno se kreću po tekstovima i temama, decenijama pre Bolonje. Zatim je otišao u Ameriku, gde je kupovao znanja iz oblasti nove humane psihologije, a drugi profesor ga je zamenjivao. Njegovi studenti su se pokazali kao vrlo neposlušni, jer su postavljali pitanja, birali ono što ih zanima, tako da je na nastavnom veću doslovno rečeno kao najveća optužba i osuda njihovog podjednako neposlušnog profesora, „oni nas se ne plaše!". Ponavljam, u pitanju su studije *psihologije!* M.V.

[187] *They shoot horses, don't they? Konje ubijaju, zar ne.* SAD, 1968. Režija: Sidni Polak (Sidney Polack)

161

Moj savet studentima medicine je da se potrude da izađu odatle što pre i sa što je moguće manje muke. Prve dve godine studija mogu da se prežive jer su studenti još uvek relativno anonimni. Student treba da se potrudi da to ostane do kraja, jer ako ga profesori ne znaju, ne mogu da ga se dočepaju. Završne dve godine su ličnije prirode, ali student ima dovoljno vremena da se oporavi od napada. Ako student radi dovoljno da položi ispite i ne zaglibi u mentalitetu derbija na rolerima, on ili ona mogu da stignu do kraja relativno nepovređeni. I čim se stvore uslovi da student dobije državnu licencu, savetujem mu da se povuče. Zaboravite na specijalističke studije i stažiranje, jer tamo profesionalci danonoćno drže studente pa može da dođe do zaista ozbiljnog ispiranja mozga. Tada se i dešava pravo oblikovanje Đavoljih sveštenika.

Doktori su samo ljudi. Ali to smo i svi mi, i ponekad su nam potrebne usluge suviše ljudskog lekara. Zato što sveštenik doktor nastupa kao medijator ili provodnik izmežu individue i moćnih sila sa kojima osoba ne može sama da se suoči, *oštećen* provodnik može da dovede do toga da neka jako opasna energija stigne do pogrešnog mesta. Na primer, kad uporedimo lekare sa drugim ljudima po pitanju procene ometenih u razvoju i drugih osoba sa invaliditetom, doktori su ti koji predviđaju bedan ishod i daju najgore procene. Odmah za njima idu medicinske sestre, pa psiholozi. Grupa koja uvek daje najoptimističnije procene je grupa roditelja. [188]Kada mi s jedne strane lekar kaže kako neko dete nije u stanju da uradi nešto, a sa druge mi mama kaže da dete može to da uradi, uvek ću pre da verujem majci. Uopšte mi nijevažno koja grupa ima pravo. Važan je stav. Onaj stav koji se hrabri i neguje, pokazaće se ispravnim. Znam da doktori imaju predrasude prema bogaljima i ometenima u razvoju zbog svog obrazovanja – gde ih uče da su osobe sa invaliditetom greške te da je

---

[188]Nikad neću zaboraviti namrgođenog psihologa u Zavodu za decu oštećenog sluha koji me je sumorno pitao kakvi su moji planovi vezani za dvogodišnju Teodoru koja ne čuje, „s obzirom da se ona neće moći da bavi mnogim stvarima". Odgovorila sam mu da jedino što Teodora neće moći je da bude operska pevačica. Druga lekarka je imala predviđanje da će do kraja osnovne škole Teodora sasvim da ogluvi. Ne samo da nije, već joj se sluh iz dana u dan poboljšava, pogotovo od kada i ona jede živu hranu. M.V.

bolje da umru[189] – tako da štitim svoje pacijente i sebe od lekarskih samobistinjujućih proročanstava zle sudbine. Pa ipak, lekari nastavljaju da se izvlače sa svojim stavom i praksom koja samo sebi služi. Iako doktori dobijaju veliki deo svog ekonomskog statusa i moći od osigiravajućih kompanija, doktori su ti koji imaju kontrolu. Njihova vlast je toliko moćna, da će osiguravajuće kompanije ako treba da biraju, radije da idu na sopstvenu štetu nego da oslabe moć lekara. Plavi krst i Plavi štit[190], kao i druga osiguravajuća društva logično bi trebalo da traže načine kako da se *smanji* nepotrebno korišćenje medicinskih usluga. Povremeno, svedoci smo nekih polovičnih pokušaja da se ide u tom pravcu, kao na primer, nalet pravila po kojima se zahteva drugo mišljenje lekara pre odluke o neobaveznom hirurškom zahvatu, ili s vremena na vreme pravilu o prekidanju nadoknade za procedure koje su odavno pale u zaborav. Ovi napori nisu ništa drugo do dekoracija u izlogu. Uvode se sa zvucima fanfara, brzo podižu talas kontraverze i onda tiho nestanu. Bez obzira koliko su im dobre namere, ove mere su ipak okrenute samo perifernim aspektima zdravstvene brige a ne tamo gde se zaista može da uštedi veća količina novca. Kada bi osiguravajuća društva zaista želela da se troškovi smanje, oni bi dozvolili materijalnu nadoknadu za široki spektar jednostavnijih, efikasnijih, jeftinijih procedura – kao što je na primer, kućni porođaj. I dozvolili bi povraćaj novca za mere kojima se uspostavlja zdravlje bez upotrebe lekova ili hirurgije – kao što je na primer terapija ishranom i vežbanjem.

Jedna od najupečatljivijih statistika na koje sam naleteo je ona koju je dala Kompanija za medicinsku ekonomiju[191], inače i izdavač *Lekarskogpriručnika*.Među pitanjima postavljenim reprezentativnom uzorku od 1700 ljudi, bilo je i ovo: "Kada biste saznali da je vaš lekar na sudu izgubio parnicu po optužbi za nesavesno obavljanje posla, da li biste promenili svoje mišljenje o njemu?" Ono što je zaprepašćujuće je da je sedamdeset sedam procenata ispitanika odgovorilo sa NE!

---

[189]Znam za tri slučaja gde su novorođenče sa povredama motorike prilikom nasilnog medicinskog porođaja lekari hteli da ubiju, govoreći roditeljima da je bolje da ga ostave u bolnici a oni da idu kući i prave novo dete. U sva tri slučaja, roditelji su oteli dete iz bolnice i ljubavlju i negom ga podigli u zdravo ljudsko biće. M.V.
[190]Blue cross, Blue Shield
[191]Medical Economics Company

E sad nisam siguran da li to znači da ljudi *očekuju* od svojih lekara nesavesno obavljanje posla ili im je *sasvim svejedno* da li je on kriv ili ne!

Znam pouzdano da su osiguravajuće kompanije navučene od strane lekara da troše više novca nego što je to potrebno. Znam i to da samo sedamdesetak lekara godišnje izgubi dozvolu za rad – uprkos svoj očiglednoj korupciji, bolesti i opasnom nesavesnom radu. Tako stižemo do zaista čudesnih misterija Moderne medicine. Uprkos svom tom strahu (ili zbog njega?) i rivalstvu među studentima medicine, doktori neizmerno oklevaju da prijave neodgovarajući rad ili ponašanje nekog svog kolege. Kada bolnica utvrdi da je jedan od njenig lekara nesavesno obavljao svoju dužnost, najgore što može da se desi je da lekar bude zamoljen da da ostavku. Niko ga neće prijaviti državnim medicinskim autoritetima. U slučaju da potraži posao negde drugde, bolnica će mu verovatno dati sjajnu preporuku.

Kada su čuveni blizanci Markus, ginekološki tandem, pronađeni mrtvi tokom odvikavanja od narkotika, u leto 1975., vest da su braća bili ovisnici sve je iznenadila osim njihovih kolega doktora. Kada su "problemi" braće izašli na videlo godinu dana ranije, bolnica ih je zamolila da uzmu odsustvo i odu na lečenje. Kada su se vratili u njujoršku bolnicu – Medicinski centar Kornel, stavljeni su na posmatranje kako bi se videli znaci poboljšanja. Nije ih bilo. Da li su ih onda najuriliiz bolnice ili ih bar suspendovali tako da ne mogu da dođu u dodir sa pacijentima i naprave neko ozbiljno zlo? Da li su ih prijavili komisiji za izdavanje licenci? Ne. Rečeno im je prvog *maja* da će dobiti otkaz prvog *jula*. Nađeni su mrtvi u roku od par dana pošto im je ukinuta privilegija da primaju pacijentkinje u bolnicu.

Evo još jednog omiljenog mi primera iz Novog Meksika, gde doktori dozvoljavaju svojim kolegama da čine zločine nad bezazlenim pacijentima. Hirurg je podvezao pogrešan kanal prilikom operacije žučne kese i pacijent je umro. Iako je prilikom autopsije greška otkrivena, doktor nije bio kažnjen. Ispostavilo se daga nisu dobro naučili kako se izvodi ta operacija, jer je nekoliko meseci kasnije, prilikom iste operacije, opet napravio istu grešku i –umro je još jedan pacijent. I opet, nikakva kazna niti jedna lekcija iz toga kako se pravilno radi operacija. Tek kada je hirurg izveo i treću operaciju pa mu je umro i treći pacijent, pokrenuta je istraga i on je izgubio dozvolu za rad.

Ako bih morao da odgovorim na pitanje kako to da doktori toliko oklevaju kada treba da prijave nekog svog kolegu za nesavesno ponašanje a s druge strane kolju jedni druge kada je u pitanju medicinska politika ili fakultetsko takmičenje, osvrnuo bih se na one osnovne emocije razvijene na studijama medicine: strah i aroganciju. Izdresirani su na studijama da ne budu raspoloženi prema drugim studentima, pa se kasnije, kada doktori konačno dobiju priliku da samostalno rade, taj bes usmerava na pacijente. Ostali lekari više ne predstavljaju pretnju dok god ne ugrožavaju status quo politikom ili istraživanjem koje nije na partijskoj liniji. Nadalje, stari strah od neuspeha nikad ne nestaje, pa kako je pacijent osnovna pretnja toj bezbednosti – tako što se pojavljuje sa problemom koji mora da se reši, slično testovima sa studija - bilo koja greška pojedinačnog doktora ugrožava bezbednost svih doktora jer ga obeležava za odstrel. Arogancija jedne određene društvene grupe zaposlenih uvek se usmerava na autsajdere od kojih grupa najviše strepi – nikada na članove iste profesije.

Očigledno, doktori uspevaju da se izvuku sa daleko više arogancije nego u bilo kojoj drugoj profesiji. Da Moderna medicina nije religija, i da doktori nisu sveštenici te religije, ne bi mogli ni približno tako lako da se izvuku. [192] ali doktorima se oprašta daleko više nego što bi moglo u drugim religijama, zbog posebno korumpirane prirode Moderne medicine.

Sve religije promovišu i oslobađaju od krivice. U onoj meri u kojoj religija uspeva da podrži i ohrabri korisno ponašanje promovišući i oslobađajući od krivice, u toj meri je neka religija "dobra". Religija koja zagovara puno krivice a malo oslobađa od nje, ili koja se zalaže za pogrešno ponašanje – ponašanje koje neće doprineti poboljšanju dobrobiti vernika – je "loša" religija. Primer kako religija promoviše i oslobađa od krivice je gotovo univerzalan recept za preljubu. Naravno, da religija nije pokušala da ljude ubedi da je preljuba "loša"

---

[192] Da uporedimo recimo sa kakvom tvrdoglavošću pravoslavna crkva neguje svoje sveštenstvo, čak i ako je u pitanju najstrašniji zločin – ubistvo deteta zbog dugogodišnjeg silovanja i iživljavanja vladike pedofila, kao što su Kačavenda ili pre njega Pahomije. Ni jedan ni drugi nisu izopšteni iz crkve! M.V.

pa ih naterala da osećaju krivicu zbog toga, sve više i više ljudi bi to činilo, što bi oslabilo neophodne društvene strukture. Ljudi ne bi znali ko su im roditelji, vlasništvo ne bi moglo da se uredno nasleđuje i prenosi sa generaciju na generaciju, a venerične bolesti bi pretile da naša posebno energetična kultura propadne.

Doktori su tako moćni upravo zato što su, kao sveštenici crkve Moderne medicine, uspeli da *odstrane* svako staro osećanje krivice. Moderna medicina poništava stare krivice, koje su, što je prilično čudno, držale ljude pri starim religijama. Više ništa nije "greh", jer, ako postoji fizička posledica, doctor ima moć da vas popravi. Ako ostanete u drugom stanju, doctor će izvršiti abortus. Ako zakačite veneričnu bolest, doctor će vam dati penicilin. Ako ste debeli i srce vam je ugroženo, doktor će vam ugraditi koronarni baj pas. Ako patite od emocionlanih problema, tu su valijum i librijum koje će doktor da vam prepiše bez ikakvih osećanja ili brige. Ako to ne uspe, eto vam mnoštvo psihijatara na usluzi.

Ima jedan "greh" za koji će medicina *učiniti* da se osećate jako krivim: *da ne odete doktoru.* To je u redu, jer doktor je sveštenik koji uklanja sva druga osećanja krivice. Dakle, koliko može da šteti osećanje krivice koje vas nagoni da posetite lekara svaki put kada ste bolesni?

Doktor-sveštenik uspeva da se izvuče sa mnogo toga jer tvrdi da se bori sa samim silama Zla. Kada se sveštenik nađe u delikatnoj situaciji a verovatnoća da će uspeti je nikakva, on će izbeći optužbe tako što će reći da se bori protiv Đavola. Doktor-sveštenik radi isto to. Kada prognoze nisu dobre, on se povlači u svoje stanje smrtnika i priznaje da je on samo čovek koji se bori protiv zla. U slučaju da pobedi, on je junak. Ako izgubi, on je poraženi junak – ali i dalje junak. Nikada ga ne vide u pravom svetlu – da je upravo on Đavolov *agent*.

Doktor nikada ne gubi, iako on igra sa svih strana protiv sredine, i spreman je da rizikuje mnogo više nego što je to zaista potrebno. To je zato što je on uspeo da proglasi svetim i moćnim svoje rituale, bez obzira što oni nisu zaista efikasni. On će upotrebiti svoja najsvetija oružja u povećanju uloga kako bi igra bila zloslutnija nego što je to uopšte potrebno. Ako je majci pukao vodenjak i ona dođe u bolnicu, a na fetalnom monitoru se pokaže da je beba uznemirena, doktor neće gubiti vreme i proglasiće situaciju za smrtonosnu – koja zaista i postaje takva čim doktor krene da izvodi carski rez. Doktor zna da je carski rez biološki opasan zahvat. Ali u ovoj igri više se ne igra po pravilima biologije. To je religijska igra, ceremonija, a sveštenik bira oružje. Ako majka i dete prežive, doktor je junak. Ako umru...pa eto, bila je to situacija na život i smrt... Doktor nikada ne gubi: samo pacijent gubi. Izreka da doktor uvek sahranjuje svoje greške još uvek važi. Mi smo navikli da se prema doktorima pogrešno odnosimo kao prema pilotima aviona. Ako se avion sruši, pilot takođe gine. U slučaju doktora, on *nikada* ne odlazi zajedno sa svojim pacijentom.

Doktori će takođe da izbegnu optužbe tako što će reći da su njihovi neuspesi posledica njihovih uspeha. Ako im ukažete na primer, na nesrazmerno veliki broj prevremeno rođenih beba koje su oslepljene u inkubatorima, doktori će reći da je to cena koja mora da se plati. "Hej, pa mi smo uspeli da spasemo život tom malom stvorenju od jedva kilo težine. Naravno da će oslepeti i biti oštećeno. Bili bi mrtvi da ih mi nismo spasli. [193] Doktori koriste identične argumente kada je reč o slepilu prouzrokovanom šećernom bolešću. Razlog što imamo toliki broj oslepelih dijabetičara, kažu, je taj što smo uspeli da toliko mnogo njih preživi. Doktori će kao izgovor upotrebiti rečenicu "uspeli smo da im produžimo život" u slučaju *svake* bolesti za koju nemaju uspešan tretman – što uključuje i ogroman broj slučajnih smrti.Oni apsolutno ignorišu biološke činjenice koje se tiho uvlače i prstom pokazuju na loše odnos Moderne medicine prema zdravlju i bolestima. Doktorima uspeva i da *same svoje bolesti* okrive za sopstvene uspehe. Kada ukažete na veliki broj nečasnih, nesrećnih ili jednostavno bolesnih doktora, opravdanje će otprilike zvučati ovako: "razlog što smo psihološki nesposobni je to što stremimo da budemo kompulsivni, perfeksionisti, iako prijemčivi za osećanje krivice u slučaju da nam ne uspeju klinički napori." Predsednik Američkog lekarskog društva je ovo izgovorio.

Doktori nadalje sebe štite korišćenjem svetog jezika sveštenika. Religija mora da ima osveštali jezik kako bi odvojila razgovor klera od nižih slojeva masa. Konačno, sveštenstvo je na "ti" sa silama koje

---

[193]Potpuno identičan odgovor mi je dala vrsna doktorka pedijatar, čije mišljenje jako cenim, kada sam je suočila sa prednostima kućnog porođaja. Rekla mi je da bi sva ta nedonoščad umrla u prirodnom porođaju. M.V.

pokreću kosmos. Nije u redu da *svako* to prisluškuje. Sveti jezik lekara ne razlikuje se od žargona bilo koje elitističke grupe. Njegov osnovni cilj je da autsajdere drži u neznanju. Kada biste vi mogli da razumete sve što vaš doktor govori vama i drugim lekarima, njegova moć nad vama bi se raspršila. Tako da kada se razbolite zbog generalne prljavštine u bolnici, on će vašu infekciju nazvati *nesokomijalnom*. Tako da vi ne samo da nećete da se ražestite na bolnicu, već će vam biti drago što imate zarazu sa tako otmenim imenom. Pri tom ste suviše *prestrašeni* da biste se razljutili.

Doktori koriste svoje semantičke privilegije kako biste se vi osećali glupo i da bi vas ubedili da su oni autentična intimna veza sa silama sa kojima vi baš ne bi trebalo da se petljate.[194] Dok god su njihovi rituali obavijeni velom tajne, dok god oni ne moraju da se biološki pravdaju, sve može da im prođe. Za njih ne važe čak ni zakoni logike. Doktori će na primer, naći opravdanje za izvođenje koronarnog baj pasa tako što će reći da se svako kome je to urađeno, oseća bolje. Ali, ako mu tražite da vaš rak leči leatrilom[195], zato što se svako koga poznajete a ko je njime lečen, oseća bolje, reći će da to još nije naučno dokazano.

Semantička izolacija takođe služi da se individua odvoji od procesa isceljivanja. Kako nema nade da pacijent uopšte *zna* šta mu se dešava, a kamoli da nešto *pomogne*, zašto bi dozvolili njoj ili njemu da budu bilo koji deo tog procesa? Pacijent smeta izvođenju rituala, i zato ga treba skloniti s puta. To je još jedan razlog zašto lekari nisu zainteresovani za održavanje zdravlja svojih pacijenata. Da bi to učinili, morali bi pacijente pre da *informišu*, a ne da radije *rade* na njima. Lekari ne žele da dele informacije, jer bi to značilo deobu moći.

Lekarima kao podrška, stoji na raspolaganju ogromna količina tehnoloških čudesa koji se umnožavaju alarmantnom brzinom. Najpre, pacijent treba da zadivljen stoji pred mnoštvom mašina koje

---

[194] Sećam se koliko se razljutila i sa kakvim nipodaštavanjem mi se obratila dežurna lekarka na prijemu u bolnici Sveti Sava, kada je na jedvite jade tamo stigla moja mama u komi, a ja sam pri opisu njenih simprtoma upotrebila latinski naziv „lezija" za teškoće u govoru koje je mama imala predhodnih dana. Bukvalno me je napala zašto se „gađam stranim izrazima" da sam joj zaurlala na uvo „Moj IQ je dva puta veći od tvog, ja sam dvostruki doktor nauka i znam dobro latinski. Moja majka nije dementna, ona je imala moždani udar." Samo je zaćutala i nešto promrmljala sestrama u bradu. Mama je preminula nekoliko sati kasnije. M.V.

[195] Leatril

doktor namešta pre no što izvede napad na njegov zdravstveni problem. Kako je moguće da bilo koje drugo biće – osim doktora koji ima moć – upravlja ovim snažnim silama?Uz to, elektronska čuda daju na težini doktorovoj izjavi kako je uradio „sve što je u njegovoj moći". Da pred vama stoji samo doktor sa crnom torbom, to „uradio sam sve što je u mojoj moći" ne bi puno značilo. Ali ako doktor uključi u struju mašinu vrednu 4 miliona dolara, koja pri tom zauzima tri sobe, to zaista znači da je „uradio sve što je u njegovoj moći" i preko toga!

Tipično za svaku razvijenu religiju, ceremonijalni predmeti u kojima je sadržana najveća moć, nalaze se unutar Hrama. Što je viši status hrama, to je više mašinerije unutar zidova. Kada stignete do katedrala i malih „Vatikana" Moderne medicine, sačekaće vas sveštenici iza kojih stoji težina *nepogrešivosti*. Oni ne mogu da pogreše, zato su i najopasniji.

Reforme koje su započete u nameri da se reše neki od problema o kojima sam govorio u ovom poglavlju, ne impresioniraju me previše kao nešto što donosi puno dobra. Programi rehabilitacije, na primer, ne napadaju koren bolesti kojima izgleda tako lako podležu lekari. To je možda rezultat zaziranja od toga da se problem razotkrije kao bolest u samoj srži Moderne medicine. Naravno, doktori nisu obučeni da zadru u srž *bilo kog* problema, već samo da potisnu simptome.

Pokušaji da se lekarsko znanje stalno obnavlja i dopunjava takođe ne čine mnogo dobra, jer ono što doktorima uopšte *ne treba* je dodatno filovanje istim informacijama koje su primili na studijama. A upravo to će dobiti na svim tim edukativnim medicinskim programa-mima. Uče ih oni isti ljudi koji su ih učili na fakultetu. A ko je odgovoran da *oni* dobiju odgovarajuća znanja? [196]

---

[196]Nedavno sam bila gost predavač u Prolom banji, edukujući ljude o trajnom zdravlju putem ishrane živom, sirovom hranom. Bilo je tu i nekoliko vrlo otvorenih, ljubaznih, iskusnih lekara, kojima se predvanje toliko dopalo da su insistirali da ostanem još jedna dan i na njihovom velikom simpozijumu internista takođe nešto prozborim na tu temu. Priznajem da mi je bilo veliko iskušenje i ogromna želja da otvorim oči ovim dobrim ljudima koji su i sami žrtve sopstvene religije. Ali kada sam jednom od njih u par rečenica iznela par podataka iz ove knjige, njegov odgovor je bio „ne verujem da su ti podaci validni". Razočarana sam ućutala, jer sam se osećala kao jeretik na lomači, pred inkvizitorom koji samo ponavlja da je to bogohuljenje i ne veruje u to. Sve se dakle svodi na veru. Nisam se usudila da pred tolikim skupom nepripremljenih sveštenika, napadnem njihovu veru i rizikujem linč. Setila sam se Mendelsonovih reči „nama ne trebaju mučenici, trebaju nam jeretici". Njihovoj edukaciji treba prići sa velikom dozom strpljenja, obazrivosti , koristeći aikido tehnike – izbegavati direktan sukob i samo ih propuštati da se

Kao što sam već rekao, vi morate sebe da zaštitite. Da biste to učinili, upamtite dve glavne osobine lekara: strah i nadmenost. Vi morate da naučite kako da radite na njegovim strahovima a da ne probudite aroganciju, sve dok ne krenete da pobeđujete. Pošto se lekari plaše vas i onog što možete da im učinite, ne oklevajte da iskoristite taj strah. Doktori se plaše advokata, ne zato što su advokati mnogo moćni, već što advokati mogu da se udruže sa *vama*, a vi ste ono od čega doktor uistinu strepi. Ako doktor sa vama igra prljavo, tužite ga. Po svemu sudeći tek pred porotom i na sudu možete da dođete do zdravog razuma. Ako postoji neka stvar koju doktor ne voli to je da se nađe na sudu, na suprot advokata – jer to je jedino mesto gde pacijent ima saveznike koji mogu efikasno da dovedu u pitanje doktorov sveštenički imunitet. Sve veći broj ročišta po tužbama za lekarske greške ohrabruje, jer to znači da se sve veći broj ljudi radikalizuje do tačke kada su u stanju da dovedu u pitanje doktorovu moć diktiranja pravila.

Ako vam doktor zadaje brige ali nedovoljno da biste ga tužili sudu, budite oprezni u tome koliko ga izazivate – ne zbog toga šta on može ili ne može da vam učini, već zbog toga što vašu efikasnost određuje to *koliko daleko* ste spremni da idete. Ako vam doktor preti i naljuti se, treba da mu se suprodstavite. Ne povlačite se. Zapretite i vi njemu. Kada neko zaista pripreti lekaru, ovaj se gotovo uvek povlači ako vidi da ta osoba ima ozbiljne namere.Doktori će se uvek povući jer će pomisliti: „Šta mi treba da se kačim s njim?"

Važno je međutim, da ne pretite doktoru ako niste spremni da pretnju i ostvarite. Drugim rečima, ne otkrivajte svoje buntovništvo pre vremena, sve dok ne dostignete emotivnu predanost i fizičku snagu da to s uspehom isterate do kraja. Ne svađajte se sa lekarom niti ulećite u diskusije sa nadom da promenite njegovo mišljenje. Nikada nemojte doktoru koji rak leči klasičnom hemioterapijom da postavite pitanje. „Doco, šta mislite o leatrilu?"[197] To vas nigde neće

---

sunovrate sopstvenom logikom. Lično, kao profesor univerziteta, mislim da edukacija treba da krene sa brucošima, sa mladima koji još uvek imaju strast da pomognu ljudima i iluziju da će tom plemenitom profesijom lečiti ljude, nego sa dugogodišnjim lekarima kojima više nije do toga da ponište celokupnu karijeru time što će promeniti mišljenje i početi da rade suprotno od onog kako su učeni. M.V.

[197]Ili terapiji lanenim uljem, ili super hrani, ili konopljinom ulju ili oblozima od gline ili psihoterapiji? M.V.

dovesti, a nećete ni dobiti leatril. Nemojte doktoru koji vam preporučuje dodatnu bočicu mleka u prahu da kažete: „Ali ja dojim i ne želim to." Nemojte doktoru da donosite isečke iz novina očekujući od njega da se promeni ili pokuša nešto novo. Ne izazivajte ga dok niste sasvim spremni za alternativno delanje. Odradite sami svoj domaći zadatak. [198]

Šta radi vernik katolik kada shvati da mu sveštenici nisu dobri? Ponekad im se direktno suprodstavlja, ali vrlo retko. On jednostavno napušta Crkvu. I to je moj odgovor. Ostavite Crkvu Moderne medicine. Vidim da se to danas sve više događa. Vidim kako sve veći broj ljudi ide kiropraktičarima, na primer, i to oni koji tamo ni mrtvi ne bi kročili, godinu, dve dana ranije. [199]

Vidim i sve veći broj ljudi koji žele da pametuju jereticima Moderne medicine.

---

[198] Najčešće pitanje sa kojim se susrećem je kako da pacijenti odbiju hemioterapiju i terapiju zračenjem. Vidim da su uplašeni od lekara, a da su lekari i te kako agresivni kad je u pitanju ova grozna smrtonosna terapija. Lakoća sa kojom daju prognoze dobro držećim ljudima, da će živeti još godinu dana, par meseci, (u mom slučaju mesec dana) je zapravo pokrivka za ubistvo hemioterapijom. Onda savetujem ljudima da pažljivo kažu lekarima: „naravno, samo se nešto ne osećam dobro, želim da ojačam pre hemioterapije." Tako će dobiti na vremenu. Onda krenu sa lanenim i konopljinim uljem, sto posto sirovom hranom, vežbama disanja i mentalnim vežbama snaženja, fizičkim vežbama, kardio i vežbama snage, rade na sebi i u sebi nekoliko sati dnevno, i za mesec, dva dana savetujem da ponove laboratirjke nalaze. Krv će biti bolja, rak će se ili povući ili početi da smanjuje, a to je onda argument za novo pomeranje vremena i novo „još malo da ojačam" i na kraju kada nema ništa od raka, lekari će mrzovoljno reći: „To je bila greška u dijagnozi. Vi niste ni imali rak."M.V.

[199] Pre dve godine sam u emisiji „Žene" na Prvoj televiziji govorila o prednostima žive hrane. To je verovatno bila najgora emisija, pored one o prirodnom porođaju, gde su me napadali od scenariste do drugih saradnika kako sam agresivna u propovedanju biljne hrane. Dve godine kasnije, žene su bile otvorene i za raiki i za dijete bazirane 80 posto na sirovoj hrani, rađen je serijal (najgledaniji do sad) sa veganima „Dođi na večeru", a ljudi koji do pre koju godinu nisu znali šta je to godži bobica ili konopljino seme, sada su uveliko na putu trajnog zdravlja. Spisateljica Isidora Bjelica je javno govorila kako je odbila hemioterapiju i zračenja i na Floridi se ovom ishranom, uz terapiju kanabisovim uljem izlečila od raka. Stvari se menjaju, da, ali ne onom brzinom koja je potrebna za kritičnu masu radikalnih promena. M.V.

8

AKO JE OVO PREVENTIVNA MEDICINA, RADIJE ĆU DA RIZIKUJEM SA BOLEŠĆU

Kolega doktor mi je jednom pisao i pitao "kako bi profesija medicine mogla da ima inspirativnu i praktičnu ulogu u potrazi za mirom u svetu?" Moj odgovor je bio: "Napustite posao." Već smo videli u kakvu strahotu se pretvorila medicina lečenja. Ali takozvana preventivna medicina je podjednako opasna. Zapravo, preventivna medicina nije ništa drugo do rušilačka sila poriva Moderne medicine za vlašću nad našim životima. Nije nikakva tajna kako zločinačke institucije u želji za vlašću- uključujući vlade-mogu da se izvuku krijući se iza namera da "spreče" problem. Moderna medicina ide još dalje. Na primer, Ministarstvo odbrane objašnjava kako troši milijarde dolara tako što ide utvrđenom stazom zvanom "mi vas štitimo od kamila". Iako je ogromna količina tih milijardi bez sumnje bačena, Ministarstvo odbrane bar može da ukaže na virtuelno odsustvo kamila kao dokaz da je neki novac ipak potrošen na korisne radnje.

Moderna medicina nije u stanju čak ni to da uradi. Ne postoji način da se opravdaju milijarde dolara koje svake godine bacamo na "zdravstvenu brigu". Računi su sve veći a mi ne postajemo zdraviji, čak smo sve bolesniji. Bez obzira da li imamo ili nemamo državno zdravstveno osiguranje, u najboljem slučaju to će se pokazati nebitnim a u najgorem, biće to jedna od najopasnijih odluka sa kojima ćemo se suočiti u godinama koje nam stižu. Jer čak da su svi doktori i sva medicinska nega besplatna, to neće smanjiti bolesti i povrede. [200]

Pitam se da li zaista možemo da očekujemo da se iko zapita da li još više onoga čega već imamo previše, može da nam učini neko dobro ili ne. Moderna medicina je uspela da nas nauči da stavljamo

---

[200] Mi smo upravo odličan primer za to. Besplatno zdravstveno osiguranje, domovi zdravlja, operacije, potrebne ili nepotrebne kontrole, sve je pokriveno zdravstvenim knjižicama, a čekaonice prepune bolesnika. Institut za onkologiju je pre nalik na neku infektivnu kliniku u doba najjačih epidemija. Pre dvadesetak godina, svaki petnaesti je oboleo od raka, danas, svaki peti. O čemu mi onda pričamo? Hoće li medicina ikada priznati da je izgubila rat sa bolestima i hoće li se povući sa ovog ratišta gde smo svi kolateralna šteta? M.V.

znak jednakosti između medicinske nege i zdravlja. Upravo je taj znak jednakosti potencijalna pretnja koja može da uništi naša tela, naše porodice, naše zajednice i naš svet.

Već smo videli da veliki deo onoga što Moderna medicina naziva "preventivnom medicinom"ne samo da nije efikasno, već je i opasno. Obred zvani redovne kontrole izlaže vas celom nizu opasnih i neefikasnih procedura. Ovim "činom vere" dobijate oprost od sveštenika – ako imate tu sreću. Najpre treba da mu se ispovedite, da mu poverite iskrenu i detaljnu istoriju svog života, uključujući i ono što ne znaju čak ni vaša žena ni najbolji prijatelji. Onda će on proći ceremonijalnim stetoskopom preko vaših vitalnih organa – stetoskopom za koji postoje velike šanse da nije ispravan. Doktor će vam zagledati u grlo, poniziće vas dalje tako što ćete sestri morati da date bočicu sa vašim urinom, ceremonijalno će vas udariti gumenim čekićem po kolenu, da bi vas konačno proglasio spasenim!

Ili će presudu napisati na latinskom.

Ili – ako su vam gresi brojni – poslaće vas specijalisti da primate zaista sofisticiranu kaznu.

Kontrolni pregledi bi mogli da se drugačije zovu i "Komedija zabune"[201] da rezultati često nisu tako smešni. Tuberkulinski test, na primer, bio je prvobitno vrlo vredan kao metod utvrđivanja onih koje bi trebalo detaljnije ispitati za tuberkulozu. Ali sadašnje vrlo malo opadanje broja obolelih od tuberkuloze pokazuje da se test sada koristi kao "preventivno upravljanje". To znači, da umesto dad a se spase moguć jedan slučaj u deset hiljada ili više, jaki I moćni lekovi kao što su INH daju se mesecima i mesecima ljudima koje zovu "primarni reaktori". Kao posledica, time se takođe nanosi i prilična psihološka šteta ljudima za koje prijatelji i rodbina otkriju dasu pozitivni reaktori, čime odmah postaju društveno prokazani. Doktori sada moraju da upozore majke da ne govore ni komšijama ni prijateljima a ni samom detetu da je ono pozitivno na tuberkulinski test.

Ako pratite zvuke medicinsko-vladinih bubnjeva koji bubnjaju u korist "preventivnih" procedura, pre ćete se naći nego što nećete, u sred najmanje sigurnih i efikasnih obreda Crkve. Na primer, kod nekih

---

[201]Šekspirova rana komedija „Comedy of errors". M.V.

vakcinacija, opasnost od *primanja* vakcinacije često nadilazi opasnost od *ne primanja*![202]

Difterija, koja je nekada bila veliki uzročnik oboljenja i smrti, danas je iščezla. Pa ipak, vakcinacija se nastavlja. Čak i kada se desi redak slučaj pojave difterije, vakcinacija može da ima vrlo sumnjivu vrednost. Tokom izbijanja difterije u Čikagu 1969 godine, četiri od šesnaest žrtava je bilo "potpuno i uredno vakcinisano od bolesti", kako stoji u izveštaju čikaškog Zdravstvenog komiteta. Pet drugih je primilo bar jednu ili više doza vakcine, a od njih, njima dvoje je bilo testirano kao potpuno imuno na bolest. U drugom slučaju pojave difterije, gde je bilo tri smrtna slučaja, jedan od umrlih i četrnaest od dvadeset tri obolelih, su bili propisno vakcinisani.

Efikasnost vakcine protiv velikog kašlja je predmet žučnih rasprava širom sveta. Samo polovina vakcinisanih ima neku korist od toga, a mogućnost velikih groznica, grčeva, kao i oštećenja mozga je suviše velika da bi se ignorisala. [203]Opasnosti su toliko velike, da mnogi autoriteti u oblasti javnog zdravlja sada zabranjuju upotrebu ove vaccine kod starijih od šest godina. U međuvremenu, sama bolest velikog ili magarećeg kašlja je gotovo sasvim iščezla.[204]

---

[202]Moja najstarija ćerka Teodora, kao beba imala je izuzezno burne reakcije na sve vakcine, a od vakcine protiv velikog kašlja, u šestom mesecu života je izgubila sluh. To nije bio usamljen slučaj u Beogradu, te, krizne 1989 godine. Vreme sankcija, nekaviltetne vakcine, sumnjivog porekla.... ja danas zagovaram (i srećom, nisam više tako usamljena) da se roditelji izbore za pravo da ne vakinišu svoju decu, što je već slučaj u svim zemljama evropske unije, gde je prisila ukinuta. Kod nas još uvek ne možete da upišete dete u školu ako nije propisno vakcinisano. Ali postoji pravna začkoljica – ako se to protivi vašoj veri, recimo. Kako puno vakcina u sebi sadrži materije životinjskog porekla, naročito jaje, možete reći i da je dete alergično ili da je od rođenja – vegan! M.V.

[203]Da li je moguće da se ovo zna već 40 godina a da je i dalje moguće da jedno dete, kao što je moje, ogluvi i da niko ništa ne uradi da se spreče dalje vakcinacije?!!! M.V.

[204]Danas je uprkos vakcinaciji, ova bolest u porastu. Citiram deo iz rada EPIDEMIOLOŠKE KARAKTERISTIKE VELIKOG KAŠLJA U SRBIJI I ŠUMADIJSKOM OKRUGU , Momčila Đorđevića, Vesne Pantović, Božidara Jovanovića, i Gordane Đorđević iz 2006.godine: „Veliki kašalj, pertussis, akutno je infektivno oboljenje uzrokovano osetljivim gram negativnim pleomorfnim bacilusom Bordrella pertussis. Izvor zaraze je oboleli čovek sa tipičnom ili atipičnom kliničkom slikom. Nakon preležane bolesti ostaje solidan, dugotrajni, ali ne i doživotni imunitet. Vakcinacija predstavlja metod izbora u prevenciji obolevanja. Osnovni cilj istraživanja bio je da prikažemo kretanje obolevanja iumiranja od pertussis-a u Srbiji i Šumadijskom okrugu u zavisnosti od vakcinacije. Razmatrani su sledeći podaci: broj obolelih, broj umrlih, stopa incidence, mortaliteta, letaliteta i obuhvat DTP vakcinacijom sa tri doze. Postoji razlika u obolevanju i vakcinalnom statusu u centralnoj Srbiji, Kosovu i Metohiji i Vojvodini. Rezultati iz centralne Srbije i Vojvodine pokazuju da je broj obolelih do 1993. godine bio trocifren, a nakon toga manji i relativno stabilan do1997.

Da li je vakcina protiv zauški preporučljiva ili ne, je tekođe veliko pitanje. Iako je tačno da vakcina definitivno smanjuje mogućnost zaraze zauškama kod onih koji se vakcinišu, s druge strane rizik je veći u kasnijim godinama, kada se izgubi imunitet. Nadalje, bolesti kao štu su zauške, male i ovčje boginje – za koje je u poslednje vreme pronađena vakcina – nemaju tako strašne posledice kao velike boginje, tetanus ili difterija. Suprotno narodnom verovanju, ne slepi se od malih boginja. Fotofobija, koja jednostavno znači preosetljivost na svetlost, leči se onako kako to roditelji rade već godinama: navlačenjem roletni. Vakcina protiv malih boginaj ima ya cilj navodno da spreči encefalitis[205], koji se kao posledica malih boginja javlja jednom u hiljadu slučajeva. Svaki doktor sa decenijiskim iskustvom lečenja malih boginja zna da se bolest javlja u velikom broju kod dece koja žive u siromašnim porodicama i koja su pothranjena, dok u dobro stojećim porodicamasrednje i više klase, gde je ishrana dobra, šanse da neko dobije ovu bolest su jedan u deset hiljada ili čak jedan u sto hiljada. S druge strane, kod vakcine protiv malih boginja postoji šansa

---

godine, kada počinje dramatično da pada zajedno sa incidencom, a mortalitet se ne beleži od 1985. godine. U Šumadijskom okrugu se poslednjih godina beleže sporadični slučajevi obolevanja, sa starošću obolelih do godinu dana i najčešće kod nevakcinisane odojčadi. Pertussis ubija oko 350000 ljudi širom sveta svake godine. Incidenca u SAD iznosi 5.5/100,000 i jedina je zarazna vakcinom preventabilna bolest u SAD koja je u porastu. Mnoga deca ostaju sa oštećenjem mozga zbog pertusisne infekcije. Epidemije se u razvijenim zemljama zapadne hemisfere beleže svake 3-4 godine, a smrtnost se najčešće beleži kod odojčadi do prve godine života. U Rusiji raste broj obolele školske dece koja su primala vakcinu. Sada se preko 60% pertussis-a beleži kod osoba starijih od 10 godina. To navodi na potrebu da je možda potrebna jedna booster doza kod dece stare 10 godina. U Francuskoj se daje jedna booster doza kod dece stare 11-13 godina. Time bi se smanjila transmisija na odojčad staru ispod šest meseci, što bi predstavljalo veliku korist za zdravlje najosetljivijih (16,17,18,19)...
Kao jedina zarazna vakcinom preventabilna bolest koja je u porastu u svetu, zanimljiva je sa našeg stanovišta, jer je moguće povećanje incidence obolevanja i kod nas. Najriziičnija populacija biće vakcinisana deca stara preko 10 godina. Zbog toga bi trebalo razmotriti mogućnost primanja booster doze posle desete godine života." M.V.

[205]Akutni encefalitisi i encefalomijelitisi su zapaljenska oboljenja mozga i kičmene moždine, najčešće izazvana virusima direktno, ili mehanizmima koji oni podstiču. Radi se o teškim oboljenjima nepredvidivog nastanka, progresivne evolucije. Zapaljenske promene mozga i kičmene moždine mogu izazvati različiti izazivači. Kao najčešći uzročnici encefalitisa navode se virusi (varicella-zoster virus, herpes simplex 1 i 2, enterovirusi, rubella, Epstein-Barr, adenovirusi, citomegalo, influenca i dr). Pored virusa kao uzrokovači se mogu identifikovati hlamidije, rikecije, bakterije, protozoe, gljivice, različiti toksini, alergeni, radioaktivni zraci. M.V.

da dođe do encefalopatije u jednom od million slučajeva, dok su češće komplikacije sa neurološkim a ponekad i fatalnim ishodima, kao što su ataksija, (gubitak koordinacije), zaostalost, hiperaktivnost, aseptični meningitis, napadi, kao i hemipareza [206](paraliza jedne polovine tela).

Vakcina protiv nemačkih boginja ili rubeole, ostaje kontraverzna po pitanju u kom starosnom dobu ljudi treba da je prime. Vakcina protiv rubeole takođe može više da naškodi nego da koristi, pošto postoji opasnost od artritisa izazvanog lekom, koji mada prolazan, može da potraje mesecima. U SADu se na primer, ova vakcina radije daje deci nego majkama koje planiraju potomstvo. Diskutabilno je i kako bi vakcinacija zaštitila nerođenu decu, jer broj deformisane dece rođene sa očiglednim simptomima rubeole varira iz godine u godinu, od jedne epidemije do druge, od jedne naučne studije do druge.

Imunizacija nije jedini ni odlučujući faktor u tome da li će neko da zakači bolest ili ne. Brojni drugi faktori kao što su ishrana, kućni uslovi, higijena takođe su vrlo čvrsti i bitni. Sumnja i dalje postoji kad je u pitanju veza između vakcine protiv velikog kašlja i opadanja broja bolesti – a i pitanje je da li bi ova vakcina, da je danas proizvedena, prošla standarde Ministarstva za hranu i lekove.

Ponekad sama vakcina može da izazove bolest. U septembru 1977.g., Jonas Salk[207] je posvedočio, zajedno sa još nekim naučnicima, da je jedan broj slučajeva dečje paralize zabeležen u SADu počev od ranih sedamdesetih godina, posledica žive polio vaccine koja je ovde u standardnoj upotrebi. U Finskoj i Švedskoj, gde se skoro isključivo koristi mrtvi virus, nije zabeležen slučaj dečje paralize već deset godina.[208] Neko ko je doživeo četrdesete i gledao decu prikačenu na gvozdena pluća, video predsednika u invalidskim kolicima, ili kome je

---

[206]Hemipareza ili cerebralna paraliza je stanje koje nastaje kao posledica veoma ranog oštećenja delova mozga. M.V.

[207]**Jonas Edward Salk** (1914 - 1995) američki medicinski istraživač i virolog, koji se proslavio otkrićem I razvojem prve uspešne vaccine protiv dečje paralize – polio vakcine, 1955.godine. Rođen je u Njujorku, jevrejskog porekla, a na njujorškom Medicinskom fakultetu se istakao time što se odmah opredelio za naučna istraživanja a ne za lekarsku praksu.

[208]U Srbiji se vakcinacija protiv dečije paralize izvodi primenom tzv. polio vakcine. Polio vakcina postoji u dva oblika – kao oralna polio vakcina (tzv. OPV) koja se primenjuje ukapavanjem vakcine u usta detetu, i kao inaktivisana polio vakcina (tzv. IPV) koja se primenjuje putem injekcije. OPV vakcina se radi sa živim virusom a IPV sa neživim virusom polija.

bilo zabranjeno da posećuje javne plaže da ne bi zakačio virus dečje paralize, nikada ne može da zaboravi te zastrašujuće slike. Danas, kada čovek koji je izmislio polio vakcinu ukazuje na to da je vakcina uzročnik nekoliko slučajeva dečje paralize, krajnje je vreme da se upitamo šta dobijamo time što vakcinišemo celu populaciju.

Luda plahovitost Moderne medicine se nigde tako dobro nije videla kao u godinama kad je vladala farsa oko vakcine protiv gripa.[209]Kad god pomislim na vakcinu priotiv gripa, setim se jednog venčanja, kome sam prisustvovao. Čudno je bilo to što na svadbi nije bilo ni baka ni deka, a izgleda ni nikog starijeg od 60 godina. Kada sam konačno upitao, gde su stariji, rečeno mi je da su nekoliko dana ranije, svi primili vakcinu protiv gripa. Zato su ostali kod kuće da se oporavljaju od loših posledica vakcine!

Ceo poduhvat oko vakcine protiv gripa sasvim je nalik ogromnom ruletu, pošto iz godine u godinu, niko ne zna da li je soj virusa za koji se pravi vakcina isti kao soj koji će izazvati epidemiju. Svi smo imali sreću da vidimo kako izgledaju prave opasnosti od vakcine protiv gripa kada je 1976. godine, razotkriven veliki fjasko povodom svinjskog gripa, pod budnim okom države i medija, I kada je zabeleženo 565 slučajeva Gijen Bareove paralize od vakcine kao i trideset "neobjašnjivih" smrtnih slučajeva starih ljudi koji su par sati ranije primili vakcinu. Pitam se kako bi izgledala žetva nesreća da smo budno motrili na posledice vakcinacije gripa i u drugim kampanjama. Doktor Džon Sil, sa Nacionalnog instituta za alergije i infektivne bolesti [210]kaže: "Moramo da krenemo od predpostavke da bilo koja ili sve vakcine protiv gripa mogu da izazovu Gijen Bareov sindrom."[211]

---

[209]Šta bi dobri doktor rekao za današnju farsu oko vakcine protiv ptičijeg gripa, svinjskog gripa i svih ostalih strašnih gripova na kojima je neko debelo zaradio, od vladajućeg vrha Srbije pa naniže... M.V.

[210]Dr John Seal, National Institute of Allergy and Infectious Disease

[211]poliradikuloneuritis ili Gilen-Bareov sindrom (GBS). Pojavi neurološke simptomatologije može prethoditi febrilna epizoda. Glavni simptom je **mišićna slabost** koja zahvata ekstremitete, **trup i glavu**.

Bolest se razvija za nekoliko dana ili jednu do dve nedelje kada dostiže maksimum. U akutnoj fazi nema atrofije mišića, ona se javlja kasnije. Nekoliko dana pre pojave slabosti javljaju se bolovi u butinama i donjem delu leđa, kao posle vežbanja. Bolovi se javljaju u više od polovine slučajeva, pretežno noću. Parestezije su česte u početku, ali kasnije nestaju. Moguć je i gubitak senzibiliteta, pretežo dubokog. Mišići su često preosetljivi na pritisak. Vegetativni poremećaji u vidu kolebanja

Ponovo, pored dece i starih osoba, žene su najranjivije i stoga, češće izložene medicinskom nasilju. Ne postoji ni jedan dobar razlog koji bi ukazao da snimanja dojki radi utvrđivanja raka čine nešto dobro. Pa opet, doktori gotovo bičem usplahireno teraju žensku populaciju na "preventivne" preglede koji za posledicu imaju slučajeve koje ja nazivam "Alisom u zemlji čuda". Pomislite samo na porodice u kojima ima više slučajeva raka dojke ili drugih kancera, a gde bi se shodno medicini, preventivno vadili jajnici i sekle dojke! [212]Još jedan primer ovakve "preventivne hirurgije" je trenutni običaj vaginektomije (odstranjivanja vagine) kod odraslih žena koje nemaju simptome ali čije su majke tokom trudnoće uzimale DES. [213]Žene treba da budu jako obazrive u tome šta otkrivaju i kažu doktorima o svojim porodicama.Nikad ne znate šta će da izvadi iz vašeg tela u nameri "da vas zaštiti"! Muškarci s druge strane, ne moraju da budu toliko obazrivi s obzirom da lekari nikada neće da krenu da preventivno hirurški odstranjuju penise kako bi ih zaštitili od nečega.

Naravno, pored činjenice da su ove "preventivne mere" neefikasne, i štetne, doktori će naneti još štete time što će uskratiti i sakriti informaciju koja bi zaista mogla da spreči bolest. Mislim na četiti uzroka pojave raka dojke za koje bi sve žene morale da znaju. Spreman sam da se kladim da ono malo žena koje znaju za ova četiri uzročnika, te informacije nisu dobile od svojih lekara. Četiri sastojka u receptu za rak dojke su sledeća: mali broj dece ili ni jedno dete,

---

krvnog pritiska, tahikardije (ubrzan rad srca) ili bradikardije (usporen rad srca), hiperhidroze ili suvoće kože, promene boje kože, obično su kratkotrajni i retki. Bolesnici koji zahtevaju asistirano disanje, oko 20% svih slučajeva, imaju nešto drugačiju kliničku sliku. U više od polovine ovih slučajeva bolest počinje senzitivnim simptomima, u svih su zahvaćeni kranijalni nervi, najčešće facijalis, tri četvrtine imaju oštećenje senzibiliteta, često imaju autonomne poremećaje-hipertenziju i tahikardiju. M.V.

[212]Slučaj Anđeline Džoli. Ja sam bila jedna od retkih žena koja je ustala protiv ovog masakra, dok su svi doktori podržali ovaj čin sluđene glumice koja iz straha da ne oboli od iste bolesti od koje joj je umrla majka, pristala da joj preventivno sve bude povađeno. Ja tu pitam, ako u mojoj porodici ima genetska predispozicija za tumor na mozgu, da li će uskoro doktori početi preventivno da mi vade mozak!!!! M.V.

[213]DES - dietilstilbestrol (DES) je sintetički oblik hormona estrogena koji je pripisivan trudnicama između 1940 i 1971 radi sprečavanja spontanog pobačaja, prevremenog porođaja I sličnih komplikacija tokom trudnoće.

hranjenje na bočicu umesto dojenja, korišćenje kontraceptivne pilule i korišćenje hormona posle menopauze, kao što je Premarin.[214] Još jedna kampanja protiv žena pokrenuta u ime "prevencije" je na široko promovisana ideja o tome da žene preko trideset godina starosti ne bi trebalo da rađaju. Kada sam ja studirao medicine, učili su me da žene preko 45 godina ne bi trebalo da rađaju decu. Dok sam stigao do stažiranja, gornja granica rađanja je već bila spuštena na četrdeset godina. Pre deset godina, bilo je trideset pet. A sada balansira između trideset i trideset dve. Uobičajeni razlog koji navode lekari zašto se ženama ograničava doba rađanja je taj da se nešto dešava sa ženinim jajašcima kako stari, pa ona postaju oštećena i zamorena. Tako imamo sindrom "zamorenog jajašca" koji izaziva deformitete kod beba. [215] Nikad nisam čuo da se spominju "zamoreni" spermatozoidi.

Zapravo, starost majke nema nikakve veze sa anomalijama kod novorođenčadi. U naučnoj studiji Džona Hopkinsa[216] otkriva se da žene koje su bile izložene dentalnim ili medicinskim rendgenskim zracima sedam puta češće rađaju decu sa Daunovim sindromom, nego žene istih godina koje se nisu zračile. Ovu studiju su podržali i drugi naučnici, tako da je istraživanjem dokazano da anomalije na rođenju beba nisu prouzrokovane starošću majke, nego - ako ona nije bila oprezna - njenom izlaganju opasnim i uglavnom beskorisnim rendgenskim zracima, dentalnim, medicinskim ili terapeutskim. [217]

Na drugom kraju života, ženama se govori da ne rađaju jer su *premlade*! Trudnoća među tinejdžerkama nije popularna, ali ponavljam, prava opasnost nema nikakve veze sa starošću majke. Loš glas koji prati tinejdžerske trudnoće dolazi zato što se one najčešće dešavaju devojkama iz siromašnih porodica. U srednjoj i višoj klasi,

---

[214]Hormon estrogen. Lek Premarin se danas kupuje on line, preko interneta, bez recepta, za ublažavanje tegoba u menopauzi, po ceni od dva do tri stotine dolara, zavisno od pakovanja.

[215]Zapanjujuće otkriće o kome gotovo niko ne govori je taj da nije uzročnik deformiteta kod starijih prvorotki ostarelo jajašce, već dugodišnja konzumacija kafe od strane majke! Kofein i metilksantin, dve opasne supstance prisutne u svim braon napitcima, kafi, koka koli, pepsi koli, energetskim pićima, čokoladnim pićima i crnom čaju imaju pogubne posledice od dugogodišnje konzumacije. M.V.

[216]John Hopkins

[217]Pa sad samo napred na mamografiju! M.V.

kada pažena, dobro hranjena i mažena tinejdžerka zatrudni, sve su šanse, ako ne i veće, da će roditi vrlo zdravo dete.

Brend preventivne medicine unutar Moderne medicine je toliko opasan da mi zaista treba da prestanemo da je tako nazivamo. Nema ničeg lošeg u ideji da ljudi treba da se postaraju da se ne razbole ali sam koncept prevencije Moderne medicine ne može biti dalje od toga. Preventivna medicina koju izvodi Crkva je podjednako nasilna i opasna kao i "lekovita" medicina - možda i više, jer lekari preventivu često koriste kao štit za upotrebu vrlo *agresivnih* procedura.

Prvo i prvo, medicina se ne bavi zdravljem. Većina doktora ne ume da opiše zdravog čoveka. Najviše što mogu da kažu je: "ovo je normalno". [218]I dalje, pošto doktor svog pacijenta može da izloži velikom arsenalu testova, granice "normalnog" su praktično sveobuhvatne. Uvek ima nešto što sa vama nije u redu, jer doktor ne dobija ništa u slučaju da ste *normalni* ili zdravi.

Nekada lekari zaduženi za javno zdravlje nisu bili cenjeni od strane svojih kolega. U njihovoj nadležnosti bile su higijena i druge osnovne stvari koje bi trebalo da vas *čuvaju* od posete doktorima. Ali, od kako su doktori javnog zdravlja prihvatili *skrining* kao svoju osnovnu metodu delanja, sada su vrlo cenjeni, jer su postali nabavljači pacijenata za Modernu medicine. Oni *dostavljaju* pacijente umesto da ih drže podalje.

Moderna medicina ne veruje da osoba može da učini bilo šta kako bi održala zdravlje pošto lekari veruju da je bolest samo anonimno bačena kletva koju ne mogu da raščine konkretne radnje već samo simbolički obredi koji opet, nemaju nikakve veze sa realnim svetom.

A kako Moderna medicina ne prepoznaje druge grehe osim one počinjene protiv njenih zakona, svako se rađa sa prvobitnim grehom potencijalne bolesti.[219] Za lekare, vi ste bolesni dok god se ne dokaže

---

[218]Kada je sve bilo ne normalno, nego savršeno na mom poslednjem sistematskom pregledu, napisano je „pacijent negira tegobe", kao da ja haluciniram. Kada sam pitala zašto ne mogu da napišu da sam savršeno zdrava, odgovoreno mi je da je to nemoguće jer bi u tom slučaju mogla da tužim lekare. Dakle, po medicini, ja negiram tegobe, a tegoba nemam jer su mi svi nalazi savršeni! M.V.

[219]Kako je to tačno, govori pošast žetve matičnih ćelija na rođenju deteta. Roditelji plaćaju velike pare da se matične ćelije deteta čuvaju negde za slučaj kada bude teško i ozbiljno bolesno. Roditelji dakle računaju na to da će im te ćelije trebati jer će dete biti bolesno! A kada bi znali da ishranom živim biljkama unose žive biljne ćelije i snaže proizvodnju sopstvenih matičnih ćelija u

suprotno. Ne možete da se očistite samo tako što ćete da *izjavite* kako nemate simptome i da se dobro osećate. Morate da prođete testove, da pružite dokaze o sprovedenoj vakcinaciji, te da se "ispovedite" i vi i vaša porodica. Lekari donose sudove baš kao i drugi sveštenici. Kada vas prilikom ispovesti, lekar upita da li ste nekada imali veneričnu bolest, a vi to poreknete, znate li šta će da napiše pored pitanja kao odgovor? „Pacijent *negira* VB." Ni za jednu drugu bolest lekar nije obučen da napiše "pacijent *negira*".

Kada bi lekar primenjivao *pravu* preventivnu medicinu, njegovi pacijenti bi bili sve zdraviji i stoga, sve bi manje imali potrebe da mu dolaze u ordinaciju. Odmah vidite koliko se ta ideja razlikuje od ideje Moderne medicine. Crkvu pre svega zanimaju sopstveni autoriteti, tako da sve što bi moglo da ih oslabi - kao recimo sve manje posete doktoru – predstavljaju tabu. Moderna medicina uspeva zahvaljujući bolestima, ne zdravlju. Što se ljudi više plaše "tamo nekih" bolesti koje će da ih zadese *nasumice,* to su više prijemčivi za vrbovanja i uspavljivanja Moderne medicine.

Jedan od mehanizama koje doktori koriste da bi pojačali opšte ludilo je igra koja se zove "Okrivi žrtvu". Bolest je *vaša greška,* ona *nije* posledica vaših loših navika koje izazivaju tegobe, a koje ste vi odbili da menjate za one zdravije, dakle, vaša greška je što se niste pričestili na vreme ili ikada primili sveti obred. Mada lekar nikada neće odustati ili reći "sad je sve u božjim rukama", dok ne iscrpi sve moguće preparate, sakaćenja, žrtvovanja, desi se da pacijent ode Bogu na ispovest ranije nego što je očekivano. Čak i kad se desi ono najgore, lekar nikada neće reći da je smrt nastala zbog obreda. Koristeći svoje semantičke privilegije, izvrnuće stvar i baciti krivicu na pacijenta. "Suviše je kasno došao."

Ako verujete u Modernu medicinu, verujete i da nikada ne možete zapravo da očekujete *zdravlje.* Nikada ni ne znate šta možete da očekujete, pošto bolesti dolaze nasumice. Živite u neurotskom stanju napetosti, straha, krivice, sa umrtvljenim osećanjem odgovornosti i

---

koštanoj srži, ne bi bili tako omađijani. Da ne govorim o situaciji kada se dete zaista teško razbioli, koliko košta aktiviranje i dopremanje matičnih ćelija do obolelog deteta. M.V.

moći. Pripremljeni ste na to da će vas pasivno preuzeti najbliža jača sila. [220]

Činjenica da pacijenti ponekad ne uzimaju prepisani lek izluđuje lekare. Pokoravanje pacijenata lekarima predstavlja vrlo veliko naučno polje istraživanja, budući da Moderna medicina mora da poboljša svoje metode kako da privoli pacijente da rade ono što im se kaže. [221] Idealno bi bilo da se uvede stalni monitoring koji bi doktoru omogućio da prati svako pacijentovo "pokoravanje" sa recimo opcijom elektronskog zujala ili električnog štapa za stoku kojim bi mogli da podsećaju pacijente da uzmu lek. Sve dok ovako ojačana lekarska naređenja ne postanu društveno prihvatljiva, Moderna medicina mora da se zadovolji time što će pastvu da drži pod konac konvencionalnijim, mada i dalje *srednjevekovnim*, metodama.

Kada je dovoljan broj ljudi radikalizovan do te mere da religiju sasvim idealizuje, ta religija prelazi u napad i uspostavlja *teologiju*. Kako bi sprečili jeretike da njihov udobni status quo nečim ne poremete, crkveni oci *zamrzavaju* religijska uverenja i običaje, dok izmišljaju ili preteruju u davanju značaja već postojećim mitologijama. Time što se vraća na pređašnje uspehe, doktor-sveštenik slavi savremenu praksu tako što joj daje oreol božjeg otkrovenja. A zatim, kako bi zaštitila sveštenikovo tumačenje božanskog, Moderna medicina sebe proglašava nepogrešivom.

Dovedite ovo u pitanje i bićete proglašeni za jeretika. Sve izvan uskogrudog crkvenog zakona, svaki tretman koji nije deo standardne procedure, proglašava se neortodoksnim, dakle, za progon u podzemni svet sumnji.

(Moderna medicina je postala toliko korumpiranada da ne samo da njena Vizija ne uspeva da inspiriše veru i posvećenost, već njeni

---

[220]Osećanje slobode kada osvojite trajno zdravlje je neopisivo! Saznanje da sva moć isceljenja i trajnog zdravlja leži u vama je toliko snažna da želite da idete ulicom i vičete to na sva usta! Kada sam počela da ljudima govorim o toj veličanstvenoj i snažnoj slobodi, kao da govorim zombijima, gledaju me i ne razumeju. Plaše se, strepe, dive se lekarima i vrte glavom. Zato sam prestala da se hvalim svojim zdravljem, jer vidim da time nekad nanosim bol ljudima. Pokušavam da ih inspirišem, da ih obrazujem, obavestim, naučim zdravlju kroz ishranu živom hranom, vežbanjem duha i tela, disanjem i kosmonautskim vežbama. Sada razumem i povremenu depresiju i očaj mog učitelja Gruje, koga smatraju čudakom zato što je zdrav i što se hrani živom hranom, kada vidi koliko su ljudi nepopravljivi u svojoj neslobodi, zbog surove dresure od samog rođenja. M.V.
[221]Na onkološkom institutu vrlo ljutito kažu da sam im ja bila najgori pacijent. Moj odgovor je „pa zato sam živa". Ovi drugi, poslušni iz moje sobe su danas svi mrtvi. M.V.

obredi i simboli ne uspevaju ni da ljude pokrenu ka boljem životu. Zato Moderna medicina postaje sve *agresivnija i* agresivnija. Ona mora da se osloni na *silu* da bi sebe održala i da bi se razvijala. Kako se smanjio njen duhovni autoritet, Moderna medicina je postala sve više nasilna i napadna. Ono što je nekad bio slobodan izbor ljudi, sada postaje nametnuta obaveza. Mi sada imamo Medicinsku inviziciju.

Prvi, naizgled bezazlen znak inkvizicije je prodaja oprosta greha. Promocijom prodaje oprosta grehova, crkva priznaje da je izgubila svako pravo na ljudska srca i njihovu maštu. Kada možete da *kupite* blagoslov , vera vas ne motiviše da činite dobra dela već sve ono drugo zbog čega ćete moći da kupite svoje mesto u „raju". Crkva moderne medicine je ovo odavno prevazišla. Zdravstveno osiguranje je medicinska verzija oprosta od greha. Tamo gde najtvrdokornije svetske religije nikada nisu uzimale više od deset procenata, cene za blagoslove i obrede Moderne medicine rastu više nego sve drugo na tržištu. Vi kupujete *blagoslove budućnosti* jer Moderna medicina jako retko priznaje da je u stanju da vam održi zdravlje, tako da će vam blagoslovi trebati i dalje. Ovo skida doktore sa odgovornosti a vas baca u problem. Doktor ne može da izgubi, a vi ne možete da pobedite, jer su vas navukli da verujete kako ćete se razboleti bez obzira na to šta radite. Kakav je to način da proživite život! Kako je to inspirativno!

Osim toga, zdravstveno osiguranje je vrlo malo doprinelo zaštiti pacijenata. Konačno, ako računamo povraćaj novca, pacijent u bolnici danas troši skoro isto onoliko novca kao nekad, pre osiguranja. Gotovo ekskluzivni efekat zdravstvenog osiguranja je da obezbedi priliv novca u džepove onih koji su ga izmislili. [222]

Poput srednjevekovne Inkvizicije, Medicinska inkvizicija polazi od toga da ste krivi. Spoljašnji znaci zdravlja neće vas spasti od doktora. Činjenica da možete da pretrčite maraton samo će probuditi sumnju kod vašeg lekara, i neće ga ubediti da ste zdravi. Najverovatnije će vas upozoriti da pazite da se ne povredite. I kao kod srednjevekovne

---

[222]Ne postoji recimo način da se polovina moje plate, koja ide na zdravstveno osiguranje, meni vrati jer ja ne želim niti mi treba zdravstvena knjižica jer sam trajno zdrava osoba. Kuda i kome ide moj novac? M.V.

inkvizicije, svi vaši poslovi i opštenja sa Crkvom su tajni – skriveni čak i od vas. Probajte samo da nabavite kopiju svog bolničkog kartona. Srednjevekovna inkvizicija nije odgovarala za svoje postupke. Ne odgovara ni Medicinska inkvizicija. Nije imalo značaja to što bi srednjevekovna inkvizicija mučila i ubila nekoga. Taj je u svakom slučaju morao da bude u nečemu grešan. Ako tokom tretmana, lekar vas ubije svojom glupošću, nemarom, ili čistom zlobom, vaša porodica će morati da angažuje najboljeg advokata koga može da plati, da bi pravda bila zadovoljena. Ako vas lekar ubije svetim obredom koji je izmišljen iako to niko neće da prizna, ali je legitiman, ni najbolji advokat na svetu vam neće moći da pomogne. A ovo se dešava hiljadu puta svakoga dana.

Većina ljudi ima neku rečničku definiciju Inkvizicije u glavi: pronalaženje i kažnjavanje jeretika. Ono što u ovoj definiciji nije tako očigledno je činjenica da je Inkvizicija zapravo bila jako uspešno sredstvo Crkve da se njeni zakoni osnaže i da se ojača pozicija Crkve kao kulturne i političke sile. Namera je bila da se moćna sila Crkve nametne ljudima kao deo njihovih života i deo kulture. Jednostavno niste mogli da pređete s jednog kraja života ili društva na drugi a da usput negde ne platite svoje dug Crkvi.

Probajte da pređete s jednog kraja svog života na drugi a da ne platite dug Modernoj medicini. Nikom još nije pošlo za rukom da proživi život a da ne bude izboden ili poprskan sa već pomenute četiri svete vodice Moderne medicine, a to su: vakcinacija, fluorisana voda, intravenozne tečnosti, i srebronitrat. Objektivno govoreći, sve četiri supstance imaju vrlo sumnjiv stepen sigurnosti i koristi.Pa ipak, Moderna medicina ih je uzdigla do nivoa svetinje. Za verujuće, ove supstance ne samo da poseduju velike moći, već je i „tabu“ da se uopšte govori ili sumnja u njih. Pred njima moramo da se klanjamo, a njihova svetost se podržava civilnim zakonom kao i zakonima Moderne medicine.

Inkvizicija olakšava Crkvi napore da se diskredituje ili stavi van zakona suparnička crkva, jednostavnim proglasom da su rivalski obredi jeres. [223] Svaka grupa ljudi, ideja ili praksa koja se tiče zdravlja

---

[223]Više se ne pominje toliko reč nadrilekarstvo, ali ja pamtim koliko je travara i ljudi iz alternativnih medicina proganjano i osuđivano za nadrilekarstvo, lekarima oduzimane licence, samo zato što su prekršili obrede Moderne medicine.

bila je izložena napadu, uključujući i tradicionlane religije i porodične vrednosti.[224] Inkvizicija Modernoj medicina daje moć da progoni suparnike sa zaleđem sile zakona. Ako doktor „posumnja" da se radi o zlostavljanju deteta, država mu daje moć da dete zatvori u bolnicu. Šta to može da spreči doktora da posumnja u zlostavljanje deteta, ako se nađe u bilo kojoj situaciji gde je njegova lekarska moć ugrožena? Danas puno ljudi na razne načine uspeva da ne vakciniše decu i nadmudre zakone tako što falsifikuju dokumentaciju ili koriste slabosti školskih vlasti. Ali šta bi bilo kad bi obe strane bile podjednako grube u igri, kada bi roditelji javno odbili da vakcinišu decu, a škole odbile da decu upišu? Šta će to sprečiti lekare da proglase roditelje krivim za zlostavljanje dece, da oduzmu decu ili da ih još i novčano kazne?

Kao zahvalnost državi koja osigurava moć Inkvizicije, Moderna medicina čini velike usluge državi tako što medikalizuje probleme koji uopšte nisu medicinske prirode. Kao što kaže Džon Meknajt[225], Profesor Komunikologije i zamenik direktora Centra za urbanizam na Severozapadnom univerzitetu[226]u svom eseju „Medikalizacija politike": „Osnovna funkcija medicine je medikalizacija politike propagiranjem terapeutske ideologije. Ova ideologija, kad se sa nje skinu mistični simboli, staje u jednostavni trojni vjeruju:

1. Osnovni problem ste vi.

2. Razrešenje vašeg problema leži u mojoj profesionalnoj kontroli.

3. Moja kontrola predstavlja pomoć vama.

Srž ideologije je njena sposobnost da svoju kontrolu sakrije čarobnim plaštom terapeutske pomoći. Tako medicina postaje paradigma modernizovane dominacije. Šta više, njena kulturna hegemonija je toliko moćna da se i samo poimanje politike mora iznova definisati. Politika je (obično) interaktivna – debata građana po pitanju svrhe, vrednosti i moći. Medikalizovana politika je

---

[224]Ajurvedski lekar u Beogradu ne sme da stavi reč „klinika" za ono što radi. Mafija mu debelo naplaćuje na carini ili jednostavno sprečava uvoz sastojaka koji su mu potrebni za spravljanje lekovitih preparata. Otežan je rad svimonima koji nisu na zvaničnom putu medicine. Deluje mi da ne samo da se stvari nisu promenile za ovih četrdesetak godina koje nas dele od dr Mendelsonovog teksta, već su se i pogoršale.M.V.
[225]John McKnight
[226]Centre for Urban Affairs at Northwestern University

unilateralna – odluku donosi„pomagač" u ime onog kome se pomaže.")

Već sam diskutovao o tome kako Moderna medicina neutrališe efikasnu preventivu tako što ignoriše prave uzroke bolesti. Isti mehanizam koji je korišćen da bi mi naučili kako srčane bolesti dolaze slučajno a ne zbog naših loših životnih navika i navika u ishrani, sada se primenjuje kako bi nam se pogled skrenuo sa drugih uzročnika bolesti, pre svega, *političkih razloga*.

Većina bolesti od kojih danas patimo, posledica su „zagađenja" naše fizičke, političke, ekonomske, društvene, porodične, i pojedinačne psihološke okoline. Istinska preventivna medicina ne sme da ignoriše ova pitanja kada se bavi problemom zdravlja, pa ipak doktori proglašavaju ovo isključivo medicinskim problemom, koji može da se reši samo crkvenim obredima Moderne medicine.

Jedan od mojih omiljenih primera ovog procesa je trovanje olovom. Na studijama medicine, doktore uče da je uzrok trovanja olovom *cicero*. Cicero se definiše kao bilo koja nenormalna glad za nehranljivim materijama. U ovom slučaju, štetna materija je olovo. Kako deca dolaze do olova? Sa oguljenih prozorskih dasaka i drugih delova kuće gde se farba skinula. Dok god u to budemo verovali, nećemo moći da vidimo pravi razlog trovanja olovom, koji je taj što *dete jede farbu sa dasaka jer nema hrane u frižideru.* Čak i u danima kada se koristila olovna farba u enterijeru, deca iz srednjih i viših klasa nikada nisu imala trovanje olovom. Zašto bi oni jelu farbu? Kad su gladni, oni odu do frižidera!

Kada bi priznali da je glavni uzrok trovanja olovom glad, morali bi ili da otpišemo ugroženu decu ili da problem napadnemo u korenu, s obzirom da je medicinsko lečenje trovanja olovom neefikasno i često vrlo opasno. Odlučite li jednom da krenete u koren problema trovanja olovom, otovorićete vrata iza kojih je još mnoštvo skrivenih medicinsko političkih skeleta.Pošto ste ispitali pitanje gladi, moraćete da zavirite i u olovnu prašinu od izduvnih gasova, olovo u pastama za zube, i olovo u hrani za odojčad. Zar nije prostije da okrivite majku i pustite dete da sisa farbu. Naravno, tako se stvara i povoljna politička klima za razvoj Moderne medicine.

Medicinske kazne, promocija kontrole rađanja i malobrojne porodice po svaku cenu nemaju nikakvu dokazanu medicinsku svrhu, ali svakako služe interesima industrijsko državnog sistema. Još jednom, žene i deca su na pogrešnoj strani ulice. Mnoge žene *moraju* da rade van kuće samo da bi skrpile kraj s krajem. Čini mi se da je to više ekonomsko politički problem, s obzirom da glava kuće, -bio to otac ili majka- treba da dovoljno zarađuje kako drugi član domaćinstva ne bi morao da radi. Suočavanje sa tim problemom zahteva da pogledamo osnovne nepravde našeg društva. Zato zovemo lekare da medikalizuju situaciju. Pošto u porodicama sa puno dece, majka ili otac mora da bude duže u kući pre no što se vrate ili ponovo potraži posao, doktori proglašavaju male porodice za podobnije od velikih. Onda lekari snabdevaju porodice opremom koja je potrebna da bi one ostale male što opet znači manji pritisak na institucije koje žele da zadrže ekonomsku i političku moć, institucije koje bi morale da se odreknu parčeta moći ako bi se iznenada postavilo pitanje zašto jedna plata jednostavno više nije dovoljna za izdržavanje cele porodice.

Velikim porodicama je potrebno više *vremena* i *novca*, ali one takođe daju i veliku *podršku* svojim članovima, što ih konačno čini manje zavisnim od države i industrijskog poslodavca. Ako čovek kraj sebe ima braću, sestre, tetke, ujake i roditelje, on može da računa na njihovu podršku u situaciji kada se pokaže da je raditi pogubnije po zdravlje nego ne raditi. Ali ako je porodica mala i odvojena od svoje rodbine, nema takvog ušuškavanja kod kuće. Nuklearna porodica je najbolja za interese poslodavca, pošto je radnik odgovoran dovoljno da traži posao, ali nedovoljno odgovoran da se motiviše da pređe dozvoljene granice u industriji. Međutim, *dom* kad je jak, šanse da zaposlenje, bolnica ili država uzurpiraju ljudsku volju su mnogo manje. Doktori ženi obećavaju *oslobođenje* od njene biološke prirode, samo da bi je potom bacili u ruke robovlasnika koji imaju mnogo manje obzira. Doktori se uistinu ne bave problemom uzroka nastanka raka. Oni objavljuju „rat kanceru" što je zapravo samo jalov napad na simptome. [227] Da bi se prepoznalo zagađenje našeg vazduha, vode,

---

[227] Kada sam lekare na Institutu za onkologiju pitala, da li će se meni rak vratiti, nisu znali. Ni kad sam ih pitala zašto sam ja dobila rak (tada nisam mislila da ga ja pravim u svom telu), ni tu nije bilo odgovora. Onda sam ih pitala, pa šta vi uopšte znate? Rak je psihoimunološka bolest. Lekari su kao autolimari, bave se karoserijom, a niko ne misli na vozača, koji onda pijan, posle pet godina sedne u auto i zakuca se u banderu. Samo ja znam zašto sam sebi počela da pravim rak,

hrane i stilova života, to bi zahtevalo isti oblik političke akcije koji je bio potreban Medicini da se zakonom nametnuti, vakcinacija, fluorizacija i srebro nitrat uzdignu do nivoa Svetih vodica. Zato što je Moderna medicina Crkva smrti, koliko je jači njen uticaj na društvo, toliko će pogubnije biti po ljude. Javni red, uspostavljen zahvaljujući alatkama Moderne medicine, nalikovaće miru koji vlada grobljem. Gde god Moderna medicina osvoji značajniju moć nad životom zajednice, ta zajednica će imati više štete nego koristi. Državni programi ishrane, sačinjeni uz pomoć eksperata nutricionista, na primer, ugrožavaju manjinske zajednice tako što ih sile da jedu „standardizovanu" američku hranu, koja nije u skladu možda ni sa njihovim običajima, ni sa biologijom. [228]U školskim ručkovima, kao i jelovnicima za stare ljude, vrlo malo pažnje se posvećuje kulturnoj, porodičnoj , ili verskoj tradiciji ishrane. Moderna medicina jednostavno kaže da je svima potrebna Velika četvorka: povrće i voće, žitarice, meso i mlečni proizvodi. Mi naravno znamo da se u mnogim kulturama kravlje mleko teško vari zbog nedostatka enzima.[229]Takođe znamo da je tradicionalna hrana jedne kulture vrlo hranljiva, jer je nastala tokom stotina godina adaptacije. Američke navike u ishrani, s druge strane, nastale su iz gomile različitih razloga, od kojih su neki zdravi, ali većina nije uopšte. [230]

---

kao podsvesnu želju za umiranjem. Danas kada mi dođu po savet ljudi oboleli od kancera, dovoljno je da pitam, ko vam je umro u poslednjih pet godina? I gotovo uvek je to neko najbliži iz porodice - majka, otac , brat, sestra, muž ili žena. M.V.

[228]Ako pratite potresni serijal Džejmija Olivera koji pokušava da promeni način ishrane po državnim školama u SADu i Velikoj Britaniji, shvatićete posledice ove politike. Deca u američkim i britanskim školama ne znaju ni kako sveže povrće izgleda, krompir ne umeju da prepoznaju osim u obliku pomfrita, a stopa gojaznih, dijabetičara i obolelih od kardio vaskularnih bolesti u uzrastu osnovnih i srednjih škola je toliki da zaista počinjem da verujem kako postoji master plan da se smanji broj ljudi na planeti genocidom ishrane. Kod nas se ta politika vidi u bolničkoj hrani, ali i po studentskim menzama. Mislim da kada bi neko promenio jelovnik u skupštinskom restoranu i izbacio kafu sa repertoara, da bi nam svima bilo mnogo bolje nego što nas vode sve bolesniji i bolesniji ljudi. M.V.
[229]Dragi moj Dr Mendelsone, nije prirodno niko da vari kravlje mleko, jer mi nismo telad, nemamo ni kopita ni rogove, pa nam ne treba pogubni kazein od koga se inače pravi lepak, koga ima u kravljem mleku. Japan i Kina nemaju ni ime za osteoporozu jer se u niihovim kulturama uopšte ne konzumira kravlje mleko. M.V.
[230]Na žalost, mi se danas čvrsto držimo svojih tradicionalnih navika u ishrani. Ali, kvalitet te hrane je bitno promenjen i vrlo je kancerogen. 80 posto otrova stiže nam upravo iz mesa i mlečnih proizvoda, zbog zagađene stočne hrane, kojoj se dodaju hormoni i antibiotici. Naš poznati

Zajednice su takođe ugrožene programima masovnih snimanja, koji su napravljeni kako bi se izolovao nosilac neke bolesti, karakteristične za određenu rasnu populaciju. Testiranje na Taj-Sahovu bolest[231]se pokazalo vrlo kontraverznim u jevrejskoj zajednici zbog delovanja na moral i ponašanje pojedinca identifikovanog kao nosioca bolesti. To isto važi i za crnačku populaciju, na koju su se medicinari najviše obrušili u potrazi za srpastom anemijom.

Prvi sastojak u mom receptu za preobražaj zdrave zajednice u sirotinjsku četvrt je da se podigne bolnica u samom centru. Čim se bolnica postavi kao mostobran, Moderna medicina može da izvrši svoj prvi napad, opet na porodicu. Ako mi je namera recimo da uništim porodične veze među siromašnima, prva stvar koju ću učiniti je da ih hospitalizujem od samog rođenja i da se postaram da dobiju veštačku hranu a ne majčino mleko. U univerzitetskoj bolnici u Ilinoisu, devedeset devet procenata majki je dojilo pre nekih tridesetak godina, dok je danas taj procenat pao na jedan posto.

Kao sledeći korak, uveo bih planiranje porodice u sirotnjske četvrti. Najmio bih gomilu siromašnih ljudi da ih naučim kako da dalje šire kontracepciju među sirotinjom. Država je započela ovaj program pre dvadeset pet godina kako bi sprečila širenje vanbračnih odnosa i veneričnih bolesti. Kakav je rezultat te kampanje dvadeset pet godina kasnije? Siromašni imaju više veneričnih bolesti i vanbračnih veza nego ikada ranije, a porodične veze su oslabljene.

Sledeće što bih uradio, kada sam ih dovoljno omekšao uvođenjem planiranja porodice i veštačkom hranom za odojčad, je da učinim da se stanovnici siromašnih četvrti – crnci – osećaju inferiornim. Tako uvodim program skeniranja za srpastu anemiju koji će da otkrije kao nosioce bolesti jednog od sedam testiranih crnaca. Onda ću da utešim nosioce isto onako kako tešim ljude koji imaju funkcionalni šum na srcu, rečima da biti nosilac neke bolesti, ne znači ništa. Naravno, oni mi neće ni za trenutak poverovati u to. Ubeđeni su da imaju „lošu krv", tako da će paziti s kim stupaju u brak, i dalje će brinuti sve do kraja života.

Toliko o sirotinjskim četvrtima.

---

olimpijac, atletičar Dragutin Topić bio je pozitivanna testu za doping, zbog povećanog nivoa hormona u telu, što je bilo posledica svakodnevnog uzimanja govedine. M.V.
[231]Genetski poremećaj kod dece, medicinski neizlečiva bolest.

Doktori se staraju da i drugi segmenti društva ostanu takođe siromašni. Diskriminacija prema starim ljudima počinje „bacanjem kletve" na njih, koja kaže da će neminovno stariti, gubiti radne sposobnosti i talente koji ih čine vrednim članovima društva. Sa takvim medicinskim prokletstvom, stari čovek je primoran da se povuče u dom za stara lica, postavši tako štićenik države – ili još gore – štićenik Crkve.

Naravno, konačni cilj je da svi mi postanemo štićenici Moderne medicine. Doktori pokazuju opasnu tendenciju da iskoriste prednost u svakoj mogućoj prilici gde mogu da *nateraju* pojedinca da radi stvari samo da bi to bilo urađeno. Da doktorima nije stalo da imaju sve veću moć nad pojedincem, zašto bi sve više medicinskih procedura bilo uređeno zakonom?[232] Zašto morate da se rvete sa svojim doktorom oko toga da li ćete da se porodite kod kuće, da li ćete da dojite bebu, upišete ga u školu ili zaštitite od bolesti onako kako vi mislite da je najbolje?

Mene ne iznenađuje mnogo to što obično budne i moćne organizacije, kao što su radnički sindikati i američka Unija za građanske slobode[233]nisu reagovale na ovu pretnju našoj slobodi. Nisu uspeli da prepoznaju problem jer su pretplaćeni na religiju Moderne medicine. Umesto da kažu da svaki čovek ima pravo da *ne ode* na rendgensko zračenje ili abortus, oni tvrde suprotno. Oni ne primećuju kada medicina nalaže prvo starim a onda svim majkama da urade omniocintezu kako bi se isključila mogućnot rađanja defektne dece. Takođe ne primećuju ni kada Crkva primorava ove majke na abortus. A kada dođe vaš red da se pojavite pred medicinskim autoritetima – ko će znati zašto? Možda vam je neophodna preventivna hirurgija – a vi ćete biti sami.

Kada god neka revolucionarna grupa usvoji neku reč, reakcionarna grupa će je takođe asimilovati.upravo to je Moderna medicina

---

[232]Kada sam pitala zašto ja moram na hemioterapiju i zračenje, kada je sve maligno odstranjeno iz moga tela, rečeno mi je da tako „mora po protokolu". Pitala sam kako protokol zna da li će moje telo to da izdrži? Unervozili su se i vikali na mene, da ja to moram, jer sam u visoko rizičnoj grupi. Tada sam posumnjala da tu nešto nije u redu. Čim država uplete svoje prste, reč je o velikoj manipulaciji novcem. Afera sa uhapšenim načelnikom Instituta za onkologiju, par meseci kasnije, koji je davao deci veće doze hemioterapije upravo to dokazuje. Svaki taj tretman košta par hiljada evra. Kada odbijete terapiju, nemome direktno izbijete iz džepa gomilu para. M.V.

[233]American Civil Liberties Union

190

uradila sa pojmom „preventivna medicina". Tako što pravi razliku između preventivne i drugih oblika medicine, Crkva kontroliše koncept i *daje legitimitet* sopstvenoj opsedutosti kriznom medicinom. Ako žele da to što rade nazovu preventivnom medicinom, neka ih. Ali nemojmo da zovemo preventivnom medicinom ništa što *mi* radimo. S druge strane, ako hoće da zalepe etiketu revolucionarnog na procedure koje odgovaraju njihovim interesima, i to je sasvim u redu. Nazvaće vas zlostavljačem dece zato što hrabrite majke da se porađaju u svojim kućama. Ako je potrebno, umesto da sa prepirete oko izraza, treba da ste spremni da prihvatite to što vas neko prepoznaje kao zlostavljača dece. Ako neko kaže da dojenje vezuje majku za kuću i dete čini zavisnim, recite da se slažete da majke budu vezane za kuću a deca zavisna. Ako neko kaže da su ljudi koji se zalažu da hrana bude čista i prirodna ludi, ekstremisti, pomodari ishrane, nazovite sebe i svoje prijatelje ludim, esktremnim i pomodarskim. Moderna medicina može da označi neortodoksne lekare nadrilekarima; možda su nama upravo potrebni „nadrilekari". Reči nisu važne. Delanje jeste. [234]A radnja koja se traži nije ništa manje nego rušenje Crkve moderne medicine.

Širom zemlje, stotine briljantnih umova rade istraživanja o načinima kako da se pobede i spreče ubitačne bolesti kao što su rak i srčane bolesti, ali pošto su im metode neortodoksne, moraju da budu jako oprezni i nečujni da ih Crkva ne bi najurila iz svojih redova. Svedoci smo kako jedobitniku Nobelove nagrade Lajnusu Polingu [235]Nacionalni Institut za rak uskratio finansijsku pomoć za dalja istraživanja kako bi dokazao da askorbinska kiselina[236] zaista pomaže

---

[234]Ili, kako reče Aristotel u svojoj Poetici, najbolji karakteri su „lica koja delaju a ne pripovedaju". M.V.

[235]Linus Pauling

236 Askorbinska kiselina - Vitamin C je vitamin rastvorljiv u vodi, što znači da ga telo ne može da sačuva. Potreban je za rast i razvoj tkiva u svim delovima tela, pomaže stvaranju kolagena, zaceljivanju rana, oporavku i održavanju kostiju i zuba, i antioksidans je. U nedostatku vitamina C, dešava se da dolazi do pucanja kose, gingivitisa, krvarenja desni, grube, suve kože koja se ljušti, smanjene sposobnosti zaceljivanja rana, modrica, krvarenja iz nosa, smanjenog imuniteta. Pušači pojačano gube vitamin C. Nizak nivo vitamina C pronađen je kod visokog krvnog pritiska, kamena u žuči, moždanog udara, nekih karcinoma i ateroskleroze. Rezultati istraživanja pokazuju povezanost između niskog nivoa vitamina C i rizika od srčanih bolesti pa, iako ne postoje dokazi da dodavanje vitamina C može sprečiti te bolesti, dobro je raznoliko se hraniti i tako osigurati

obolelima od raka – na šta su ukazivala njegova ranija istraživanja. Ja mogu da posvedočim kako je najmanje jedan doktor sa kojim sam razgovarao, priznao da bi rak kod sebe ili svojih najbližih tretirao zabranjenim alternativnim metodama. Pa zar je to sistem sa kojim možete da radite iznutra? Ljudi treba da rade na tome da se u potpunosti oslobode Moderne medicine. Potrebna je čvrsta armija jeretika, odlučna u nameri da se oslobodi od Moderne medicine, koja će hrabrošću, lukavstvima i resursima da preobrazi odnos društva prema bolestima i zdravlju.

Ono što nam je potrebno je Nova medicina, nova vizija zdravstvene brige o ljudima.

---

dovoljnu količinu između ostalog i vitamina C. Što se tiče visokog krvnog pritiska, – populacijska istraživanja pokazuju da ljudi koji se raznovrsno hrane i tako unose puno antioksidansa uključujući i vitamin C, imaju manji rizik od ove bolesti. Kod čestih prehlada, – uzimanje vitamina C redovno skraćuje trajanje prehlade. Karcinom – populacijska istraživanja pokazala su da ljudi koji prehranom unose mnogo antioksidansa, uključujući vitamin C, podležu manjem riziku od karcinoma kože, cerviksa i dojke. Osteoartritis – hrana bogata vitaminom C sprečava osteoartritis jer je vitamin C važan u izgradnji kolagena koji sačinjava veliki dio hrskavice. Lekovi za tretman OA smanjuju koncentraciju vitamina C pa mora da se nadoknadi. Dobno vezana makularna degeneracija – vitamin C zajedno s drugim antioksidansima (cink, vitamin E, beta-karotin) sprečava nastanak i pomaže obolelima od makularne degeneracije. Preeklampsija – neka istraživanja pokazuju da vitamini C i E mogu sprečiti preeklampsiju. Astma – istraživanja pokazuju da vitamin C može da pomogne u prevenciji astme i smanjenju simptoma postojeće. Istraživanja pokazuju da vitamin C može biti koristan i kod podizanja imuniteta, zadržavanja zdravlja desni, popravljanja vida kod osoba s uveitisom, alergija, smanjenja štete od izlaganja suncu, smanjenja suvoće ustiju kod osoba koje uzimaju antidepresive, zaceljivanja rana i opekotina i smanjenja šećera u krvi kod dijabetičara. Odlični izvori vitamina C su pomorandže, zelene paprike, lubenica, papaja, grejp, dinja, jagode, kivi, mango, brokula, paradajz, klice, karfiol, kupus i sokovi citrusa. Vitamin C je osjetljiv na vazduh, svetlo i toplotu pa je najbolje uzimati sveže voće i povrće. Sve se na kraju svodi na živu hranu kao najbolju i najprirodniju! M.V.

192

9

NOVA MEDICINA

Nova medicina je moj recept za pobedu, moj plan za poraz Crkve moderne medicine. Sve do sada sam vam govorio kako I zašto treba da se zaštitite od Moderne medicine. Govorio sam vam kako da prevarite doktora, kako da vidite da li je njegov savet dobar ili ne, kako dag a proverite, kako dag a zaplašite, kako da mu se suprodstavite i kako da održite svoje zdravlje uprkos njegovim opasnim zahvatima. Možda ste i sami primenili ove preporuke, ili ste možda ovu knjigu izlistali samo iz puke zabave. Ako ste upotrebili neke od saveta, verovatno ste svesni da ste pri tom uradili I nešto više od samozaštite. Vi ste *podrivali* Modernu medicinu. Rekao sam vam da slažete svog doktora, da dobijate na vremenu i smešite se – kao I da se organizujete iza njegovih leđa I povežete sa ljudima koji dele vaše mišljenje o zdravlju. Rekao sam vam da napustite okrilje Crkve modern medicine, da je ne izazivate I da ne postanete mučenik. Sve vreme sam vas pripremao za ovo što sledi.

Jedna od mojih omiljenih izreka je da dolazi vreme kada ćemo morati da se izdignemo iznad principa i uradimo ono što mora da se uradi. Jednom kada probate neki od sastojaka mog recepta iz ove knjige, vrlo brzo ćete videti da odluka da se zaštitite od vašeg lekara neminovnio vodi ka mnogo dubljoj posvećenosti. Učinite prvi korak ka Novoj medicini i više ne možete da stojite mirno. Ili ćete se tada povući i dozvoliti da vašim životom ponovo upravljaju doktori ili ćete nastaviti da se krećete napred. Možda ćete početi odlukom da dete rodite kod kuće, ili da želite da dojite svoju bebu, ili da hoćete da upišete decu u školu a da ih ne vakcinišete, ili da ćete da preskočite sistematski pregled ove godine, ili da pritisnete uza zid svog doktora dok vam ne kaže zašto je operacija potrebna, ili da tražite od lekara da leči vas I vaše dete bez upotrebe lekova.

Ako se posvetite samo jednoj od ovih stvari, garantujem da će to izazvati prvu pukotinu u staklu, kao radikalni eksperiment koji vas vodi u život medicinske gerile. Ovo vam je pošteno upozorenje.

S druge strane, ne morate da polažete zakletvu vernosti da biste se pridružili ovoj revoluciji. Nama ne trebaju simbolički protesti obožavanja u kojima ima više simbolike nego pravih vrednosti. *Praktikovanje* Nove medicine će vas istog časa učiniti lojalnim.

To što uzimate odgovornost za svoje zdravlje i zdravlje svoje porodice, biće politički čin dok god Moderna medicina koristi političku moć za napad na pojedinca, porodicu i njihovo pravo da odlučuju o sopstvenom zdravlju.Sam naš čin posvećivanja *porodici* kao jedinici zdravlja i zajednici kao grupi porodica je politički jer se opire ideji da je *pojedinac* jedinica zdravlja i društva.

Naša Nova medicina seče sve političke i ideološke puteve i ide pravo u srž odnosa sa životom svakog od nas:*Koliko dugo i koliko kvalitetno ću ja da živim?*Ali Nova medicina takođe preuzima i neke od zamki religije.

Stara medicina je postala crkva zato što se neminovno bavila istim problemima života, smrti i smisla kao što to rade i religije. Ona je samo odradila loš posao na tu temu, delimično zato što je izgradila teologiju zasnovanu na neživim stvarima. Pretvorila se u korumpiranu, idolatrijsku crkvu. Diskreditovala je staru veru, koja je – i u dobru i u zlu – pomogla ljudima da se nose sa životom I smrću I onim između. To je greška koju Nova medicina neće da napravi.

U ovoj knjizi sam se potrudio da na najbolji mogući način diskreditujem Crkvu Moderne medicine. To ne smem više da radim a da ne ukažem na alternative Modernoj medicini. Želim da iz strukture najurim zle momke i postavim nove ljude, sa novim zadacima.

Temelj religije čini vera, i vama će takođe biti potrebna vera da biste primenjivali Novu medicinu. Ali neće vam biti potrebna vera u tehnologiju, ili doktore, ili lekove ili specijaliste.

Treba vam vera u život.

Tako što će biti verna životu, čak i u religijskom smislu ako želite – i voleti život – Nova medicina će odmah diskreditovati Modernu medicine. Nova medicina neće morati das se ispreči između osobe I njnog izbora tradicionalne veroispovesti, jer sve religije koje su preživele, podržavaju život. [237]

---

[237]Podržavaju ali ne veličaju. Sve velike religije, hrišćanska, budizam i Islam ovaj život posmatraju kao prolaznu fazu ka onom životu posle smrti, gde

Svakom čoveku je potreban sistem vrednosti, moralna struktura koja će mu pomoći pri donošenju fundamentalnih odluka. Osoba koja tvrdi da kroz život prolazi ne donoseći vrednosne sudove, takođe poštuje sistem – sistem bez vrednosnih sudova. Ne postoji način da to izbegnete, i zato je to srž svake religije. Religija definiše sistem vrednosti i daje uputstva za ponašanje kako bi ljudi, u susretu sa alternativnim rešenjima, umeli da izaberu pravi put.

Moderna medicina se pojavila i otela pozornicu time što je rekla: "Više ne morate da brinete o drugim sistemima vrednosti, jer mi možemo da popravimo i ispravimo sve što vam se desi. Oslobađamo vas etike posebnih vrednosti, a u zamenu, tražimo samo veru u simbolički moral, obredni moral, etiku naše sopstvene izvrnute logike."

Ni jedan logički sistem, izvrnut ili ne, nije uspeo da nadmudri biologiju. A upravo u biologiji Nova medicina nalazi svoju etiku, svoj sistem vrednosti.

Pošto je život središnja tajna naše Nove medicine, naši "obredi" prepoznaju i slave život vaseljene. "Gresi" Nove medicine, u velikom broju slučajeva, ispostaviće se kao vrline u Crkvi Moderne medicine: svaki čin koji promoviše ili oprašta nasilje nad životom. Nova medicina kaže da je "greh" ograničiti unos hrane trudnicama , da se kontraceptivna pilula koristi slobodno   zato što je sigurnija od trudnoće, da se ide na godišnje sistematske preglede, da se novorođenim bebama ukapava srebro nitrat u oči, da se deca rutinski vakcinišu, da se ne obraća pažnja na ishranu, te da su gostoljubive sve one radnje koje Moderna medicina proglašava "zdravim".Ovo su gresi ne zato što vređaju nečiju ideju korektnog i pristojnog ponašanja, već zato što predstvljaju direktnu i jasnu pretnju životu. To su prekršaji određenim uslovima, korektivne radnje Nove medicine – osećanje krivice i pokora – ićiće ka tome da se stvore takvi uslovi. Izbeći neravnotežu u životu za čoveka je podjednako teško kao i postizanje ravnoteže. Pošto je ovo humana medicina, a ne ona vezana za smrtonosne formalnosti mašina, nada je jedna stvar koja ni najgorem „grešniku" ne može da bude uskraćena.

---

pravednike čeka zaslužena nagrada. Sve religije stavljaju akcenat na onaj drugi život kao nagradu. M.V.

Nova medicina ne vrši prazne rituale. „Zapovesti" ispunjavate a obrede izvodite tako što radite *prave* stvari. Prirodno, i u ovoj religiji imamo sveštenike. Ali Novi doktor nije glavni posrenik između vernika i objekta njegove vere. Doktorov autoritet je ozbijno ograničen time što osoba preuzima odgovornost za sebe. Etički sistem doduše zahteva postojanje medijatora, onoga koji će podržati verujućeg na njegovom putu, *zaštitnika života* kad se na putu zapadne u poteškoće.

Ne zaboravite da je cilj Novog doktora ili doktorke da ostane bez posla, tako da vaša zavisnost od profesionalaca treba da se svakodnevno smanjuje. Morate da učite kako da se snalazite bez lekara, jer doktori nisu proroci sudbine. Proroci vere, istinski slavitelji religije života i *bivstva, porodice i zajednice* . Ovim venama teku odrednice zdravlja: život, ljubav i hrabrost.

Vaša prva odgovornost je da brinete o svom telu i umu. Hrana je jako važna ali ne kao obična hrana u smislu voda, hleb, proteini, vlakna i vitamini. Treba da jedete čistu hranu i pijete čistu vodu. Morate da istražite koja je hrana najbolja za vas, s obzirom da ono što uđe na usta određuje i ono što će izaći iz vas. Mi posedujemo i druge apetite koji treba da se zadovolje. Na izvestan način, sve što dođe u vaš život i telo je hrana. Da li će to biti hranljivo ili đubre od hrane je odgovornost pojedinca, i time se određuje nečiji uspeh u dostizanju cilja zdravlja. Ako puno vremena provodite ispred televizora, izgubljeni u izmišljenom svetu koji je na tužnom drugom mestu odmah iza stvarnog života, *vi traćite vreme svog života,* vreme potrebno da se nahrani vaša duša i duše onih oko vas. *Birajte čime ćete se hraniti.* Probajte da okusite i vidite, omirišete i dodirnete stvari koje će *uvećati* vaše zalihe života.

Naša Nova medicina je pored hrane, posvećena i *aktivnostima.* Vrlo jednostavno, ima stvari koje čovek treba da radi ili da ne radi, zbog sebe, u ime svoje biološke istine, radi svog sopstvenog života. Posvećenost ishrani upravlja onim što unosimo u organizam. Posvećenost aktivnosti odrediće šta pojedinac radi sa svojim telom i umom, mišićima i duhom. Sve religije prepoznaju neki vid posebnih sklonosti, ali poziv od Boga je obično rezervisan samo za one koji hoće da stupe u red sveštenika. Naša Nova medicina kaže da svaki čovek ili žena treba da odaberu svoje zanimanje kao da im je to dato od Boga, jer uistinu, zaista svakom od nas i jeste od Boga kazato: *da živimo dugim i srećnim životom.*

Naša Nova medicina se takođe zalaže da se okupljamo u značajnim životnim trenucima kao što su rođenja, venčanja, bolesti, proslave i umiranja. Kako zaposlenja u industriji ne služe zarad ličnog zdravlja, već zbog veće produkcije, doćićete u dilemu kako da dobro ispunite ove obaveze jer je za njih potrebno vreme. Možda ćete na kraju završiti kao slobodnjak ili nezaposlen čovek. Nova medicina zato traži da budete uravnoteženi pri izboru svoje karijere. Život treba da je na prvom mestu a ne šargarepa na dugom štapu u trci pacova. Organizujte svoje vreme i gradite karijeru tako da ćete moći da učestvujete u značajnim i lepotom ispunjenim životnim događajima.

Vaš *dom* je Hram naše Nove medicine, jer kuća je tvrđava pojedinca koja ga štiti od nezdravih institucija kao što su industrija i Crkva moderne medicine. Ako pojedinac na primer, mora da napusti posao jer mu je zdravlje ugroženo, porodica je tu kao podrška dok on ili ona ne nađu drugi izvor prihoda. Ovo možda čudno zvuči nekima od nas koji smo odrasli na predpostavci društva da je porodica više *obaveza* nego što je *preimućstvo.* U interesu industrije je da porodica bude mala, ograničena na dvoje dece i jednog ili dva odrasla člana, a ne kao porodica u istinskom smislu, znači skup rodbinskim vezama povezanih ljudi svih životnih doba, koji žive blizu jedni drugih i *zajedno* proživljavaju važne životne događaje. Kada porodica zajedničkim snagama nastupi u odbranu nečega ili u slavu nečega, nema te institucije koja može da poremeti živote njenih članova.

Briga naše Nove medicine za porodicu počinje u trenutku kada porodica nastaje. Naša prva „zapovest" glasi: „ Ne obraćaj pažnju na vagu tokom trudnoće". Umesto toga, obrati pažnju na kvalitet hrane koju unosiš, jedi najčistije i najhranljivije namirnice koje možeš da nađeš i prestani sa upotrebom *svih* lekova. Ne uzimaju se lekovi „samo kad morate" jer malo je onih lekara koji ne misle da su pilule *uvek* „potrebne". Ovo važi i za snimanje rendgenskim zracima.

Kako je naša Nova medicina medicina posvećena životu, a rođenje ključni momenat u životu, pa pošto je kuća hram naše Nove medicine, idealno bi bilo da se deca rađaju u kući, daleko od svih opasnosti koje vrebaju u bolnici, okružena ljubavlju i podrškom porodice. Dolazak na svet novog člana porodice je događaj u kome treba da učestvuje većina članova porodice. Odmah po rođenju, čim je to moguće, svaki član porodice treba da je tu da dočeka i slavi dolazak novog ukućanina. Tako treba da se vrši obred rođenja, *proslavom*, sa svim porodičnim slavljem, pesmom i smehom.

Čitaocu koji je stigao do ovih redova, ne moram ni da kažem da se podrazumeva da nova mama treba da *isključivo* doji svoju bebu u početku, recimo bar šest meseci, a onda da počne uz majčino mleko da uvodi čvrstu hranu koja se sprema u porodičnoj kuhinji a ne u industrijskim pogonima dečje hrane.

Doktori obično savetuju roditelje da u podizanju dece budu postojani i dosledni. Ja verujem da je jedino u čemu roditelji treba da budu dosledni to da vole svoju decu i jedno drugo. Osim toga, nema neke velike vajde od doslednosti. Roditeljima je i ovako već dovoljno teško da bi još vodili računa o tome šta su sve rekli ili uradili deci tokom dana. Porodica je živ organizam i ne treba je gurati u kalup misli i radnji karakterističnih za mašine.

Jednom sam na radiju izjavio da kada govorimo o negovanju dece, jedna baka vredi koliko dva pedijatra. Ubrzo sam dobio poziv od mog šefa odeljenja koji mi je rekao da ima nameru da me zameni sa dve bake. U svakom pogledu brige o deci, treba biti podozriv kada su u pitanju eksperti. Svaka porodica mora da uzme u obzir uspešne primere iz sopstvene porodice, kulture, društvene klase i vere. Mišljenja stručnjaka treba da se smatraju bezvrednim sve dok se ne dokaže suprotno i to uz pomoć mnogo jakih dokaza. Na žalost, da bi se danas izborili sa razbijenom porodicom modernih vremena, ponekad treba posegnuti i za dedama ili čak pradedama da bi otktrili šta se u porodici uobičajeno radilo. Kada se izgube istorijski potvrđeni kulturni modeli, treba potražiti prijatelje i komšije koji imaju zdravo tradicionalno poreklo.

Počev od rođenja, značajni događaji u životu jedne porodice proslavljaju se *masovno*. Mi odbacujemo termin „nuklearna porodica" i „proširena" porodica, jer nećemo da govorimo o porodici ako ne mislimo na sve krvne srodnike. *Sve* generacije učestvuju u životu jedne porodice, i niko nije podcenjen zbog svojih godina. Svaki član porodice zna da kada je potreban nekome iz porodice, porodica dolazi na prvo mesto. Kada član porodice ide u bolnicu, tu će uvek biti ekipa rođaka spremnih da puca. Smrt je još jedno od onih neizbežnih životnih iskustava koja okupljaju porodicu. Kao što rođenja, rođendani, svadbe i drugi porodični događaji imaju prednost nad karijeromi drugim aktivnostima, tako i smrt člana porodice zahteva prisustvo. Ni jedan član porodice ne treba da umre sam ili samo u prisustvu osoblja na odeljenju za intenzivnu negu. Život treba da se okonča tamo gde je i počeo, kod kuće. N van okrilja doma, "medicinska gerila" ne sedi skrštenih ruku. Moral Moderne medicine, koji je u velikoj meri i moral američkog društva, nalaže da pojedinac čuva samog sebe. Već sam govorio o tome na koje sve načine profesionalne usluge doktora i drugih uništavaju ne samo porodične veze već i veze unutar zajednice. Naša Nova medicina, međutim kaže da mi moramo da održavamo veze unutar zajednice. Vi ste čuvari - vaše braće i vaših sestara.

Našoj Novoj medicini je zajednica potrebna iz više zanimljivih razloga. Pre svega, iako Nova medicina ide ka tome da se pojedinac oslobodi opasnih i štetnih namera Moderne medicine, mi razumemo koliko je teško da čovek sam izvede ovakvu vrstu pobune. Svima nama su potrebni prijatelji, a u slučaju bitke protiv Medicinske inkvizicije, još i više od toga.

Naša zajednica je skup porodica koje se jedna prema drugoj odnose kao delovi jedne *porodice.* Ovo može da zvuči užasno "staromodno" , ali zapamtite, porodica je jedinica zdravlja, primarni resurs svakog pojedinca. Tako i zajednica može da bude jedinica zdravlja, ali kako je zajednice lakše razbiti, zbog prirode američkog života, one su sve češće na udaru. To ne znači da ne treba da imamo prijatelje na sve strane sveta. Naprotiv, zajednica treba da raste i širi svoja krila.

Zamislite da je zajednica zapravo skup ljudi iste vere. Naša zajednica ili bratstvo nije u sukobu sa porodičnim verskim skupovima, kao što se ni naša medicinska "religija" ne poredi sa verskim osećanjima pojedinca.

Naravno, možda nećete moći da nađete ovakvo bratstvo. U tom slučaju, osnujte vi svoje. Možda ćete početi sa svojom porodicom, ili ćete krenuti sa svojim prijateljima, ili ćete morati čak i da se nekud preselite. Ja često savetujem ženama koje žele da doje svoju decu ali nisu sigurne da će moći to da izvedu da se dosele u komšiluk žene koja je dojeći podigla veći broj dece. Važno je da se povežete sa ljudima koji dele vaše etičke standarde. Svakom od nas je data samo mala količina energije i vremena, a pošto vam glavna podrška I ohrabrenje dolazi od onih koji misle i osećaju isto što i vi, ne treba da imate grižu savesti zato što se udaljavate od onih koji tako *ne misle* i *ne osećaju.*[238]

Naša Nova medicina istovremeno ne daje licencu za sužavanje vidnog polja do tačke kada vaš fizički i intelektualni život postaje stvar rutine. Vi stalno treba da se informišete o moralnim načelima drugih vera i drugim putevima zdravlja. Nemojte da posle samo dve ili tri pročitane knjige sebe proglasite spasenim. Pročitajte stotinu knjiga! Pročitajte svaku knjigu koja se bavi zdravljem, naročito one u kojima se razoktriva opasna neefikasnost Moderne medicine, kao i one koje su utemeljene u tradicijama koje su opstale stotinama godina. (u bibliografiji na kraju imate listu za početak istraživanja). Naviknite se i prihvatite ideju da ne postoji samo jedan sistem koji ima, ili kaže da ima ekskluzivno pravo na rešenje dinamike zdravlja.

Kako je naša Nova medicina biološka "religija", obećane nagrade su takođe biološke. Prvo ćete biti nagrađeni kvanitetom: pad smrtnosti dece i duži životni vek. Prevedite to u kvalitet života i

---

[238] Uf, sada mi je već malo lakše. Priznajem da sam čitajući ovo poglavlje gde se porodica idealizuje imala sasvim drugo i iskustvo i mišljenje, jer sam se celog života borila protiv glupih i nezdravih običaja srpskog naroda, vezanih i za ishranu i za slepo verovanje bogovima lekarima, kao i za mentalno zdravlje. Naša tradicionalna porodica nije skup ravnopravnih bića čije se mišljenje vrednuje bez obzira na pol i godine. Kod nas je i dalje vladavina patrijarhalnog oca koji zna i ume najbolje a nikada nije prisutan. Ja i danas imam najveće protivnike prirodnom i trajnom putu zdravlja na kome sam baš uutar svojih najbližih – moj otac moje mišljenje ni malo ne vrednuje jer sam ja dete koje treba da sluša oca, a kad je medicina u pitanju, u stanju je da se odrekne sopstvenog deteta u korist lekarskog mišljenja. To manje ili više važi i za ostale članove šire porodice, sa izuzetkom moje dece. Sasvim je u redu naći i družiti se i pobratimiti i posestrimiti se sa onima koji su vam mislima i osećanjima bliski, a pustiti sa ljubavlju i razumevanjem porodične očajnike da idu svojim putem nezdravih običaja.

shvatićete da će svi biti zdraviji. Imaćemo jako nizak broj infekcija, alergija, raka, srčanih oboljenja, dijabetesa, kao i slučajeva trovanja. Sociološki gledano, biće i manje razvoda, samoubistava, i depresije. Sa manjim brojem bolesti, biće i manja potražnja za sveštenikom-doktorom. Broj poseta lekarima ili lekara će pasti, broj medicinskih procedura će se smanjiti, i cena zdravstvene nege će biti manja. Doktor će se preobraziti u porodičnog prijatelja i više ga nećemo smatrati za "spoljno tehničko lice" čije su veštine predmet divljenja.

Naša zajednica će rasti, spolja i iznutra, zbog oslobađajuće ideje da porodica više nije obaveza već prednost i dobrobit. Na unutarnjem planu, kako se budu uvećavale naše porodice, i naš broj će rasti. Na spoljašnjem planu, biće nas sve više kako nam bude prilazilo sve više onih koji žele da se oslobode od Moderne medicine.

Možda su važnije od svih tih merljivih nagrada one nagrade koje ne mogu da stanu u statistiku ili da se izraze dolarima i centima. Naša medicina je medicina nade, a ne očaja; radosti, a ne tuge; ljubavi, a ne straha. Svi naši "obredi" su slavljenički. Mi ne obeležavamo rođendane, venčanja ili druge životne prekretnice tako što sisamo krv ili tražimo žrtvene darove. Mi tražimo žurku! Kada se žena porodi kod kuće, nije to samo da bi izbegla opasnosti bolnice. To je zato da bi cela porodica mogla da učestvuje u radosnom i zaista blagoslovenom događaju. Kada majka doji bebu, ona će osetiti radost kakvu neće moći da oseti u slučaju da beba sisa mleko preko plastične cucle, nataknute na flašicu!

Naša Nova medicina daje savršen protivotrov za glavnu bolest koja danas pogađa američko društvo: depresiju. Depresija je parče smrti, a naša posvećenost životu i radosti uskraćuje nam taj zalogaj očaja. Recept za depresiju je izolacija, napuštenost, frustracija i otuđenje. Naši obredi jednostavno ne dozvoljavaju da nam se takve situacije dogode. Teško je da se osećate uplašeni, usamljeni ili bespotrebni ako vas čeka proslava nečijeg rođendana, ili rođenja bebe ili venčanja, ili novog posla ili....već šta sve treba da se slavi. Kada kažemo da je naša Nova medicina zajednica slavljenika, to zaista i mislimo.

Još jedna nagrada koja vas čeka kada prihvatite kao alternativu pripadništvo Novoj medicini, je to što više na "drugu stranu" nećete da gledate sa mržnjom i strahom koji se obično javljaju onda kada nemate svoje mišljenje i kada se prepustite Modernoj medicini. Vaše prvobitno osećanje frustracije i depresije se preobražava, čak i u nešto što je zabavno. U poslednje vreme je napisano mnogo knjiga i dosta filmova je snimljeno na temu raskrinkavanja nekih očiglednih grešaka Moderne medicine. Kada niste svesni da postoji alternative Modernoj medicini, ova oktrića mogu vrlo teško da padnu. Neki moji studenti i ja smo skoro bili najureni iz bioskopa jer je naš smeh nadjačao prigušene krike gledalaca koji su bili užasnuti filmskim prikazom komedije - ili tragedije - Moderne medicine...

Jednom kada pristupite našoj Novoj medicini, jednom kada shvatite da je vaše zdravlje i zdravlje vaše porodice radosna nadom ispunjena privilegija a ne zloslutna odgovornost stranaca, zaista ćete se osećati slobodnije i srećnije. Mnogi ljudi su mi prišli sa rečima da je jako teško da neko prigrli ovu "revoluciju" ako nije radikalan. Kažu mi da tek kada se ljudi nađu u situaciji gde ih je moderna medicina povredila ili nanela zlo nekom od njihovih bližnjih, oni mogu da vide koliko su opasne medicinske procedure koje su ranije uzimali zdravoi za gotovo. Kažu mi i da ljude prvo treba naplašiti da bi se u njima probudila hrabrost.

To sve može da bude istina. Ova knjiga je na neki način, odgovor mojim prijateljima koji su mi te stvari izrekli. Ja sam upravo i napisao knjigu kako bih uplašio i radikalizovao ljude pre no što ih neko povredi. Neka ova knjiga bude to radikalno iskustvo za vas. Sledeći put kada posetite lekara, setite se mojih reči.

Još nešto me ljudi pitaju, kako da počnu. Oni žele da se pridruže revoluciji ali ne znaju tačno gde treba da se upišu.

Ne treba nigde da se upisujete. Započnite revoluciju u sopstvenom domu, još večeras. Počnite da razmišljate o svojoj porodici kao izvoru blagostanja, a ne kao obavezi. Ako niste u braku, počnite ozbiljno da razmišljate o tome da nađete nekog i da se venčate. Ako ste već u braku, najrevolucionarniji čin koji možete da uradite večeras je da napravite dete. Onda planirajte da se porodite kod kuće i da dojite bebu. [239]

---

[239] Tokom ovog leta provedenog u mom selu Babe preko puta Kosmaja, od siline zdravlja i radosti počela sam da razmišljam da mentalnim vežbama povratim nasilno izgubljenu menstruaciju (menopauza je bila direktna

Ako su vam roditelji živi, zovite ih i ugovorite viđenje sledećeg vikenda ako je to moguće. Ili se sa drugim rođacima dogovorite oko viđenja. Vidite i odlučite šta su vam prioriteti u životu. Da li zaista radije želite da radite na pokretnoj traci i pazite da se ovaj deo uklopi sa ovim delom, nego da brinete kako da delovi dečjeg života svi budu na svom mestu? Da li su nagrade na kraju trke pacova zaista toliko vredne da ćete za njih da prodate svoje vreme, energiju i emocionalnu posvećenost tako da neće ništa preostati za *vas* i vašu porodicu? Da li vaš posao služi ičemu drugom nego da vas samo smesti sve bliže koronarnom odeljenju bolnice?[240]

Potražite zajednicu. Prvu majku kojusretnete na ulici pitajte da li doji ili da li je dojila svoju bebu. Sledeći put kada neko u vašem prisustvu kaže nešto uvredljivo o deci i starim ljudima, uzvratite mu. Kada idete na ručak ili večeru, razgovarajte sa ljudima o zdravlju, - ne sa namerom da se svađate, već da nađete istomišljenike. Kada ih pronađete, potrudite se da ih bolje upoznate. Osnujte svoju zajednicu.

Takođe mi dođu ljudi sa pitanjem kada će se okončati ova revolucija i kada će prestati o sebi da razmišljaju kao o medicinskim jereticima. Moram da priznam da ne znam odgovor.

Ono što znam je da ćete znati kada pobeđujete: kada počnete da utičete na one najbliže oko vas. Kada vaša porodica i vaši prijatelji počnu da osećaju i ispoljavaju radost koja dolazi iz saznanja da zdravlje nije misteriozna stvar sreće nego slobodnog izbora. To može da se desi kada vi ili neko vama blizak doji bebu koja je rođena kod kuće, ili kada vi ili vaš rođak odlučite da dva puta proverite doktorov

---

posledica operacije raka grla) i s obzirom da su mi unutarnji organi stari tridesetak godina, rodim u pedeset petoj svoje četvrto dete. Čak sam smislila i pesmicu i pevala je kao mantru dok sam trčala kroz šumu punu slavuja. Onda sam ipak odustala od te ideje, jer su mi devojke stasale za rađanje, pa sam moju želju za rađanjem shvatila kao čežnju za novim bebama koje ću uskoro i imati u kući, bebama koje će se roditi kućnim porođajem, koje će biti odmah dojene i neće jesti meso ni termički obrađenu hranu, bebama koje neće biti vakcinisane niti maltretirane klasičnom školom. Ako sam izgrešila sa decom u neznanju, sad u znanju ćemo svi zajedno podizati moje unuke.M.V.

[240] Moj divni pokojni lekar, doktor Pavlović, govorio je „Majo, zapamti, puna groblja nezamenljivih".M.V.

uput za hirurgiju, pa onda ne samo da odustanete od operacije, već nađete i lekara koji će vam pomoći da rešite problem bez i jednog podkožnog uboda iglom.

Pre par meseci sam postao deda. Naša ćerka je rodila devojčicu od četiri kilograma i sto grama. Čana je, kao što smo planirali, rođena kod kuće. Porođaju su prisustvovali moj zet, moja druga ćerka, moja žena, doktor Majer Ejzenštajn i ja. Faza kontrakcija i sam porođaj tekli su klasično, pet sati od početka do kraja. Čim se Čana rodila, odmah su stigli prijatelji i rodbina da je vide. Žurno bi me pozdravili na vratima i odjurili u sobu da vide Čanu. Tokom pet nedelja koliko je mlada nova porodica provela kod nas pre no što su se odselili u Kanadu, ja bih jutrom odlazio na posao dok je mlada mama spafvala, a novopečena baka ljuljala novo unuče na tremu kuće. A u povratku kući, u tim letnjim popodnevima, novi deda nije odlazio u bolnicu da kroz staklo gviri i gleda svoju unuku. Mogao sam svako veče da uživam u njoj dok večeram.

I tako vam kažem, vidim da pobeđujemo.

Mogu da kažem da pobeđujemo jer ljudi koje viđam a koji već primenjuju našu Novu medicinu, izgledaju kao najzdraviji članovi našeg društva. Ljudi u La leče ligi ili NAPSAKu ili SPANu ili drugim sličnim organizacijama ne samo da broje hiljade i hiljade ljudi koji dolaze na predavanja, već i kada putuju od grada do grada, koriste jedni druge za primer. *Oni imaju zajednicu.*

Mogu da kažem da pobeđujemo jer u očima tih porodica kao i u mojoj, vidim zadovoljstvo, optimizam i radost saznanja da su ljudska bića vlasnici sopstvenog zdravlja.

Epilog
U potrazi za Novim doktorom

Zdravlje niti počinje niti se završava sa doktorom. Uloga lekara je negde u sredini. Ali i dalje važna. Da doktori nisu važni, Crkva moderne medicine nikada ne bi stekla ovakvu moć koju sada ima. Ovaj simultani proces uništavanja Medicine i izgradnje Medicine je, po samoj prirodi već politički čin. *Na svim nivoima,* Medicinska revolucija uvlači učesnike u politiku: ako decu ne date u državne škole jer se protivite obaveznoj vakcinaciji, to je politički čin. Ako se porodite kod kuće uprkos državnim zakonima koji to obeshrabruju ili ako ne želite da plaćate zdravstveno osiguranje, to je politički čin. Kako okrećemo leđa Inkviziciji , tako se okrećemo Novoj medicini, i grlimo je jer nam je ona *potrebna da bismo mogli da preživimo i napredujemo.* I to zahteva akciju koja je *eksplicitno* politička.

Kao što je Džon MekNajt rekao u svom eseju "Medikalizacija politike", "Politika je građanski čin udruživanja inteligencija u nameri da se postigne najveće ljudsko dobro. Medikalizovana politika se odriče te zdrave pameti. Politika je umetnosti mogućeg – proces koji prepoznaje granice, rveći se sa pitanjima jednakosti koje nameću te granice. Medikalizovana politika je umetnosti nemogućeg – process u kome je Pravda nadomeštena neograničenim obećanjima. Politika je umetnost ponovnog dodeljivanja moći. Medikalizovana politika mistifikuje kontrolu tako da se pitanje moći i ne postavlja. Glavno političko pitanje postaje pravo na veću kontrolu. Politika je *građanski čin.* Medikalizovana politika je *kontrola klijenata.* Samo ruke građana mogu da izleče medicinu. Medicina sama sebe ne može da izleči jer su njeni recepti prepisani iz njenog sistema vrednosti. "

Ako vaša zajednica razmišlja o tome da se dodaje fluor u vodu – ili ako već ima fluorizovanu vodu – morali biste da se borite protiv toga. [241] Možda ćete preduzeti neku političku akciju da biste se izborili protiv

---

241 Na policama trgovina zdravom ishranom, lekovitim biljem se često mogu pronaći paste za zube bez fluora i mnogi alternativni lekari ukazuju na problem fluorizacije. Zar je moguće da nam je otrov tako suptilno nametnut kako bi nas polagano trovao, što uvek iznova čini veći profit medicinskim kartelima. Samo, ovaj put niko neće pretpostaviti da se radi o fluoru, supstanci koju konzumiramo doslovce od samog rođenja.

državnog zdravstvenog osiguranja, ili ćete raditi na uključivanju "revolucionarnih klauzula" koje bi sprečile Inkviziciju od njenog smrtonosnog stiska kojim guši naše društvo. Morali biste politički da se angažujete na donošenju zakona kojim bi se bolje eliminisali otrovi iz vazduha, vode i hrane. Ili ćete se založiti za promene u zakonima o socijalnom osiguranju i porezima kako bi se porodice očuvale i ojačale.

Nedavno, u Čikagu, prišla mi je grupa latino američkih majki sa molbom da učestvujem u promociji dojenja za članove njihove organizacije za bolji razvoj dece. Znale su da su njihov najveći problem državne bolnice u kojima je aminovana upotreba veštačkog mleka za odojčad. Majke su odlučile da nešto zajednički urade za svoju organizaciju. Posetile su načelnike bolnica i pokušale da ih ubede da prestanu sa ohrabrivanjem hranjenja na bočicu, time što poklanjaju besplatne pakete formule i daju posebne "paketiće za dohranu" majkama koje već doje svoju decu. Rekle su mi da ukoliko načelnici ne odgovore na njihov zahtev, da će stati ispred bolnica i štrajkovati.

Čini mi se da Novi doktor treba da bude na čelu ovakvih protesta. On ili ona bi morali da se politički angažuju ako ni zbog čega drugog, onda zato što je to potrebno njihovim pacijentima. Oni će biti

---

Zanimljivo je na, primer, da su fluor koristili upravo nacisti da bi sterilisali zatvorenike u logorima i da bi ih pretvorili u poslušno roblje to jest da bi ubili njihovu slobodnu volju. Flor je KLJUČNI sastojak Prozac-a("leka" koji se masovno koristi za lečenje depresije) i Sarina koji je nervni gas – mnogi ga smatraju otrovom kojeg su odlučili da koriste psihopate na vlasti protiv 'viška ljudi na ovoj planeti'.

Primena fluora veoma je rasprostranjena u mnogim procesima proizvodnje aluminijuma i u nuklearnoj industriji se stvaraju određeni toksični nus-proizvodi. Kao što je natrijum-fluorid koji se prema Merck-ovom indeksu primarno koristio kao otrov za miševe i bubašvabe, ali ono što jako uznemirava je činjenica da je taj isti natrijum-fluorid, aktivni sastojak pasta za pranje zuba i aditiv vodi za piće. No na žalost mi imamo još mnoge stvari koje možemo da dodamo ovoj tužnoj priči.

Činjenica koju bi trebali razumeti jeste da je natrijum-fluorid ništa manje (ili više) već toksičan nus-proizvod nuklearne i aluminijumske industrije. Bez obzira što je primaran sastojak otrova za miševe i bubašvabe, on je takođe glavni sastojak anestetika, hipnotika i psihijatrijskih lekova te takođe vojnih nervnih otrova! Zašto je onda tako nešto dozvoljeno da bude u našim pastama za zube i pitkoj vodi? M.V.

eksponirani u medijima i novinama kada ova pitanja dođu na red. A ako *ne dođu*, oni moraju da se pobrinu da do toga *dođe*. Osnovna razlika između morala Moderne medicine i etičkih vrednosti Nove medicine je upravo u tome. Moderna medicina savetuje svojim doktorima da se ne upliću u politiku. Naravno, to je samo paravan za činjenicu da su doktori vrlo duboko i moćno usađeni u politiku. Crkvi odgovara ovaj status quo, pošto tako ima kontrolu, i uradiće sve da zaplaši, odvrati od namere ili diskredituje one potencijalne problematične doktore koje nije tako lako zaplašiti, tako što će ih označiti kao "političare".

Nova medicina kaže da lekar nije monah koji sedi u svom manastiru, već saučesnik u životu zajednice. Doktori će postati politički aktivni lideri zajednica, zato što brinu o zdravlju svojih sugrađana. Kada vodovodna kompanija poželi da fluorizuje javnu vodu, tu će se odmah naći Novi doktor da upozna ljude sa biološkim posledicama. Kada država poželi da izgradi još jednu nuklearnu elektranu, Novi doktor neće stajati po strani I gledati kako se ugrožava zdravlje ljudi. Umesto da dozoli da se politička pitanja medikalizuju – a potom tako razvodne – Novi doktor će obznaniti da je politička moć neophodna da se primeni kad se radi o zdravlju i bolestima. On ili ona neće ustuknuti kada treba da upere prst u "lošu" politiku kao uzročnika bolesti.

Angažman ove prirode, unutar zajednice, zahteva od doktora da bude *saosećajan, vešt* i *motivisan* kako bi mogao da pomogne u izgradnji Nove medicine. Bilo koju ideju kako da se nešto sprovede, lako mogu da podriju upravo oni koji će je sprovoditi.

Novi doktor je opušten u društvu ljudi iz svih oblasti života – ne samo na nivou odnosa lekar-pacijent, već i u širem, društvenom kontekstu. Novi doktor svoje usluge smatra sredstvom za poboljšanje društva, tako da mora da razume i da bude svestan društvenih i etičkih temelja medicine.

Novi doktor će biti preobraćen ne samo u naučnom već i u jezičkom smislu: on ili ona će neprestano *informisati* pacijente: informisaće ih o rizicima i koristi od pojedinih tretmana, obaveštavaće ih o načinima kako da ostanu zdravi, informisaće ih kako pojedina ponašanja i okolnosti štete zdravlju. Odnos lekar-pacijent je demokratski zato što lekar i pacijent međusobno razmenjuju znanja i informacije. [242]Ali ta "demokratija" obavezno nestaje kada lekar mora da demonstrira svoj autoritet. "Savršen" primer za to je situacija kada je pacijent u besvesnom stanju. Naravno, da u takvoj situaciji, lekar mora da preuzme odgovornost i donese odluke koje u u najboljem interesu pacijenta – bez pacijentovog pristanka. Međutim, i kada je pacijent svestan, doktor i dalje treba da zna gde je tačka gde prestaje pacijentovo znanje, a lekarevo se nastavlja. Zato pacijenti konačno i odlaze lekarima, zbog njihovog – ma kolikog – znanja i obuke. Ne zanima me da li je doktor u farmerkama ili odelu sa prslukom, da li mu je kosa kratka ili dugačka, da li radi na novoj klinici ili u svom kombiju, - pacijent postoji da bi se lekarevo znanje obogatilo. Lekar mora da svog pacijenta obavesti o tome kako će njegovi mogući izbori da utiču na njega, ali ne treba da okleva u donošenju odluke zasnovane na njenim ili njegovim talentima i znanju. Zato ga pacijent i plaća.

Kada nasuprot Novom doktoru sedi pacijentkinja koja se upravo porodila, on mora da je informiše o svim mogućnostima hranjenja i brige oko odojčeta. Novi doktor će joj reći da hranjenje na bočicu nije tako sigurno niti zdravo kao dojenje, i da je razlika između štete i koristi dovoljno velika da ukoliko odabere da veštački hrani svoju bebu, u tom slučaju moraće da potraži drugog doktora.

Novi doktor se ne plaši da se upravlja dokazima koji su *danas* dostupni. Ona ili on imaju dovoljno pouzdanja u sopstveno znanje, obuku i instinkte da neće podleći izjavama tipa: "Mi ne znamo dovoljno. Nema dovoljno dokaza. Treba nam više istraživanja."

Zato što Novi doktor otvoreno zastupa da su ove opcije izbora neophodne, on ili ona moraju da budu svesni i osetljivi na etiku odnosa lekar-pacijent. Do koje mere ljudi imaju pravo da upravljaju životom, smrću i zdravljem? Dokle medicina ima pravo da povećava kontrolu nad životom i smrću? Kakva se sve pitanja pokreću kada biramo

---

[242] Niko još iz srpskog medicinskog establišmenta nije pokazao ni najmanju zvaničnu želju da preispita moje trajno zdravlje, moju ishranu ili činjenicu da sam još uvek jedina živa od pet pacijentkinja iz sobe na Institutu za onkologiju, koje su 2008 godine zračenjem i hemioterapijom tretirane posle operacije raka grla. Jedino odajem priznanje privatnim klinikama koje imaju šansu da krenu putem Nove medicine, kao što su Belmedica i očna klinika Profesional, gde su bili vrlo zainteresovani za moja znanja i informacije. M.V.

veštačke organe, presađivanje organa ili mašine za veštačko održavanje života? Novom doktoru nije dovoljno samo da zna *kako* nešto da uradi, već *zašto*. Da li je dovoljno da se nešto uradi samo zato što je to *moguće* ili je bitno i *zašto* se to radi? Etika koja prožima rad Novog doktora i njegovo učenje je briga za prava i dostojanstvo ljudskih bića.

Kao onaj koji radi na zdravlju, Novi doktor je svestan da su pacijent i priroda sastojci, a ne puki provodnici njegove tehnike. Svestan ograničenja ljudske merodavnosti, Novi doktor zna kada treba da se umeša u prirodne procese, kada da ohrabri prirodan tok stvari a kada da stvar prepusti prirodi. Ova svesnost počiva na saznanju kakvu štetu mogu da nanesu doktori.

"Umetnost medicine", kako kaže moj kolega i dobri prijatelj doktor Leo I. Džejkobs[243], načelnik bolnice Forest, u De Plenu, Ilinois, "izvire iz sposobnosti lekara da zagleda duboko i vidi pacijenta kao ljudsko biće sa posebnim osećanjima, mislima, shvatanjima, međuljudskim odnosima, težnjama, I očekivanjima a ne samo kao nosioca simptoma. Takav lekar će smatrati pacijenta a ne sebe za primarnu osobu koja je odgovorna za sopstveno zdravlje, tako što će da vodi osmišljen život, sa puno vežbanja i pravilne ishrane, dok će stresom da upravlja održavajući ravnotežu između ljubavi, igre i posla, u okviru svoje harmonične porodice. Takav lekar će se odlučiti za lekove ili hirurške zahvate samo u onom slučaju kada je razuverio pacijentove sumnje i iscrpeo sve neinvazivne, edukativne, psihološke i društvene mogućnosti rešenja problema."

Novi doktor priznaje da je priroda glavni iscelitelj, tako da smatra da prirodna podrška zdravlju, kao što je porodica, ima vodeću ulogu u procesu izlečenja. Porodica je jedinica zdravlja i bolesti, tako da Novi doktor tretira osobu kao celinu u kontekstu njegove porodice, vere i društvenog sistema. Novi doktor ide u kućne posete i susreće porodicu na njenom terenu. On ili ona neće koristiti profesionalne izraze niti će davati savete koji prete da podele porodicu na sukobljene strane. Glavni cilj će biti pravilno izbegavanje bolničkog lečenja, tako da će Novi doktor da obavlja kućne porođaje, a osudiće

---

[243] Leo.I.Jacobs

ideju da ljudi treba da dolaze i odlaze sa ovog sveta na odeljenjima za intenzivnu negu.

Novi doktor je *čuvar života*. On ili ona stoje po strani, spremni da intervenišu u situacijama kada je život ugrožen. Na početku života, on stoji po strani dok žena rađa dete, spreman da uskoči samo u onom minimalnom broju slučajeva kada je njegova pomoć neophodna. Onog časa kada doktora postavimo za čuvara života, tim poslom definisaćemo i ono šta treba i šta ne treba da radi. Ali ni on ili ona ovde nisu u glavnoj ulozi. Glavne uloge odigraće pojedinci, porodica i zajednica.

A dok "čuva" zdravlje svojih pacijenata, Novi doktor će odrediti prioritete prema tome koliko je nešto sigurno ili efikasno. Hipokrat u svojoj zakletvi postavlja *režim života* iznad lekova i operacija. Tako treba da čini I Novi doktor. Ono što pacijent čini svom telu i duši svakodnevno, ima daleko veći efekat od onoga šta lekar može da uradi u deliću tog vremena. Novi doktor treba da poduči pacijenta onom šta treba da radi svo ono vreme dok živi svoj život, daleko od lekarske ordinacije, kako bi održao i sačuvao svoje dobro zdravlje.

Ima jedan savet koji dajem svojim studentima medicine, a to je da me uopšte ne zanima šta rade svojim pacijentima dok god se oni osećaju bolje kada odlaze nego kada su došli u ordinaciju. Novi doktor isceljuje svojom *ličnošću*. Ako doktor pokazuje nadu i entuzijazam, i to uspe da prenese na pacijenta, onda će pacijentu biti bolje. Iselitelj je iscelitelj bez obzira na metode koje koristi. Novi doktor koji je ovoga svestan, prepisaće "sebe" u ogromnim količinama, drugim rečima, posegnuće za svim resursima lične i ljudske brige za čoveka.

Novi doktor će i dalje ostati sveštenik u smislu da će ozvaničiti ili posredovati u pročišćavanju pacijentovih "greha". I dalje ćete morati da se ispovedite Novom doktoru, tako što ćete mu dati "istorijat" a doktor će prepoznati čime unapređujete a čime uništavate svoj život. Novi doktor neće poći od predpostavke da vi nikada više nećete da uradite nešto nezdravo, ali će se postarati da vi budete svesni šta radite kada to budete činili. Mi znamo da telo ima načine da samo da oprost od greha, svojom neverovatnom sposobnošću da se adaptira i nadomesti svoje "greške". I dalje vas čeka ispaštanje, ali postoji razlika. Novi doktor vas neće poprskati svetom vodicom niti reći da ste spašeni ako popijete njegov lek ili mu dozvolite da vas osakati. Novi doktor vas neće žrtvovati osvetničkim bogovima. Vaše ispaštanje greha je biološko, to je cena koju ćete platiti da biste ponovo bili u ravnoteži. Moraćete neko vreme da nadoknađujete malo više, kako biste se iskupili za to što ste dotle dogurali.

Prirodno, Novi doktor će takođe da motiviše ljude kako da *izbegnu* razboljevanje. Verujem da je osećanje krivice jedno od najjačih podstreka za promenu našeg ponašanja. Novi doktor, koji se više brine za uzroke bolesti nego za spoljne simptome, probudiće osećanje krivice na racionalniji i moralniji način nego što to radi Moderna medicina. Krivica će biti lična, ali ne isključivo lična, i moći će da se prevaziđe *delanjem* a ne simboličkim ritualima. U slučaju trovanja olovom, krivica je do svih onih koji su odgovorni za manjak hrane u frižideru, za one koji su krivi za zagađenje vazduha, za prisustvo olova u veštačkoj hrani za decu, kao i u drugim namirnicama. Ako se žena opredeli za analgeziju i anesteziju prilikom porođaja, ona treba da ima osećanje krivice, jer to može da naudi njenoj bebi. Ako majka saopšti lekaru da želi da veštački hrani svoju bebu, Novi doktor treba da joj kaže kako time ugrožava život svog deteta. Novi doktor treba da probudi osećanje krivice kod ljudi koji jedu rafinisani šećer, brašno ili industrijski obrađenu hranu, puše i ne vežbaju.

Kada im Novi doktor probudi osećanje krivice, ljudi su više motivisani da krenu sa zdravijim navikama nego da ostanu frustrirani ili u strahu, jer tu nema dvostrukih aršina. Nešto je ili dobro ili loše po vas a Novi doktor će se postarati da vi shvatite razliku. Ta razlika je određena *biologijom* a ne politikom ili religijom. Ako je hranjenje na bočicu loše, loše je zato što su i majka i dete izloženi brojnim nezdravim stanjima, kao što su gastroenteritis, alergije, infekcije, i stvaranje neodgovarajuće veze između majke i deteta. Novi doktor može da veruje u to da je telo žene njena lična stvar, ali *biološki* on takođe zna da abortus izaziva veći procenat sterilnosti i drugih komplikacija, koje ne bi sebi priuštila jedna propisno obaveštena žena. Doktor treba da kaže ženi kako abortus za pedeset procenata povećava šansu da će u budućnosti roditi dete prevremeno. Treba da joj kaže za Izraelsko istraživanje gde je ispitano 11000 trudnoća kod žena koje su pre toga imale namerni abortus, i da je nađeno da "su shodno tome, imale manje šanse za normalan porođaj. U porođajima posle namernog abortusa, udvostručen je rizik od rane neonatalne

211

smrti, dok su kasnije smrti novorođenčadi pokazale povećanje od tri do četiri puta. Primećeno je značajno povećanje u učestalosti male težine na rođenju, u poređenju sa porođajima gde nije bilo ranijih iskustava sa pobačajima. Bilo je povećanja I u broju većih ili manjih kogenitalnih deformacija." (*American Journal of Epidemiology*, septembar 1975)

Istinoljubivost Novog doktora proširiće se do te mere da će se odreći mitskih izjava Moderne medicine kako sve može da se izleči, i da će vas bez obzira koliko sebe upropastite, doktori uspešno sastaviti. Novi doktor ili doktorka će svoje pacijente da obavesti kako je jako teško doći do pravih lekova te da čak i čudesni lekovi ubrzano blede. Tako su pacijenti upozoreni da ne skreću mnogo sa uravnoteženog puta kojim će sebi osigurati dug i zdrav život.

Novi doktor će sa sumnjičavošću gledati na obećane koristi od lekova i hirurgije. Jedna od njegovih ili njenih glavnih oblasti za koje je odgovoran je zaštita ljudi od preteranih hirurških zahvata i farmaceutskih kompanija koje naturaju svoje proizvode. Pa ipak, Novi doktor se neće odreći korisne tehnologije, i praviće razliku između korisnih mašina i onih koje su svrhishodne same sebi. On je obučen da koristi naučnu opremu, ali je takođe upoznat i sa njenim rizicima i nedostacima. I što je najvažnije, Novi doktor se neće oslanjati na mašineriju osim ako je to apsolutno neophodno. On je svestan opasnosti koja vreba kada mašine nadvladaju zdrav razum i instinkte.

Pošto Novi doktor odbacuje veliki deo mašinerije Moderne medicine, on je ovladao i znanjima alternativnih metoda lečenja bolesti, uključujući lečenje hranom, akupunkturu, kineziologiju, kiropraktiku, homeopatiju i drugo.

Jedna od osnovnih aktivnosti Novog doktora je da pacijente zaštiti od najezde suvišnih specijalista. Novi doktor će se suprodstaviti specijalistima: učiniće da pacijenti imaju osećanje krivice kada odlaze specijalisti i da znaju da time dovode sebe bezrazložno u opasnost. Umesto da posmatra pacijenta kao grupu simptoma koja se pojavljuje na jednom mestu, Novi doktor će sagledati celu osobu kao kontekst ili mogući uzrok bolesti.

Konačno, u svetlu etike, pogleda na štetu izazvanu lekarima i razotkrivanja lekara, kao i šireg obrazovanja doktora, specijalisti će u najvećem broju iščeznuti. Ako ovisnost o bolnicama nestane na samom početku – prilikom porođaja, - ta navika se neće razviti ni kasnije u životu. Porođaj kod kuće učiniće da devedeset pet procenata akušera i ginekologa nestane. Kada se pokaže koliko su neuspešni tretmani psihijatrijske psihoterapije, psiho hirurgije, teapije elektrošokovima, analizama i pojedinim savetovalištima, - a koliko je uspešna mreža porodica, prijateljstva, samopoštovanja, podrške, - nestaće I psihijatrija najvećim delom. [244] Interna medicina će potoniti sa nestankom njenih vrlo unosnih poslova kao što su: regrutacija pacijenata putem godišnjih kontrola, skrining testovi za visoki pritisak, i lečenje lekovima bolesti koje se mogu prirodnim putem sanirati. Hirurgija će takođe nestati, kako ljudi budu odbijali da ih sakate bez jačeg razloga – i kako budu pronalazili sve više Novih doktora koji će ih neoperativno tretirati. Cela oblast klasične onkologije će nestati kada se otkrije i pokaže koliko je u osnovi iracionalno i naučno neodrživo lečenje operacijama, hemoterapijama i zračenjem. Pedijatri će naravno, istotako brzo postati suvišni, kako se sve više majki bude opredeljivalo za prirodno dojenje svoje dece.

Novi doktor će se potruditi ne samo da specijalisti ostanu bez posla, već da i on sam izgubi posao. Lekari su nekada govorili da je njihov zadatak da ostanu bez posla, ali to je bio samo slogan. Sada ni to više ne govore. Ali Novi doktor će svoje reči potvrditi delom. On ili ona će se pobrinuti da ljude nauči kako da održavaju svoje zdravlje, kako da povrate izgubljenu ravnotežu i postanu zdravi bez profesionalne pomoći. Bez obzira na to što će uvek nekom biti potreban lekar, učešće Novog doktora u životu pojedinca će se toliko smanjiti, da ne bi bilo loše da razmišljaju i o drugom načinima kako sebe da izdržavaju, osim bavljenja medicinom. Jedno je sigurno, a to je da kada bi svaki lekar postao Novi doktor, niti bi nam bio potreban

---

[244] Italija je prva zemlja u kojoj je pobedila antipsihijatrija. U Italiji su zatvorene sve ludnice i ustanove za duševne poremećaje, a svi pacijenti sa psihičkim problemima više se ne leče lekovima već ekspresivnim psihoterapijama. Nedavno je na žalost na CNNu išao prilog o nehumanim uslovima u srpskim duševnim bolnicama. Ima nešto ironično i jadno u tome da se ovi poremećaji nazivaju duševnim, a da psihijatrija ne priznaje postojanje duše. M.V.

toliki broj lekara, niti bi preterana zdravstvena nega bila toliki monstrum u životima ljudi kao što je danas.

Novi doktor mora da bude spreman da bude hrabar, što znači spreman da uradi sve što treba da se uradi, maker to značilo da se odrekne bogatstva, moći i društvenog položaja koji pripada konvencionalnom doktoru. Mislim da neće biti problem da se ulije hrabrost Novim doktorima. Svi oni koje sam sreo – doktori i budući doktori – deluju mi kao da su već naoružani hrabrošću i da su dovoljno domišljati da mogu sebe uspešno da brane. Nedavno sam upoznao mladog lekara koji je napustio formalne medicinske studije čim je ispunio uslove za licencu – odmah posle internističkog staža. Pitao sam ga gde je dobio licencu, odgovorio mi je u *pet* država. Pošto predviđa da će naići na probleme sa medicinskim establišmentom, rekao mi je kako se priprema za slučaj da počnu da mu oduzimaju dozvolu za rad. Najpametniji momak koga sam sreo u skorije vreme. Novi doktor zna šta treba da radi kako bi preživeo dovoljno dugo do trenutka kad će sebi da da otkaz.

Očigledno je da Novi doktor više postoji *uprkos* svom medicinskom obrazovanju, a ne *radi* toga. Imajući ovo u vidu, nekoliko mojih kolega i ja smo stvorili model za fakultet Nove medicine, koji je sada u procesu dobijanja dozvole za rad, tako da očekujemo prvu klasu budućih Novih doktora.[245]

Obrazovanje Novog lekara neće se kretati samo u okvirima kliničkih i medicinskih nauka, već I u domenu etike i literature. Svi studenti fakulteta za Novu medicinu će znati kako ljudsko ponašanje utiče na zdravlje i bolesti. Novi doktori će biti obučeni da komuniciraju podjednako dobro u pismenoj formi kao i usmeno. Učiće i osnovne tehnike i društvene implikacije medija kao što je televizija, na primer.[246] Novi doktori ne samo da će morati da vrlo efikasno komu-

---

[245] Danas ih potražite na sajtu http://newmedicinefoundation.com/AboutNMF.aspx

[246] Danas već postoji oblast neuroekonomije, gde se proučava kako ekonomija utiče na mentalno zdravlje stanovništva. Ja se bavim mišlju da krenem sa proučavanjem neurodramaturgije, oblasti koja bi proučavala dejstvo sadržaja medijskih programa na mentalno zdravlje ljudi. Za sada postoje generalne i paušalne tvrdnje koliko sati gledanja televizije negativno utiču na decu, ali sati i sati gledanja Diznijevih starih fgilmova, programa Diskaverija ili National

niciraju sa članovima zajednice, već će morati da znaju kako određeni procesi utiču na njih same kao i na pacijente. Kako je pravna zaštita bitna ne samo kao zaštita lekarske prakse već i kao zaštita prava njihovih pacijenata, Novi doktori će učiti kako da se nose sa advokatima I zakonima.

Fakultet Nove medicine će imati odsek za Etiku i pravdu. Koncept pravde unutar jedne zajednice određuje i stepen zdravlja članova, tako što utiče na očekivani životni vek, stopu smrtnosti odojčadi, statistike smrtnosti i kvalitet zdravstvene zaštite. Teoretske ekonomske statistike tu nemaju mnogo značaja. Sistem slobodnog preduzetništva, prožet pravdom, može da iznedri dobru medicinsku negu, dok sa druge strane društveni medicinski sistem bez upliva pravičnosti može da stvori smrtonosnu medicinsku negu. Nemoralno društvo koje postavlja proizvoljne granice tehnološkim postignućima može da šteti, dok moralno društvo koje teži onom najboljem što tehnologija pruža, može da stvori zdrave ljude. Na našoj katedri za Etiku, od tradicionalnih medicinskih disciplina će se tražiti da svoje nalaze posmatraju u svetlu različitih moralnih sistema: jevrejskog, hrišćanskog, hindu, islamskog, utilitarnog, situacionog, itd.

Na Fakultetu Nove medicine biće i posebno jaka katedra za Jatrogenične bolesti. [247]Tu će se proučavati I pokazivati kako sve oblasti medicine i specijalnosti svojim metodama mogu da stvore bolest ili da osakate pacijenta. Doktori i profesori će biti plaćeni da istraže kako medicinska nega može više da šteti nego da koristi, i koliko mogu da naude predložene nove procedure.

Fakultet Nove medicine neće počivati na klasičnom ohrabrivanju studenata u pravcu specijalizacija, niti na modelima profesora, već će više ići ka stvaranju šireg profila. To će biti škola otvorenih ideja na temu isceljivanja. Predavači neće biti samo lekari, već i osteopate, kiropraktičari, naturopate i nutricionisti. Ne želimo da o ovim idejama

---

Geografics ili History channella su jedna priča a sasvim druga je gledanje Farme. Tom tematikom se još niko nije bavio sa stanovišta medicine. M.V.

[247] To se na žalost nije obistinilo, ali širom sveta postoje već na desetine studija iz oblasti jatrogeničnih bolesti sa vrlo validnim rezultatima koje sve potvrđuju Mendelsonove reči iz ove knjige.M.V.

i delanju Novi doktori uče kao o nečem apstraktnom i akademskom. Želimo da to iskuse iz prve ruke. Podučavaćemo Nove doktore metodama i principima koji se ne menjaju svakih par godina. Jednom kada odbacimo pedeset do devedeset procenata onoga što se danas uči kao nepotrebno , pogrešno ili prevaziđeno, imaćemo dovoljno vremena da učimo ono što treba da se nauči, a to su osnove dijagnostikovanja i prognoza. Fakultet Nove medicine će početi sa stvaranjem Novih doktora tako što će za studente primati različite vrste ljudi. Đaci sa najvećim brojem bodova na klasičnom prijemnom ispitu za studije medicine generalno su suviše opsednuti uspehom. Oni gube kontakt sa izvornim ciljevima medicine i lako upadaju u mrežu takmičenja i primene tehnologije, trudeći se da sebi *podčine* a ne da *uspostave* ravnotežu u prirodi. Na prijemnom ispitu neće biti kvantitativnih testova već ćemo tražiti ljude koji se dobro osećaju u društvu drugih ljudi, koji teže više ka saradnji sa ljudima nego da im nešto rade. Ne trebaju nam nesigurni ljudi sa toliko malo samopozdanja da moraju neprestano da se dokazuju izazivanjem nadređenih i odbranom svog položaja. Ovakvi tipovi nisu zdravi ni za sebe ni za svoju okolinu.

Kako bi izbegli društvenu patologiju koja po svemu sudeći napada lekare unutar profesije, fakultet Nove medicine će se truditi da podržava i snaži porodični život svakog pojedinog Novog doktora. Hrabrićemo studente u njihovim namerama da se venčavaju i osnivaju porodice, jer želimo da svoju profesiju iskuse i sa druge strane, kao obični ljudi. [248]Novi doktor će biti dobro utemeljen unutar zajednice, pošto je lokalna kultura ljudi odlučujući faktor zdravlja i razboljevanja.

Sećam se kako sam pre par godina držao govor brucošima na medicinskom fakultetu. Naslov mog predavanja je bio: "Kako da preživite studije Medicine". Dao sam im par pravila, a jedno od njih je bilo da budu bliski sa porodicom i prijateljima van fakulteta. Družite se sa ljudima koji nisu doktori i koji ne studiraju medicinu. Ne opterećujte se previše. Ne idite na desetke. Gotovo je nemoguće da vas izbace sa

---

[248] Tek kada je prisustvovao porođaju svoje žene, doktor Vajs iz pančevačkog porodilišta je video besmisao i surovost medicinskog porođaja i počeo da se interesuje za prirodni porođaj, konačno dozvolivši ženama da jedu i piju tokom kontrakcija, budući da je bio na poziciji načelnika porodilišta. M.V.

studija, tako da gledajte da se provučete. Uložite puno u svoje obrazovanje, ali ne i sve. Ne po cenu da budete isključeni iz svog života.

Kada sam završio, dekan fakulteta mi je prišao, rekavši da se slaže sa svim što sam izgovorio, ali da studenti treba da zapamte da kada upisuju studije medicine, otpočinju jedan *novi život!* Studente Nove medicine drugačije ćemo da učimo. Njihov odnos prema osnovnim studijama biće takav da će se od njih očekivati aktivno proučavanje pojedine discipline a ne pasivno primanje zanatske obuke. Studenti Fakulteta Nove medicine biće dodeljeni profesorima a ne bolnicama. Nastavni plan će se izvoditi vaspitavanjem ili profesionalnim prenošenjem veština. Studenti će sasmi biti odgovorni za svoj razvoj.

Kada ovi mladi momci i devojke diplomiraju, lako će vam biti da ih uočite u čoporu drugih. Dok smo spremali dokumentaciju za akreditaciju našeg fakulteta za Novu medicinu, posetili smo više drugih medicinskih fakulteta. Jedan od njih je bila nova škola u malenoj zajednici južnog Ilinoisa. Kada su nam pokazali sve što su uspeli da postignu, direktorima smo postavili samo jedno pitanje: kada biste pomešali vaše studente sa onima sa Harvarda, da li biste mogli da ih razlikujete? Odgovor je bio: "Ne, to nije moguće jer su naši studenti jednaki sa onima sa Harvarda."

Tada smo odlučili da ne želimo da imamo nikakve veze sa tim fakultetom. Naše student će ljudi moći lako da razlikuju.

Njihovo prvo pravilo će biti: *Prvo, ne nanesi zlo.*

.

Bibliografija

Onima koji su zainteresovani za druge izvore informacija koje podržavaju moju knjigu, preporučujem sto sati čitanja sledećih knjiga:

1. Ima prilično anti doktorskih knjiga. Moje omiljene, sa stanovišta razumljive dokumentacije I stilske elegancije su:
The Medicine Men, Leonard Tushnet, M.D., St. Martin's Press, 1971 (ima je na Amazonu, kod nas nisam našla postojeći prevod)
Medicinska nemesis, Ivan Iljič, VUK KARADŽIĆ - BEOGRAD 1976
Modern Medical Mistakes, Edward C.Lambert, M.D., Indiana UniversitzyPress, 1978

2. Najbolja kritika moderne preventivne medicine se nalazi u knjigama:
Presymptomatic detection and Early Diagnostics, C.L.Sharp I Harry Keen, Williams and Wilkins, 1968

3. Moja omiljena kritika psihijatrije i psihoanalize je:
Coping with Psychiatric and Psychological Testimony, Jay Yiskin, LL.B., Ph.D., Law and Psychology Press, Beverly Hills, 1975
The Psychological Society, Martin Gross, Random House, 1978

4. Iz puno radova na temu morala i odnosa etike i medicine, odabrao sam nekoliko naslova iz moje verske tradicije:
Jewish Medical Ethics, Immanuel Jakobovits, Bloch Publishing, New York, 1975
Modern Medicine and Jewish Law, Fred Rosner, M.D., Bloch Publishing, New York, 1972
Marital Relations, Birth Control and Abortion in Jewish Law, David Feldman, Schocken Books, 1974

5. Konačno, moj mesečnik "Narodni lekar"(The People's Doctor)

Organizacije

Prenatalna briga

Društvo za zaštitu nerođenih putem ishrane (Society for the Protection of the Unborn through Nutrition) SPUN, [249] predsednik Tom Brewer, autor knjige *Šta svaka trudnica treba da zna (What Every Pregnant woman Should Know)*, Random House, New York, 1977.

Rađanje Dece

National Association of Parents and Professionals for Safe Alternatives in Childbirth (NAPSAC), [250]

Ishrana dece i Materinstvo

La Leche League, predsednica Marian Tompson. [251] "Žensko umeće dojenja" (The Womanly Art od Breastfeeding) LLL, Franklin Park, Illinois 1958, 1963

Organizacije i publikacije u Srbiji

Udruženje Roditelj
http://www.roditelj.org/onlajn_savetovaliste/vrsnjacko-savetovaliste/savetovaliste-za-dojenje/
http://www.novosti.rs/vesti/naslovna/aktuelno.293.html:349697-Sve-cesci-porodjaji-kod-kuce
Knjige Mišel Odena: Preporod rađanja
http://www.mediafire.com/download/nizhg13ns606pwx/preporod_ra
djanja.djvu

---

[249] Ovo udruženje više ne postoji. M.V.

[250] Danas ASAC u Kanadi, http://asac.ab.ca/ I NAPSAC u SADu. Potražite u bibliotekama knjigu Frederika Leboajea, ROĐENJE BEZ NASILJA. Divna Miljković je babica koja je obučena za kućne porođaje i obavlja ih širom regiona.

[251] Danas postoje kao La Leche League International, http://www.llli.org/.

Ljubav očima nauke
http://www.mediafire.com/download/fso86c2l72luxey/Ljubav_ocima_nauke.djvu
Sajt protiv vakcinacija
http://www.vakcine.comyr.com/
Sajt Zakoni zdravlja
http://www.zakonizdravlja.com/
Nova medicina
http://www.nova-medicina.net/nova_medicina_vs_stara.htm
http://www.nova-medicina.net/
Prirodna medicina
http://www.prirodnamedicina.com/
Centar za prirodnu medicinu
http://www.prirodnamedicina.rs/neonatural.html
Frederik Leboaje, *Rođenje bez nasilja*, Gradina, 1989
Prirodna ishrana: *Kotlići su u paklu u raju nema kuvanja*, Maja Volk, Argus media, 2011.
Živa hrana za živu decu i živahne roditelje, Maja Volk, Argus media 2012
Sirovi život ili Kako početi početak, Maja Volk, Argus media, 2013
Viktorija Butenko, *Revolucija zelenih kašastih sokova*, Beograd 2011
Nikola Pešić, *Veganski kuvar*, Neopress, 2012
Marina Grubic, Biljna ishrana –
http://biljnaishrana.com/
Olivera Rosić, Sirova hrana –
http://www.sirovahrana.rs/

O AUTORU

Doktor Robert Mendelsohn je umro u šezdeset prvoj godini života, stekavši slavu kao jedan od vodećih američkih pedijatara koji je sebe kasnije proglasio za buntovnika protiv moderne medicine i njenih tehnologija. Bio je prvi savezni direktor odeljenja za medicinske konsultacije u saveznom HEAD START program. Pre no što je to postao na državnom nivou, bio je direktor Head Starta u okrugu Kuk. Na toj poziciji, dr Mendelson se borio protiv trovanja olovom kod dece, naročito gradske dece. Njegova teorija je uvek počivala na very u jaku porodicu koja je m,nogo važnija za napredak dece nego društvene mere i psihološke teorije. Zagovarao je stvaranje porodica za problematičnu decu, regrutovanje "baka i deka" za brigu o deci, umesto masovnih obdaništa i jaslica.

1969 su zamolili doktora Mendelsona dad a ostavku na mesto direktora Head Starta pošto je izjavio da sve što Head start postigne biva uništeno onog trena kada dete kroči u intelektualno ubistvenu državnu školu. Doktor Mendelson je pred Komitetom izjavio kako "slanje deteta u HEAD START da bi se pripremio za školu je isto kao da regruta šaljete na francusku rivijeru da bi se pripremio za rat. "

Tek posle svog iskustva sa sistemom i radom u Head startu, doktor Mendelson postaje medicinski jeretik, stalno kritikujući lekarsku praksu, objavljujući radove, kolumne u novinama i knjige. Na zub lekara i države došao je posebno zbog protivljenja obaveznoj vakcinaciji.

Uprkos sve jačoj kritici i otporu, doktor Mendelson je nastavio sa svojim jeretičnim predavanjima. 1984 godine, u okviru Kolumbija koledža, osnovao je Novu medicinsku fondaciju i doveo je na konferenciju o padu medicine nekolicinu svojih dobrih prijatelja iz Čikaga, među kojima i čuvenog doktora Henrija Hajmliha, izumitelja manevra protiv gušenja..

Kažu da je doktor Mendelson bio visok, elegantan, blag čovek, uvek prijatan, više tip kućnog porodičnog doktora nego što je bio revolucionarna ikona.

"Bio je vrlo prijatan i dobar čovek" na sahrani je rekao doktor Gregori Vajt [252], porodični doktor iz Frenklin Parka. ``Postao je kritičar jer je hteo da lekari budu najbolji. Bio je idealista, ali ne teoretičar, već praktičnog duha, želeo dad a lekari žive I da se ponašaju u skladu sa najvišim idealima medicine."

Dr Kventin Jang, predsednik istraživačke grupe za zdravlje i politiku medicine [253], rekao je da je uprkos svojim kontraverznim idejama, doktor Mendelson uvek nastupao živahno i duhovito. "Bio je to vrlo duhovit čovek koji bi protivnika razoružao i pridobio lako publiku u javnim debatama. Bez obzira na težinu njegovih reči, one su uvek dolazile sa mirom i osmehom. "

Mendelson je bio Jevrejin, često bi u predvanjima navodio citate iz Talmuda, ali u svojoj, duhovitoj obradi.

Rođen u Čikagu, diplomirao je medicinu na Univerzitetu u Čikagu. Tokom karijere pio je predavač na univerzitetu Ilinois i Nortvestern univerzitetu.

Nadživele su ga žena Rita, ćerke Rut i Sali, majka Rozamunda, šest unuka i dva brata.

---

[252] Gregory White

[253] Dr. Quentin Young, president of the Health and Medicine Policy Research Group

Naziv originala
M.D. Robert S. Mendelsohn
Confesions of a Medical Heretic

Dr Robert S. Mendelson
ISPOVESTI MEDICINSKOG JERETIKA

Prevod i uvod
Maja Volk

Izdavač
Nova POETIKA
Milentija Popovića 32A/15,
Novi Beograd, BEOGRAD
Telefon:
+381 61 720 62 69

Za izdavača
Milomir Bata Cvetković

Glavni i odgovorni urednik
Lazar Janić

Lektura i korektura
Jasna Popov Ljubova

Dizajn
Teodora Živković

Tehnički urednik
Lazar Janić

Tiraž
2000

Štampa
NAUČNA KMD - Beograd

www.novapoetika.com